GEORGES HAYEM

L'HÉMATOBLASTE

TROISIÈME ÉLÉMENT DU SANG

AVANT-PROPOS ET ANNOTATIONS

PAR LE

Docteur L. RIVET

Médecin des Hôpitaux

Avec 45 figures dans le texte, dont 23 en couleurs

PARIS

LES PRESSES UNIVERSITAIRES DE FRANCE

49, BOULEVARD SAINT-MICHEL, 49

1923

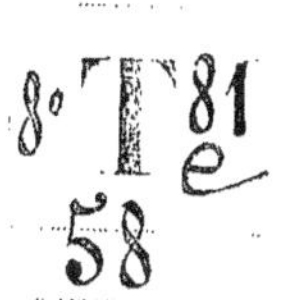

L'HÉMATOBLASTE

GEORGES HAYEM

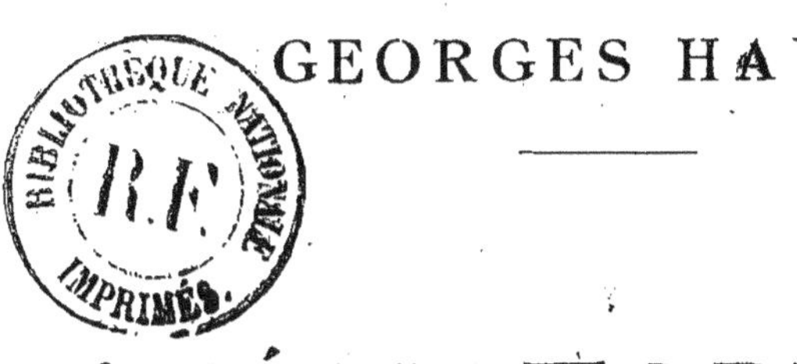

L'HÉMATOBLASTE

TROISIÈME ÉLÉMENT DU SANG

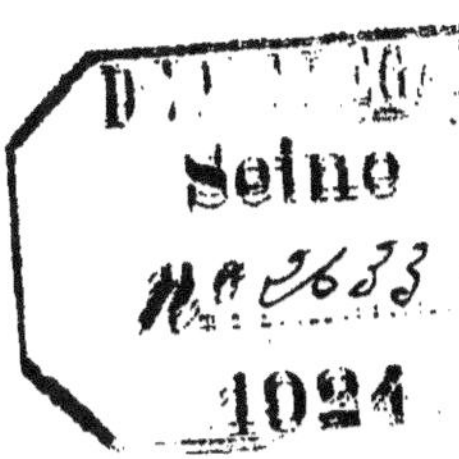

AVANT-PROPOS ET ANNOTATIONS

PAR LE

Docteur L. RIVET

Médecin des Hôpitaux

PARIS

LES PRESSES UNIVERSITAIRES DE FRANCE

49, BOULEVARD SAINT-MICHEL, 49

1923

AVANT-PROPOS

L'hématoblaste, troisième élément du sang, a eu une fortune bien singulière.

Cet élément, qui semble avoir été entrevu par divers anciens anatomistes, comme Fr. Simon, dans le sang des mammifères, parmi diverses variétés de granulations incolores, reçut de Donné, en 1844, le nom de globulin (1). A la vérité, Donné, pour mettre en évidence ses globulins, traitait le sang par l'eau, ce qui donne immédiatement naissance à des corpuscules d'exsudation et à des chlorocytes, corpuscules qui sont évidemment ce qu'il appelait les globulins; de plus, il pensait que ces globulins en se réunissant formaient des globules blancs. Néanmoins, dans les deux planches de l'atlas qui représentent ses préparations, il est possible que certains des éléments soient des hématoblastes, isolés ou en amas, plus ou moins modifiés par l'action de l'eau. Donné faisait provenir ces éléments du chyle.

Depuis, le nom de globulins fut fréquemment employé pour désigner les corpuscules incolores du sang, mais tantôt on avait en vue des particules graisseuses (Milne-Edwards), tantôt les plus petits globules blancs (Robin). Toutefois, Andral semble bien avoir décrit confusément des hématoblastes (2).

Mais la première description un peu détaillée est due à Zimmermann (1847) (3), qui donne à ces éléments le nom de corpuscules ou

---

(1) DONNÉ. Cours de Microscopie, p. 144 et atlas. Paris, 1844.
(2) ANDRAL. Essai d'hématologie pathologique, p. 32.
(3) ZIMMERMANN. Ueber die Formgebilde des menschlichen Blutes in irhem naehern Verhaeltniss zum Processe den Entzündung u. Eiterung. (Rust's Magazin f. die gesamm. Heilkunde, 66 Bd., II Heft, 1847).

vésicules élémentaires *et en fait dériver les hématies. Pour les étudier,
il a recours le premier à la méthode des anticoagulants (sulfate de
magnésie). Il les examine également dans le sang pur de cheval, obtenu par saignée, qu'il choisit en raison de la lenteur de sa coagulation, et conseille aussi d'examiner au microscope une goutte de sang
défibriné, auquel on ajoute de l'eau de façon à dissoudre les vésicules
colorées. Les vésicules incolores, qui se gonflent d'abord, pour se
ratatiner ensuite, sous l'action de l'eau et de l'acide acétique, peuvent, d'après Zimmermann, acquérir la grosseur des hématies et con-
tenir parfois une matière colorante (hématine). Elles sont isolées ou
groupées en amas, et fort nombreuses. On les trouve surtout, dit-il
en 1860, dans la sérosité qui surnage quand les globules rouges sont
tombés.*

*Si, dans les travaux de Zimmermann, certains points sont à retenir,
cependant, il faut bien remarquer qu'un des procédés préconisés par
cet auteur pour obtenir ses vésicules élémentaires consistait à défi-
briner le sang et à le traiter ensuite par l'eau : or les éléments ainsi
obtenus n'étaient certainement pas des hématoblastes, puisque la défibrination entraîne tous les hématoblastes. Cela suffirait à démontrer
la part de confusion et d'erreurs qui règne dans les travaux de Zimmermann.*

*Sa description fut d'ailleurs vigoureusement attaquée par Vir-
chow, pour qui les corpuscules décrits par Zimmermann n'étaient
que des fragments d'anciens globules rouges, et les faits observés par
cet auteur tombèrent dans l'oubli.*

*Puis L. Beale (1864) semble signaler à nouveau ces éléments,
mais de façon bien imprécise, sous le nom de particules de matière
germinale.*

*Max Schultze (1865), au contraire, en donne une description assez
nette et signale leur propriété de se mettre en amas : il les désigne
sous le nom d'amas de granulations, ou Kugel, et les considère
comme différents des vésicules élémentaires de Zimmermann, qui,
pour lui, ne sont que des productions artificielles. Il se demande si
les amas de granulations ne proviennent pas de la destruction du
globule blanc, conception qui fut reprise par Riess (1872).*

*Vulpian (1873) (1) décrit dans le sang des corpuscules incolores,
libres ou agglomérés, adhérant très rapidement aux lames de verre*

---

(1) VULPIAN. *C.R. de la Soc. de Biol.*, p. 49, 1873.

et servant de point de départ à des fibrilles au moment de la coagulation.

A la même séance de la Société de Biologie, Ranvier avait donné une description du réticulum fibrineux du sang humain, et considérait comme de simples petites masses de fibrine les granulations d'où part le réseau fibrineux.

W. Osler (1874) (1) signalait de petits éléments, qui sont vraisemblablement des hématoblastes, dans les veinules de jeunes rats venant d'être sacrifiés.

Néanmoins, la plus grande obscurité régnait alors sur ces éléments chez les mammifères, aussi bien au sujet de leur individualité qu'au sujet de leurs fonctions. Cette obscurité était plus grande encore en ce qui concernait les hématoblastes des ovipares.

C'est chez les ovipares, à globules rouges nucléés, que l'on crut trouver les arguments les plus décisifs en faveur de la transformation des globules blancs en globules rouges, ce qui tient évidemment, dit Georges Hayem, à ce qu'on avait pris leurs hématoblastes nucléés pour des globules blancs. Toutefois, dans les descriptions de Wharton Jones (1846), on ne retrouve aucun élément qui rappelle les hématoblastes. Les vésicules élémentaires décrites par Žimmermann en 1860 dans le sang de la grenouille et de la poule ne sont pas davantage des hématoblastes, mais bien des productions artificielles dues à l'action du réactif (Hensen).

Von Recklinghausen (1866) décrivit dans le sang de la grenouille, plusieurs jours après sa sortie de l'organisme, des amas de cellules fusiformes et elliptiques, incolores, dont certaines prennent, au bout d'un certain nombre de jours une coloration aussi intense que celle des globules rouges. Il ne put observer ce fait qu'avec du sang de grenouille en régénération, à la suite d'une perte de sang antérieurement subie par l'animal. Ses observations, en dépit de leur valeur réelle, présentent, dit Georges Hayem, des erreurs grossières d'interprétation concernant la possibilité d'une évolution vitale se faisant en dehors de l'organisme. Von Recklinghausen ne soupçonna jamais l'existence de cellules incolores particulières qui seraient des hématoblastes. Les observations postérieures de son élève Schklarewski (1867) sont aussi erronées. Gobulew (1868) décrivit des cellules fusiformes dans le sang frais et dans les vaisseaux capillaires de la grenouille d'hiver, mais on chercherait en vain dans son travail la des-

---

(1) W. OSLER. *Proceed. of the Royal Soc. of London,* 1874, p. 391.

cription des hématoblastes proprement dits : ils y sont confondus avec les globules blancs et leurs propriétés sont entièrement méconnues.

Vulpian, enfin, dans un remarquable travail (1), décrivait chez la grenouille des globules intermédiaires entre les globules blancs et les globules rouges, éléments qui deviennent particulièrement abondants dans le sang qui se régénère après une hémorragie. Cette transformation des leucocytes en hématies devait être plus tard défendue par Pouchet.

Comme on le voit par ce rapide historique, pour le sang des ovipares, plus peut-être encore que pour celui des vivipares, il n'y avait à cette époque rien de précis sur la question qui nous occupe : il n'existait que confusions et erreurs d'interprétation.

C'est alors que, en 1875, Georges Hayem commença à s'occuper d'hématologie, et, comme un bon ouvrier, il se préoccupa d'abord d'établir une technique rigoureuse pour l'observation du sang et la numération de ses éléments, technique qui devait lui permettre dans les années suivantes de publier toute une série de notes très précises et du plus haut intérêt sur l'anatomie normale et pathologique du sang, et notamment sur les anémies.

Dès 1877 (2), il découvrait et décrivait chez la grenouille le troisième élément du sang, élément nucléé, auquel il donnait le nom d'hématoblaste, nettement différent des globules blancs, et destiné à se transformer en globule rouge.

L'existence de cet élément chez les ovipares le conduisit à penser qu'il devait y avoir un élément analogue dans le sang des vertébrés supérieurs, à globules rouges non nucléés. Et c'est ce qui l'amena à rechercher et à découvrir ensuite l'hématoblaste anucléé des vivipares, élément impossible à confondre chez eux avec les leucocytes, et représentant chez les vivipares l'hématoblaste nucléé des ovipares.

Dès ses premiers travaux, il exposait comment il avait pu observer cet élément dans le sang circulant chez la grenouille et le différencier très nettement in vivo des leucocytes.

Puis il s'attacha à démontrer que ce troisième élément du sang, chez les vivipares comme chez les ovipares, se transforme visiblement

---

(1) A. Vulpian. De la régénération des globules rouges du sang chez les grenouilles à la suite d'hémorragies considérables. *C.R. de l'Acad. des Sc.*, 4 juin 1877.

(2) G. Hayem. *C.R. de la Soc. de Biol.*, 24 nov. 1877 et 1er déc. 1877. *Acad. des Sc.*, 31 déc. 1877 et 7 janvier 1878.

en globule rouge, et que l'on peut voir chez tous les vertébrés des éléments intermédiaires.

Enfin, étudiant la coagulation, il montra que, dans toute la série des vertébrés, le troisième élément, qu'il soit corpusculaire ou cellulaire à noyau, concourt à la formation de la fibrine, et fait corps, après des modifications minutieusement étudiées, avec le réticulum.

Existence dans toute la série animale d'un même troisième élément, nucléé chez les ovipares, corpusculaire chez les vivipares, ayant comme double rôle, chez les uns comme chez les autres, de se transformer en globule rouge et d'intervenir dans la coagulation, tels furent les faits essentiels mis en valeur par Georges Hayem dès ses premières communications, et, en 1878-79, il publiait dans les Archives de physiologie normale et pathologique *une série d'importants mémoires exposant l'ensemble de ses recherches et accompagnés de planches très démonstratives.*

C'est à ce moment que, en 1879, il fut nommé professeur de thérapeutique. Pour conciler les nécessités de son enseignement avec ses recherches en cours sur l'hématologie, il fit alors, en 1880, un cours de thérapeutique expérimentale sur les saignées et les transfusions, qui fut publié en un remarquable ouvrage et pour la préparation duquel il fut amené à étudier divers côtés particuliers de la question des hématoblastes.

Au cours des années suivantes, très absorbé par l'enseignement de la thérapeutique, il n'eut plus le temps de continuer avec autant d'assiduité ses travaux d'hématologie, qui, fort heureusement, avaient abouti déjà aux découvertes essentielles que nous avons signalées en ce qui concerne l'hématoblaste. Néanmoins, il ne les abandonna pas totalement, et les compléta, surtout au point de vue clinique et thérapeutique. Enfin, il les coordonna dans un livre qui devait faire époque en hématologie, et qui parut en 1889 : Du sang et de ses altérations anatomiques *(1).*

Ainsi que le fait remarquer le professeur Georges Hayem dans la préface, ce volume, malgré son étendue, n'est pas un traité d'hématologie, mais une sorte de long mémoire original, fruit de près de quatorze années de patientes recherches personnelles poursuivies à la fois à l'hôpital et au laboratoire. Dans ce livre, l'auteur coordonnait tous ses travaux d'hématologie disséminés antérieurement dans les recueils les plus divers. Dans cette œuvre maîtresse, toutes les questions

---

(1) GEORGES HAYEM. Du sang et de ses altérations anatomiques, avec 126 figures, Paris, 1889 (Masson, éditeur).

*étudiées par l'auteur sont rangées dans un ordre méthodique et gravi-
tent presque toutes autour d'une notion essentielle, qui domine l'histoire des altérations anatomiques du sang, celle de l'évolution des
éléments et particulièrement des globules rouges. C'est dire que dans
chaque chapitre, technique, anatomie, physiologie, anatomie et physiologie pathologique, développement et rénovation du sang, pathologie, on y retrouve les vues personnelles de l'auteur concernant l'hématoblaste. D'emblée, ce livre contenait une étude complète et tout à
fait personnelle de l'auteur sur cette importante question.*

*A partir de cette époque, le professeur Georges Hayen se con-
sacra de plus en plus à l'étude des maladies de l'estomac. Dès lors,
ses travaux sur le sang devinrent plus espacés. Il tint cependant à
compléter certains points de son livre dans diverses communications
visant surtout la pathologie, notamment dans son volume de leçons
cliniques sur les maladies du sang, paru en 1900 (1). Récemment
encore, il publiait un travail de grande importance sur la formation
du sang dans les cellules vaso-formatives des oiseaux (1915) (2).*

*« L'avenir appartient à l'hématologie », écrivait en 1889 Georges
Hayem, en tête de son livre* Du Sang. *Et l'on sait, en effet, combien
s'est développée depuis lors l'étude des divers problèmes d'hématologie. Mais les recherches hématologiques ne prirent pas tout d'abord
la direction qui paraissait se dégager de l'œuvre du Maître. Dans cette
œuvre, le leucocyte était certes loin d'être négligé, mais la grande
préoccupation de l'auteur était évidemment l'étude du globule rouge
et de son évolution, commandée par la théorie hématoblastique. Et
l'on peut se demander pourquoi l'hématoblaste, qui avait pris une
telle place dans les travaux de Georges Hayem, qui avait été étudié
par lui avec tant de méthode à tous les points de vue et dans toute la
série des vertébrés, pourquoi cet élément, après une si belle fortune,
tomba pendant plus de dix ans, en France tout au moins, dans un tel
discrédit et présenta une éclipse si prolongée.*

Les causes de cette éclipse nous paraissent multiples.

*Tout d'abord, divers observateurs, démarquant les travaux de
Georges Hayem, étaient venus embrouiller la question ou lui donner
une mauvaise orientation.*

C'est ainsi que Bizzozero, en 1882, quatre années au moins après

---

(1) Georges Hayem. Leçons sur les maladies du sang. Paris, 1900 (Masson,
éditeur).
(2) Georges Hayem. De la formation du sang dans les cellules vaso-formatives
des oiseaux. C.R. de la Soc. de Biol. et Bull. de l'Acad. de Méd., 12 oct. 1915.

la publication des premiers travaux de Georges Hayem, découvrait à son tour le troisième élément du sang, et lui donnait le nom de « plaquettes », terme qui consacrait plusieurs erreurs, et qui fut néanmoins adopté par nombre d'hématologistes. Son observation essentielle consista à décrire l'élément in vivo dans la circulation mésentérique de petits mammifères anesthésiés, comme Georges Hayem l'avait décrit in vivo chez la grenouille. Il attribua à ses plaquettes un rôle dans la coagulation, mais leur refusa un rôle quelconque dans la régénération du sang.

Et, après les travaux d'Eberth et Schimmelbusch, Laker (1885-1889), on entre dans une période de confusion où de nombreux travaux contradictoires, publiés surtout en Allemagne et en Italie, contribuent à attirer le discrédit sur la question.

Mais la cause majeure de l'éclipse de la question des hématoblastes nous paraît devoir être cherchée dans ce fait que le livre de Georges Hayem vint avant son heure.

A la fin du siècle dernier, en effet, les recherches d'Ehrlich d'une part, les travaux de Metchnikoff d'autre part, avaient mis en honneur le globule blanc. Tous les chercheurs s'orientèrent vers l'étude relativement aisée des leucocytes et des leucocytoses. Et les physiologistes eux-mêmes adoptèrent trop aisément la conception de l'école d'A. Schmidt sur le rôle du leucocyte dans la coagulation. Dans les anémies, on s'attacha surtout à dégager la participation de la moelle des os, d'après les réactions myélocytaires, à la suite des travaux de Neumann, de Pappenheim, etc. Quant à l'hématoblaste, élément délicat, d'observation difficile, on retint surtout les contradictions auxquelles il avait donné lieu, et la plupart des hématologistes en négligèrent complètement l'étude. Certains en arrivèrent même à douter de son existence réelle et à le considérer comme un artifice de préparation ou un débri cellulaire (1).

Cependant, peu à peu, l'hématoblaste revenait en honneur, et, fragment par fragment, un certain nombre de physiologistes et de pathologistes remettaient en valeur tel ou tel chapitre de l'œuvre du professeur Georges Hayem, sans d'ailleurs toujours lui attribuer la part qui lui revenait.

C'est ainsi que Deetjen et Deckuysen (1901) redécouvraient l'hématoblaste nucléé des ovipares de Georges Hayem et le rapprochaient

---

(1) Voir Ed. Retterer. Des hématies des mammifères, de leur développement et de leur valeur cellulaire. *Journal d'Ana. et de Physiol.*, 1906, n° 6, nov.-déc., p. 589.

de l'hématoblaste non nucléé des vivipares, considérant ces deux éléments comme les agents de la coagulation et leur donnant globalement le nom de thrombocytes, *qui fut adopté par divers auteurs.*

Le rôle de l'hématoblaste dans la coagulation, bien décrit par Georges Hayem, se trouvait dès lors remis à l'ordre du jour, et tous les physiologistes récents, tels que Nolf, Morawitz, Bordet, Le Sourd et Pagniez, s'attachèrent à le préciser et à l'interpréter.

Parmi les phénomènes connexes de la coagulation, la rétractilité du caillot avait été plus particulièrement rattachée par Georges Hayem à l'hématoblaste. Physiologistes et pathologistes sont à peu près unanimes aujourd'hui pour reconnaître cette propriété de l'hématoblaste, et l'on sait avec quelle ingéniosité Le Sourd et Pagniez en ont fait une nouvelle démonstration expérimentale. Les cliniciens d'autre part, avec Bensaude, P.-Emile Weil, ont bien reconnu la valeur de l'irrétractilité du caillot liée à l'absence d'hématoblastes, notamment dans les syndromes hémorragiques.

Les études récentes du professeur Widal et de ses élèves sur la colloïdoclasie font intervenir les hématoblastes dans les phénomènes de choc. Cela déjà pouvait être prévu d'après les résultats des expériences de Georges Hayem sur l'action des sérums hétérogènes et des injections de peptone. Il s'agit néanmoins d'un chapitre nouveau, mais qui se rattache par certains côtés aux travaux de cet auteur.

Les développements consacrés par Georges Hayem au rôle des hématoblastes dans les phénomènes d'hémostase et dans la formation des concrétions sanguines constituent un chapitre de physio-pathologie de belle envergure, et auquel les recherches ultérieures n'ont apporté que des confirmations.

Quant au rôle de l'hématoblaste dans la régénération du sang, Georges Hayem le base essentiellement sur les crises hématoblastiques et l'existence des formes intermédiaires, aussi bien chez les vivipares que chez les ovipares. C'est la seule partie de l'œuvre de Georges Hayem qui soit encore réellement contestée. Et, cependant, les auteurs contemporains, comme Dominici, Ch. Aubertin, Pagniez, reconnaissent l'exactitude du phénomène des crises hématoblastiques dans la réparation des anémies aiguës, de même que Ch. Aubertin reconnaît l'importance de l'absence d'hématoblastes dans les anémies par anhématopoïèse. Mais la plupart des auteurs nient l'existence de formes de transition. Celles-ci, à vrai dire, ont été retrouvées chez les ovipares, notamment par Luzet (1881), Vassale (1901). Un tel argument n'arrête pas Achard et Aynaud, pour lesquels les prétendus hé-

matoblastes nucléés des ovipares n'ont nullement la même signification que les hématoblastes anucléés des vivipares.

Cette affirmation, qui aurait une grosse importance, paraît toutefois peu solide. Georges Hayem s'est attaché à démontrer la similitude des deux variétés d'hématoblastes, nucléé et anucléé, en ce qui
concerne leur origine dans les cellules vasoformatives, leurs caractères généraux, leurs propriétés physiologiques. On veut bien admettre qu'ils soient l'un et l'autre des thrombocytes, on reconnaît pour
l'un comme pour l'autre la réalité des phénomènes de crise. Et cependant, on veut en faire deux éléments différents !

En somme, après sa longue période d'éclipse, l'hématoblaste est
aujourd'hui pleinement à l'ordre du jour, et il ne se passe pas de semaine où quelque nouveau travail ne paraisse à son sujet. Quelques
auteurs, il est vrai, comme Achard et Aynaud (1), pensent que l'hématoblaste doit avoir d'importantes fonctions, mais qu'on ignore encore tout à ce sujet. La plupart n'ont pas ce scepticisme. Et l'on peut
dire que peu à peu les faits observés par Georges Hayem ont reçu
confirmation, à l'aide de techniques différentes, et que la plupart des
interprétations qu'il avait proposées ont été reconnues justifiées. Et
de plus en plus on se rend compte qu'il faut toujours en revenir à ses
travaux pour tout ce qui concerne les hématoblastes (Pagniez) (2).

Toutefois, on ne s'est pas suffisamment rendu compte que les
études de Georges Hayem reposaient sur la physiologie générale et
l'anatomie comparée. De là résulte que son œuvre n'a pas été comprise dans son ensemble par la plupart des auteurs récents qui, trop
souvent, d'ailleurs, n'ont envisagé la question qu'à un point de vue
très limité et dans une seule espèce animale. Cette œuvre, si méthodiquement et si patiemment construite, est trop superficiellement connue. Et ceci tient en grande partie à ce qu'elle est éparse dans les
divers chapitres du livre sur le sang et dans divers autres travaux, ce
qui en rend difficile une étude d'ensemble.

C'est cette considération qui a amené le professeur Georges
Hayem à condenser dans ce travail la totalité de ses recherches sur
l'hématoblaste. A notre période où cet élément est revenu à l'ordre
du jour, ce livre constituera un point de départ solide pour tous les
chercheurs s'intéressant aux questions d'hématologie. Ils y trouve-

____

(1) Ch. Achard et Aynaud. Le globulin. *La Semaine Médicale*, n° 15, 14 avril
1909, et thèse d'*Aynaud*, p. 188. (Paris, 1909).
(2) Pagniez. Du rôle et de l'importance des plaquettes dans la coagulation du
sang. *La Presse Médicale*, 15 janv. 1913, n° 5.

ront une œuvre remarquablement ordonnée en un tout complet, dont chaque chapitre représente un ensemble de patientes recherches. Car l'auteur a tenu essentiellement à ne faire qu'une œuvre rigoureusement personnelle. Dans notre époque de production hâtive, les lecteurs seront bien souvent stupéfaits de la somme de recherches personnelles que suppose un tel travail. Ils admireront avec quelle méthode, à une époque où tout était ignoré de la question, Georges Hayem a su conduire ses observations et les coordonner en un tout harmonieux qui envisage l'hématoblaste à tous les points de vue et dans toute la série des vertébrés. Et beaucoup s'étonneront de retrouver dans ces recherches, dont la plupart datent de plus de quarante ans, des faits qui semblent découverts d'hier.

Cependant, si Georges Hayem s'est refusé à faire une revue générale ou une discussion critique des travaux récents, il m'a chargé de faire suivre son travail d'un chapitre d'annotations. Je n'ai pas voulu alourdir ce livre d'un index bibliographique qui, pour être complet, eût dû être trop copieux : la récente thèse de Mouzon sur « les Plaquettes du sang humain » ne contient-elle pas à elle seule 539 références bibliographiques ? Compulser la littérature médicale pour faire une mise au point judicieuse et une discrimination des publications sur l'hématoblaste eût été un travail de longue haleine, qui, au surplus, ne répondait pas au but de Georges Hayem. Je me suis donc borné, en reprenant les sujets traités dans les divers chapitres de son nouvel ouvrage, à exposer très succinctement et très impartialement l'orientation actuelle des idées d'après les principaux travaux récents dont j'ai pu prendre connaissance, en montrant dans quelle mesure ils cadrent avec les faits qu'il a établis.

Mon vénéré Maître saura témoigner de l'indulgence à ces courtes annotations, parce qu'il sait qu'elles proviennent d'un de ses derniers élèves, qui conserve à son égard la plus déférente admiration.

LUCIEN RIVET.

Paris, le 18 mars 1922.

TRAVAUX DE GEORGES HAYEM
SUR LES HÉMATOBLASTES

1877

I. — Sur l'évolution des globules rouges du sang des vertébrés ovipares. (*C.R. de l'Acad. des Sciences*, 12 nov.).

II. — Sur l'évolution des globules rouges dans le sang des vivipares. (*Ibid.* 31 déc.).

III. — Note sur les caractères et l'évolution des hématoblastes chez les ovipares. (*C.R. des séances de la Soc. de Biol.*, 24 nov. et 1er déc. Mém. p. 97. — *Gaz. Méd.* nos 2 et 4. 1878).

1878

IV. — Sur la formation de la fibrine du sang étudiée au microscope. (*C.R. de l'Acad. des Sciences*, 7 janv.).

V. — Des hématoblastes et de la coagulation du sang. (*Rev. Internat. des Sciences*, mars).

VI. — Note sur le sang du chat nouveau-né. (*C.R. des séances de la Soc. de Biologie*, 13 avr. et *Gaz. Méd.* n° 21, p. 257).

VII. — Sur la formation des globules rouges dans les cellules vaso-formatives. *Ibid.* 8 juin, p. 192).

VIII. — Recherches sur l'évolution des hématies dans le sang de l'homme et des vertébrés. (*Arch. de physiol. normale et path.* 1re partie avec 2 pl. — 2e et 3e parties avec 5 planches, 1879). — Brochure dans laquelle on trouve les numéros I, II, III, IV, V et VI.

IX. — Considérations nouvelles sur les hématoblastes. (*C.R. des séances de la Soc. de Biol.*, p. 52).

1880

X. — Sur les caractères anatomiques du sang dans les phlegmasies. (*C.R. de l'Acad. des Sc.*, 15 et 22 mars).

XI. — Note sur la réparation du sang à la suite des maladies aiguës. (Lue à l'Acad. de Méd., 2 déc. 1879, et publiée dans la *France Médicale*, n° 5).

1881

XII. — Leçons sur les modifications du sang sous l'influence des agents médicamenteux et des pratiques thérapeutiques. Emissions sanguines. Transfusion du sang. Fer. (Ces leçons, faites en 1881, ont été recueillies et rédigées par L. Dreyfus-Brisac (in-8° de 540 p., Paris, Masson, 1882.) Elles renferment un grand nombre d'observations et d'expériences concernant les hématoblastes, notamment dans les leçons XIV, XV, XVI, XIX.)

XIII. — Du processus de coagulation du sang et de ses modifications dans les maladies. (*Bull. de la Soc. Méd. des Hôpitaux*, 11 fév. ; *Union Médicale*, numéros 80, 82, 84).

XIV. — Sur l'application de l'examen anatomique du sang au diagnostic des maladies. (*C.R. de l'Acad. des Sc.*, 10 janv.)

1882

XV. — Nouvelles recherches sur la coagulation du sang. Du rôle des éléments figurés dans la coagulation. (*Union Médicale*, numéros 115, 118, 121, 125, 129 et 132).

XVI. — De la crise hématique dans les maladies aiguës à défervescence brusque. (*C.R. de l'Acad. des Sciences*, 30 janv.)

XVII. — Sur le Mécanisme de l'arrêt des hémorragies. (*Ibid.*, 3 sept. ; Union *Médicale*, n° 96).

1883

XVIII. — Expériences démontrant que les concrétions sanguines formées au niveau d'un point lésé des vaisseaux débutent par un dépôt d'hématoblastes. (*C.R. de l'Acad. des Sciences*, 5 mars)

XIX. — De la crise hématique dans la fièvre intermittente. (*Arch. de physiol. normale et pathol.* 3ᵉ série, t. II, p. 247).

XX. — Nouvelle contribution à l'étude des concrétions sanguines intravasculaires. (*C.R. de l'Acad. des Sc.*, 16 sept.). — Valeur hémostatique de la transfusion. (*Bull. de la Soc. méd. des Hôpitaux* et *Gaz. Hebd.*)

XXI. — La formation des concrétions sanguines intravasculaires. (*Revue scientifique*, 21 sept., n° 3).

XXII. — Sur les plaquettes du sang de Bizzozero et sur le 3ᵉ corpuscule du sang de Norris. (*C.R. de l'Acad. des Sc.*, t. XCVII, p. 458).

XXIII. — Du rôle des hématoblastes dans la coagulation du sang. (*Archivio Medico Italiano*, nov., et *Gaz. Hebd. de Méd. et de Chirurgie*).

XXIV. — Sur l'histogenèse de la fibrine. (*Gazetta Med. Italiana*, Lombardie, 27 déc.)

1884

XXV. — Diagnostic des maladies par l'examen du sang. (Assoc. franç. Congrès de Blois).

1885

XXVI. — Examen du sérum du sang. (*Assoc. franc. Congrès de Grenoble*).

1886

XXVII. — Note sur les diverses espèces de concrétions sanguines. (*Bull. de la Soc. méd. des Hôpitaux*, 18 déc., p. 433, 1885, et *Gaz. heb. de méd. et de chir.*, p. 8).

XXVIII. — Diagnostic du rhumatisme au moyen de l'examen du sang. (*Bull. de la Soc. méd. des Hôpitaux*, 22 janv., p. 18, et *Gaz. heb.*, p. 80).

1888

XXIX. — Nouvelle contribution à l'étude des concrétions sanguines par précipitation. (*C.R. de l'Acad. des Sc.*, 5 oct.)

1889

XXX. — Du sang et de ses altérations anatomiques. (Grand in-8° de 1.022 pages, avec 126 fig. Paris, G. Masson. Ouvrage renfermant un nombre considérable de faits et d'observations sur les hématoblastes).

XXXI. — Du mécanisme de la mort des lapins transfusés avec le sang du chien. (*C.R. de l'Acad. des Sc.*, 25 févr.)

1890

XXXII. — De la contractilité des globules rouges et des pseudo-parasites du sang dans l'anémie extrême. (*Bull. de la Soc. méd. des Hôpitaux*, 21 févr., p. 118).

1894

XXXIII. — De la prétendue toxicité du sang. Action coagulatrice des injections de sérum ; effets du chauffage à 56-59° sur cette propriété. (*C.R. de la Soc. de Biol.*, 10 mars ; réponse à une note de Strauss, 17 mars).

XXXIV. — Nouvelle note sur les transfusions de sang étranger. (*Ibid.*, 14 avr.)

1895

XXXV. — Du purpura. (*Presse Méd.*, 22 juin).

1896

XXXVI. — Du caillot non rétractile ; suppression de la formation du sérum sanguin dans quelques états pathologiques. (*C.R. de l'Acad. des Sc.*, 23 nov.)

XXXVII. — Mort subite par thrombose pulmonaire au cours de la chlorose. (*Bull. de la Soc. méd. des Hôpitaux*, p. 278).

1897

XXXVIII. — Leçon sur un cas d'anémie symptomatique extrême, 4 déc. (*Gaz. Heb.*, 22 mai 1898).

1899

XXXIX. — Nouveau liquide pour la numération des éléments du sang. (*C.R. de la Soc. de Biol.*, 15 avril, p. 265).

1900

XL. — Leçons cliniques sur les maladies du sang (in-8° de 695 p. avec 4 pl. en chromo-lithogr., Paris, G. Masson et Cie). Ces leçons, faites à diverses dates de 1893 à 1899, reproduisent en partie des cliniques publiées pendant cette période dans divers journaux. Plusieurs d'entre elles sont citées dans les numéros précédents.

1901

XLI. — Sur la non-rétractibilité du caillot et l'absence de formation de sérum sanguin dans la variole hémorragique primitive, en collaboration avec le Dr R. Bensaude. (*Bull. de la Soc. méd. des Hôpitaux*, 19 janv., p. 45).

XLII. — Notice sur les titres et travaux scientifiques du professeur Georges Hayem. (Paris, G. Masson et Cie).

1905

XLIII. — Sur un cas d'anémie symptomatique extrême. (Leçon du 4 fév. 1905, publiée in *Gaz. des Hôpitaux*, mai 1907).

1915

XLIV. — De la formation du sang dans les cellules vaso-formatives des oiseaux. (*C.R. de la Soc. de Biol. et Bull. de l'Acad. de Médecine*, 12 oct.)

XLV. — De l'application de l'examen du sang pur au diagnostic des maladies infectieuses. (Conférence faite à la Société de Médecine de Nice, 19 févr., broch.)

Les chiffres romains cités dans le cours de l'ouvrage se rapportent à cette ste de travaux.

HISTORIQUE

Nombre d'auteurs ont remarqué dans le sang, en outre des globules rouges et des blancs, qui des granulations, qui des vésicules, qui des corpuscules d'aspect variable. Inutile de tenir compte des descriptions imparfaites et confuses dont on n'a que trop d'exemples. Disons simplement que nous avons découvert en 1876 l'existence dans le sang d'un troisième élément et, qu'avant nos travaux, les seuls auteurs qui aient relaté quelques particularités se rapportant incontestablement à cet élément dont ils n'ont d'ailleurs pas soupçonné la nature, sont Max Schultze et Vulpian (1) (VII, 3ᵉ partie).

En se servant pour l'étude du sang d'une platine chauffée de son invention, le premier de ces observateurs a reconnu la présence dans le sang humain d'amas de granulations présentant des changements de forme et des mouvements. Il en a vu partir des prolongements finement granuleux et ces phénomènes lui ont paru avoir des rapports avec la coagulation de la fibrine.

Vulpian a décrit des faits analogues. Il a cru devoir distinguer dans le sang deux sortes de corpuscules, les uns libres présentant des mouvements sarcodiques, les autres agglomérés en plaques. Comme Max Schultze, il a aperçu des fibrilles partant des corpuscules isolés ou du bord des plaques.

Il est, de toute évidence, que les descriptions de ces deux auteurs se rapportent aux modifications que subissent les hématoblastes des mammaliens, isolés ou en amas, pendant le phénomène de la coagulation. Vulpian a, de plus, reconnu dans le sang de la grenouille lar-

____

(1) Max Schultze. Ein heizbarer Objettisch u. seine Verwendung bei Untersuchungen des Blutes. (*Arch. f. mikrosc. Anatomie*, p. 1, 1865). — Vulpian. (*C.R. des séances de Lᵃ Soc. de Biol.*, p. 49, 1873).

gement saignée depuis un certain temps, la présence de corpuscules fixes, incolores ou faiblement colorés en rapport avec la régénération du sang (1).

L'observation est exacte; mais ce grand physiologiste ne s'est pas un instant douté que ces corpuscules étaient des hématoblastes en voie d'évolution. Il croyait, comme tant d'autres à cette époque, à la transformation des globules blancs en globules rouges. Il n'a pas soupçonné la parenté qui existe entre les corpuscules qu'il avait remarqués dans le sang de l'homme et ceux qui se multipliaient et se développaient chez la grenouille saignée.

Or, notre découverte consiste dans le fait d'avoir reconnu dans *le sang de tous les vertébrés* un troisième élément représentant la première forme du globule rouge. Cet élément auquel nous avons donné pour cette raison le nom d'hématoblaste est corpusculaire sans noyau visible chez les mammaliens, comme les hématies de ces animaux, nucléé chez les amammaliens ainsi que les hématies de ces derniers.

Il n'est pas sans intérêt de noter le point de départ de cette découverte.

En examinant le sang de la grenouille entre lame et lamelle, Ranvier vit que les globules rouges étaient disposés en rosace autour d'amas d'éléments incolores. Il prit ceux-ci pour des globules blancs.

En poursuivant l'examen du sang dans la cellule à rigole, nous avons remarqué que ces amas d'éléments incolores se comportaient tout différemment des globules blancs. Nous vîmes les mêmes faits dans le sang d'une poule et ne tardâmes pas à nous convaincre que les amas des ovipares avaient la plus grande analogie avec ceux qui, dans le sang de l'homme et des vivipares, deviennent après la coagulation, les carrefours du réticulum.

C'est l'anatomie comparée qui nous a dévoilé la nature du troisième élément du sang et qui nous a permis d'étayer cette découverte sur de nombreuses et éclatantes preuves. Pour quelles raisons, au bout de quarante-cinq ans, ces preuves paraissent-elles encore insuffisantes ? C'est une énigme incompréhensible. Un exposé simple et méthodique de ceux de nos travaux, ressortissant uniquement aux hématoblastes, permettra peut-être aux nouvelles générations d'apprécier plus exactement l'histoire si importante à tous égards de ces éléments.

(I) A. VULPIAN. De la régénération des globules rouges du sang chez les grenouilles à la suite d'hémorragies considérables. (*C.R. de l'Acad. des Sciences*, 4 juin 1877).

TECHNIQUE

(VIH ; XXX ; XL)

Une des raisons qui ont motivé à propos des hématoblastes des opinions très diverses, c'est que ces éléments sont extrêmement fragiles et altérables, de sorte qu'ils ont toujours été vus avant nos recherches sous une forme plus ou moins modifiée. Pour en observer les caractères exacts, il faut les étudier à l'aide d'une technique appropriée.

I. — Examen du sang circulant.

Il est indiqué de chercher à voir les hématoblastes dans les vaisseaux sur le vivant.

Quand on regarde au microscope les membranes transparentes et vasculaires des animaux à sang froid ou à sang chaud, on voit le sang parcourir les vaisseaux avec une telle rapidité qu'il est impossible d'en distinguer les éléments. Bientôt, les tiraillements, puis l'irritation subis par les parties soumises à l'étude amènent un ralentissement de la circulation et des stases partielles. Il devient alors facile d'observer les éléments du sang à l'intérieur des vaisseaux eux-mêmes.

Pour éviter l'altération des hématoblastes déterminée par l'inflammation des membranes, le mieux est de se servir, chez la grenouille, de la membrane natatoire et d'opérer par le procédé dont s'est servi Cohnheim dans ses études sur la stase (1).

Mais on peut utiliser aussi le mésentère, le poumon, la langue

---

(1) Cohnheim, Ueber venose Stauung (Virchow's Arch. XLI, s. 220-238).

et la vessie. Chez les animaux à sang chaud, le mésentère et l'épiploon sont les seules parties qui se prêtent à ces recherches.

Chez la grenouille, après avoir curarisé l'animal, on le place sur une

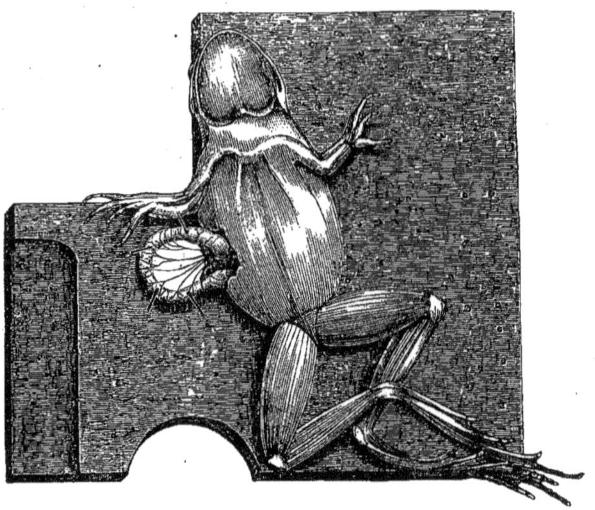

FIG. 1. — Préparation du mésentère de la grenouille.

planchette de liège un peu épaisse à laquelle on a donné au préalable une forme spéciale (fig. 1). L'examen de cette figure suffit pour faire comprendre la manière de pratiquer l'examen. Dans le cas où l'on étudie la circulation par le procédé de Cohnheim, on met à découvert, après curarisation, la veine crurale au niveau de la cuisse. On passe au-dessous de ce vaisseau un fil à ligature, en ayant soin d'embrasser en même temps dans l'anse du fil un fragment de muscle et l'on

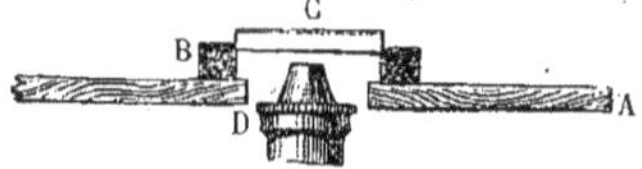

FIG. 2. — Dispositif pour l'examen de la circulation chez les mammaliens.

a) coupe de la planchette de bois ; b) coupe de l'anneau de liège ; c) disque de verre ; d) diaphragme spécial.

serre à l'aide d'un nœud simple. Les choses ainsi disposées, on observe ce qui se passe dans les vaisseaux de la membrane interdigitale, pendant la stase déterminée par la ligature veineuse. Au bout de 20 à 24 heures, on détache le fil qui a été posé sur la veine de façon à laisser la circulation se rétablir et on reprend dans ces nouvelles conditions l'étude des phénomènes intéressants qui se produisent du côté des capillaires.

Il ne faut pas oublier d'entretenir l'humidité de la peau en recouvrant les animaux curarisés de plusieurs doubles de papier Joseph imbibé d'eau.

Pour faire les mêmes observations sur les animaux à sang chaud, on se sert de petits mammifères : cobayes, jeunes lapins, chats nouveau-nés.

On en obtient l'immobilisation à l'aide d'une injection sous-cutanée de 10 à 15 centigr. d'hydrate de chloral ou bien de 1 à 2 centigr. de chlorhydrate de morphine. La dose de ces hypnotiques sera proportionnée au poids de l'animal.

On remplace la planchette de liège par une petite planche mince en bois percée à l'endroit qui correspond au diaphragme du microscope d'un trou d'un centimètre à un centimètre et demi, sur lequel est adapté un disque de verre, et on substitue au diaphragme ordinaire un diaphragme conique. On comprend facilement les détails à l'aide de la fig. 2.

II. — Examen du sang pur.

a) En raison de l'extrême vulnérabilité des hématoblastes, l'examen microscopique du sang pur doit se faire de telle sorte que la préparation soit pour ainsi dire extemporanée.

Voici le dispositif dont on peut se servir.

Après avoir dégraissé avec de l'alcool ou de l'éther les lames de verre, on les essuie et on les sèche avec soin, puis on fixe la lamelle sur la lame en laissant tomber sur ses quatre coins une goutte de paraffine fondue. On a ainsi un espace capillaire tout préparé à recevoir le sang; on place la lame sur la platine du microscope et on met l'objectif à la distance voulue pour que l'espace capillaire en occupe le foyer de façon à ce qu'on puisse apercevoir les éléments dès que la goutte de sang pénètre par capillarité entre les deux plaques de verre.

Il est nécessaire de se servir d'un grossissement assez fort et de faire tomber le sang sur le bord de la lamelle au moment même où on le fait sourdre par compression de la pulpe du doigt ou de la plaie pratiquée à un animal.

b) La grande altérabilité des hématoblastes issus des vaisseaux est suspendue quand la température est voisine de 0°. Il faut donc, pour prendre connaissance des éléments du sang pur aussi peu mo-

difiés que possible, faire un examen dans la cellule à rigole maintenue par un procédé quelconque à une basse température. On peut se
servir d'une platine à circulation d'eau froide ou d'une platine en fer
à cheval dont les extrémités plongent dans des mélanges réfrigérants.

On simplifie le manuel en pratiquant des examens de sang en
hiver dans une chambre à fenêtre ouverte, de façon à avoir une
atmosphère voisine de 0°. C'est précisément pour éviter ce procédé
peu hygiénique et permettre de faire des observations en tout temps
que les appareils à réfrigération sont utiles.

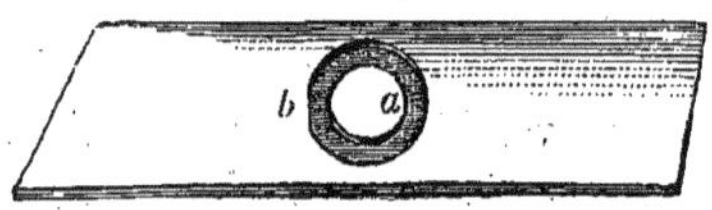

Fig. 3. — Cellule à rigole.
a, disque central ; b, rigole.

La cellule à rigole est bien connue. Il nous paraît bon de rappeler ici celle que nous avons employée. Elle consiste simplement en une lame de verre un peu plus épaisse que les lames
ordinaires, à surface plane, au milieu de laquelle on a isolé un petit
disque de 4 mm. de diamètre en creusant une rigole circulaire de 2 à
2 mm. 5 de largeur (fig. 3).

Comme couvre-objet, il est indispensable de se servir de lamelles
travaillées, bien planies, et non de lamelles ordinaires fabriquées
par le procédé de l'étendage. L'épaisseur de ces lamelles doit varier
suivant le grossissement dont on veut se servir; quand elle est suffisamment faible, on peut utiliser les objectifs à immersion.

L'usage de cette cellule, qu'on ne saurait trop recommander, exige
certaines précautions.

Après avoir nettoyé la lame et la lamelle avec beaucoup de soin
à l'aide d'un linge fin imbibé d'éther, on dépose sur la lame, le long
du bord externe de la rigole, une petite couche de vaseline. On prend
ensuite, avec un agitateur de verre d'un très petit diamètre, une
goutte de sang à examiner et on la dépose sur le disque qu'on recouvre immédiatement à l'aide de la lamelle. Il suffit ensuite de
presser doucement sur les quatre coins de cette lamelle pour obtenir
une couche de sang mince et uniforme. Pour bien réussir, il importe
de déposer très peu de sang sur le disque, sans quoi la couche de
sang reste trop épaisse.

La préparation est convenable lorsque les globules rouges se sont
mis de champ et sont empilés sur une seule couche, c'est-à-dire
lorsque la lame de sang a, dans toute son étendue, l'épaisseur du
diamètre moyen des globules rouges.

Quand les hématies sont toutes à plat, séparées les unes des autres ou partiellement imbriquées, la préparation doit être refaite, autrement on s'exposerait à prendre pour des modifications dans les caractères des éléments des particularités dues à l'extrême minceur de la couche sanguine.

III. — Dessiccation rapide.

Ce procédé donne un résultat excellent pour l'étude des hématoblastes, à la condition d'être suivi à la lettre avec toutes les précautions que nous avons indiquées. Les observateurs qui ont opéré sans s'y conformer, notamment les Allemands, n'ont jamais obtenu que des éléments altérés.

Les lames sur lesquelles le sang sera déposé doivent être nettoyées à l'aide d'acide sulfurique étendu, puis d'eau ordinaire. Après les avoir essuyées, on les fait sécher au-dessus de la flamme d'une lampe à alcool; mais, avant de s'en servir, il faut attendre qu'elles soient complètement refroidies.

Lorsqu'elles sont encore chaudes au moment où l'on étale le sang, celui-ci se dessèche plus rapidement; mais les éléments en sont altérés par l'élévation de la température. Un certain nombre de lamelles, ainsi qu'un ou plusieurs agitateurs étant préparés, on fait la prise de sang (piqûre du doigt chez l'homme, entaille ou piqûre chez les animaux).

On saisit une lame de la main gauche et on la maintient transversalement en la serrant, entre le pouce et l'index, tandis que de la main droite on tient l'agitateur. Il faut qu'au moment où vient sourdre de la petite plaie une goutte de sang, celle-ci soit pour ainsi dire cueillie sur la lame de verre et immédiatement étalée.

On est obligé souvent de se faire aider pour obtenir le sang dans les conditions voulues. Pour l'étalage, on fait glisser à plat l'agitateur sur la goutte par un mouvement dirigé de dedans en dehors, c'est-à-dire des doigts de la main gauche vers l'extrémité de la lame.

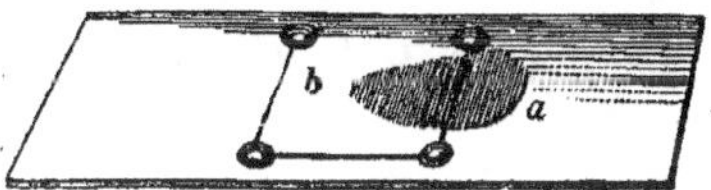

Fig. 4. — Préparation du sang desséché.

a, couche de sang sec ; *b*, lamelle fixée aux quatre coins par de la paraffine.

L'agitateur ne doit passer qu'une fois sur le sang. On fouette alors fortement l'air avec la lame dont un côté est couvert par la petite couche de sang et en quelques secondes la dessiccation est parachevée (fig. 4).

Le succès dépend de la rapidité de la manœuvre ; cette rapidité est indispensable pour une bonne fixation des hématoblastes. Elle doit être d'autant plus grande que le sang est plus coagulable (ce qui est fréquent chez certains animaux de laboratoire).

Avec un peu d'habitude, on met moins de trois à quatre secondes pour faire sécher le sang. Comme les hématoblastes sont très visqueux, ils adhèrent presque tous à la lame de verre dans l'endroit même où la goutte a subi avec elle son premier contact. C'est à ce niveau qu'on placera la lamelle. Elle devra être fixée aux quatre coins avec de la paraffine. Ainsi faite, la préparation de sang desséché se conserve indéfiniment, surtout si l'on a soin de la mettre à l'abri de l'humidité.

Ces préparations sèches peuvent être examinées telles quelles. Il faut même agir ainsi pour se rendre compte des caractères des hématoblastes bien fixés, non modifiés. Lorsqu'on veut ensuite soumettre les éléments du sang à divers réactifs colorants, il faut enlever la lamelle et employer les moyens de fixation.

La conservation à l'air pendant un certain temps des préparations faites par dessiccation produit la fixation des éléments.

Lorsqu'on est pressé, on peut fixer à l'aide de l'alcool à 95° ou mieux en exposant la lame de sang aux vapeurs d'acide osmique.

On place la préparation de sang desséché sur le goulot d'un flacon débouché contenant une solution saturée de cette matière, de manière à ce que la couche de sang soit tournée vers l'intérieur du flacon.

Au bout de quelques minutes, on peut faire agir les colorants.

La fixation à l'alcool altère les hématoblastes, surtout ceux des vivipares, et l'emploi des vapeurs d'acide osmique ne permet pas l'action de certains colorants. Ceux-ci sont d'une utilité restreinte pour l'étude des hématoblastes des mammaliens, ces éléments n'ayant pas de noyau colorable comme ceux des globules nucléés. Pour les hématoblastes des amammaliens, on se sert, au contraire, avec avantage des divers colorants, en particulier de la thionine ou du bleu de méthylène. Après coloration, le montage des préparations éclaircit tellement les hématoblastes, même ceux des ovipares, que ces éléments sont parfois peu distincts.

Dans les préparations faites avec certains colorants, comme le Giemsa, on voit les hématoblastes des vivipares sous la forme de corpuscules granuleux ressemblant à des noyaux libres. Ce sont

des éléments modifiés ayant perdu, nous le verrons, leur couche
périphérique.

Nous avons souvent examiné nos préparations sèches à l'aide de
l'iode.

On emploie la solution ayant pour formule : eau distillée 100 gr.,
iodure de potassium 5 gr., iode métallique — excès. ·

Après en avoir déposé à l'aide d'un agitateur une bonne goutte
sur le sang sec, on laisse tomber doucement sur cette goutte une
lamelle. Toutes les parties qui renferment de l'hémoglobine prennent
immédiatement une coloration acajou foncé. C'est le moyen le plus
simple et le plus rapide qu'on puisse employer pour mettre en évidence les globules rouges à noyau dans le sang des mammaliens.

IV. — Étude du sang et des membranes vasculaires
à l'aide d'un liquide fixateur.

L'étude des hématoblastes par dilution du sang dans un liquide
fixateur ne donne que des résultats médiocres. Cependant, dans les
liquides de numération, les hématoblastes nucléés des ovipares, particulièrement ceux de la grenouille, sont bien fixés. Le plus important de ceux que nous avons employés est désigné par la lettre A. Il
est ainsi composé :

    Eau distillée .... 200 gr.
    Chlorure de sodium pur .... 1 gr.
    Sulfate de soude pur .... 5 gr.
    Bichlorure de mercure .... 0 gr. 50

Lorsque le sang est mélangé avec ce liquide dans la proportion
de 1 p. 100 au plus, tous les éléments y deviennent indestructibles
par suite d'une sorte de coagulation. Il se produit là une action chimique ayant une certaine analogie avec celle du tannage.

Abandonné au repos, le mélange laisse déposer les éléments dur-
cis et l'on peut alors décanter le liquide, laver les éléments et les
soumettre à l'action des matières colorantes. Ainsi traités les hématoblastes des mammaliens sont rétractés, déformés; ils sont entourés
d'une matière granuleuse, visqueuse, et par suite réunis en petits
amas. Ceux des ovipares sont, au contraire, bien fixés, isolés et
susceptibles d'être soumis à l'étude.

La technique employée par Luzet est particulièrement recommandable (1).

On prépare : 1° une solution de carbonate d'ammoniaque à 1 p. 100; 2° une solution alcoolique de bleu de méthylène pur. On mélange 3 parties de la solution 1 avec 2 parties de la solution 2. On laisse le vase ouvert pendant une huitaine de jours pour faire diminuer par évaporation la proportion d'alcool. Pour utiliser cette solution, on en verse sur la lame et on laisse en contact pendant 1 à 2 minutes, puis on lave à l'eau et on sèche au papier buvard, puis à la flamme.

Cette matière colorante a l'avantage de faire prendre à l'hémoglobine une teinte verdâtre, tandis qu'elle colore les noyaux en bleu plus ou moins foncé.

Malheureusement, la thionine et le bleu de méthylène surtout ont l'inconvénient de donner des préparations peu résistantes dont la teinte s'efface au bout d'un certain temps.

Inutile de rappeler ici l'usage des colorants nombreux employés en hématologie et indiqués dans tous les manuels.

— Le même liquide A peut servir à la *fixation des éléments anatomiques contenus dans les membranes vasculaires.*

C'est grâce à lui que nous avons pu reconnaître la présence des hématoblastes dans les cellules vaso-formatives. On procède chez les mammaliens de la manière suivante :

Chez un jeune animal venant d'être sacrifié (lapin, chat, cochon d'Inde), on détache le grand épiploon en le sectionnant à sa base avec des ciseaux et on le fait tomber immédiatement dans le liquide A. Au bout de 20 à 30 minutes, on le lave avec de l'eau distillée et on peut déjà, en l'étalant à l'aide d'un pinceau sur une lame de verre, l'examiner au microscope. Il est préférable de le colorer.

La membrane flottant dans l'eau distillée est balayée en tous sens sur ses deux faces à l'aide d'un petit pinceau de blaireau. On entraîne ainsi les éléments épithéliaux. On l'étale alors avec soin sur une lame de verre en évitant les plis et on y fait tomber quelques gouttes de solution neutre d'auréosine. C'est le liquide colorant qui rétracte le moins les éléments; il peut être remplacé soit par une solution d'éosine soluble dans l'eau, soit par une solution de pyrosine.

Lorsque la membrane a pris une coloration suffisante, ce qui a

---

(1) Ch. Luzet. Etude sur les anémies de la première enfance. (*Thèse de Paris*, 1891).

lieu au bout de 3 à 4 minutes, on la lave de nouveau avec de l'eau distillée et on la colore avec une solution d'hématoxyline dans l'eau alunée. Au bout de quelques minutes, on lave de nouveau avec de l'eau distillée et on termine la préparation avec de la glycérine, ou bien on lave à l'alcool et on monte soit au xylol, soit à la résine de Damar dissoute dans parties égales de benzine et d'huile de térébenthine.

Pour l'étude des membranes vasculaires des jeunes oiseaux, l'immersion dans le liquide A doit être d'environ une heure avant le lavage au pinceau.

V. — Dénombrement des hématoblastes.

Il était d'un intérêt capital de se rendre compte de la part prise par les hématoblastes dans la constitution du sang. Nous avons, le premier, dénombré ces éléments chez un grand nombre d'animaux. Il a été utilisé à cet effet divers liquides de dilution. Le liquide A, dont la formule vient d'être notée, convient parfaitement pour la numération des globules rouges et des globules blancs chez l'homme et chez les animaux. On peut aussi s'en servir pour la numération des hématoblastes chez les ovipares. Mais il ne peut être utilisé pour celle des hématoblastes des mammaliens, ni même pour celle des autres éléments de ces animaux lorsqu'il existe une lésion inflammatoire. On verra bientôt pourquoi.

Pour exécuter nos premiers travaux, nous avons employé du liquide amniotique iodé de Max Schultze et une urine diabétique ayant une densité d'au moins 1039, additionnée de 6 p. 100 d'eau oxygénée à 12 degrés.

Ces deux liquides conviennent parfaitement. Malheureusement, il n'est pas facile de s'en procurer. Nous les avons remplacés depuis 1887 par un liquide de dilution obtenu en substituant dans la solution A au bichlorure de mercure 3 cc. 50 de la solution iodo-iodurée précédemment formulée.

Ce liquide est donc ainsi composé :

Eau distillée	200 gr.
Chlorure de sodium pur	1 gr.
Sulfate de soude pur	5 gr.
Solution iodo-iodurée	3 c. c. 50

Il doit être fraîchement préparé, l'iode s'évaporant assez rapidement, alors même que les flacons sont bouchés à l'émeri.

— Le procédé de dénombrement des éléments que nous avons fait connaître, il y a longtemps (il remonte à 1875), n'a pas besoin d'être décrit, puisqu'il est reproduit dans un grand nombre d'ouvrages dits classiques. Notons seulement la manière d'opérer pour dénombrer les hématoblastes des mammaliens.

Il faut un dispositif spécial. La cellule doit avoir une hauteur d'un dixième de millimètre (au lieu d'un cinquième) et être recouverte par une lame plane suffisamment mince pour qu'on puisse se servir d'un grossissement assez fort. De la sorte, les éléments sont comptés, non dans un cube ayant un cinquième de millimètre de côté, mais dans un parallélipipède ayant une base d'un cinquième de millimètre et une hauteur d'un dixième de millimètre.

Afin de simplifier les calculs et de pouvoir employer le même numérateur que pour les globules rouges et les blancs, soit 31.000, il convient de prendre une quantité double de sang, c'est-à-dire 4 millimètres cubes. La numération des hématoblastes sera faite dans une quarantaine au moins de carrés en même temps que celle des globules blancs.

On fera bien de compter de la même manière les hématoblastes des oiseaux; ceux des ovipares à sang froid (grenouilles) peuvent être dénombrés avec l'hématimètre ordinaire.

VI. — Étude du réticulum fibrineux
par lavage et coloration.

Dans le sang normal étalé en couche mince, le réticulum fibrineux est très incomplètement visible et, même dans le sang phlegmasique, on ne peut l'apercevoir qu'au niveau des espaces plasmatiques. De là la nécessité, pour étudier le réseau de fibrine en entier, (ce qui est très intéressant au point de vue clinique), de faire une préparation spéciale.

Après avoir déposé une goutte de sang au centre d'une lame et l'avoir recouverte d'une lamelle couvre-objet, on laisse la préparation dans une chambre humide pendant 2 à 3 heures, jusqu'à ce que la coagulation soit bien effectuée.

On sait que, pour obtenir une chambre humide convenable, il suffit de placer le long des parois d'un cristallisoir à bord dépoli plusieurs doubles de papier Joseph imbibé d'eau et de placer le cristallisoir retourné en manière de cloche sur un plateau de verre dépoli.

Lorsque le sang est bien coagulé, on dépose sur un des bords de la lamelle une goutte d'eau, puis on laisse pendant quelques minutes encore la préparation dans la chambre humide. On peut alors, en se servant de papier à filtrer, placé sur le bord de la lamelle opposé à celui où l'on dépose l'eau, faire passer à travers le caillot un courant d'eau qui entraîne les globules rouges et la presque totalité des leucocytes et isole ainsi le réticulum fibrineux.

Lorsqu'on juge que le lavage est bien complet, on substitue à l'eau pure soit de l'eau iodo-iodurée, soit une solution alcoolique au tiers de sulfate ou de chlorhydrate de rosalinine, et l'on obtient de la sorte la coloration des fibrilles et des amas d'hématoblastes altérés, situés au niveau des principaux carrefours du réseau.

Pour rendre cette préparation plus facile et plus régulière, on peut se servir d'une lame sur laquelle on a creusé deux rigoles parallèles, rectilignes, disposées dans le sens de la longueur et laissant entre elles une sorte de travée. Entre les rigoles et le bord externe de la lame, on a ménagé un dépôt d'argent, de sorte qu'en se servant d'une lamelle planie, il est facile d'avoir une couche de sang régulière et d'une épaisseur uniforme.

De plus, la lame et la lamelle ne pouvant arriver au contact en aucun point, le lavage du sang est rendu plus facile.

Ce procédé sert à l'étude du processus de coagulation dans les maladies en fournissant des préparations comparables entre elles et en permettant ainsi de faire une sorte de dosage microscopique de la fibrine.

On peut encore procéder de la manière suivante :

Le sang (humain ou d'un animal) est étalé sur une lame de verre en couche mince et aussi continue que possible, et au lieu de le faire sécher, on met la lame dans une chambre humide. Au bout d'un certain temps (mettons 1 à 2 heures), le sang est bien coagulé. On retire la cloche humide, on laisse la couche de sang coagulé se dessécher et on fixe ainsi sur la lame de verre tous les éléments avec le réticulum fibrineux. La préparation ainsi fixée peut être ensuite colorée à loisir. Il suffit de laver le caillot ainsi étalé d'abord avec de l'eau pure, puis avec de l'eau iodée ou avec une solution de matière colorante (de rosalinine, par exemple) et l'on obtient de bonnes préparations.

VII. — Étude du caillot et du sérum chez l'homme.

Le procédé que nous avons décrit pour la première fois en 1885 permet, sans saignée, de relever un très grand nombre de caractères du sang et du sérum (XXVI ; XL).

On fait une piqûre du bout du doigt avec une lancette et on recueille dans une petite éprouvette le sang qui s'écoule goutte à goutte.

L'éprouvette est du modèle qui sert pour la numération des éléments du sang, mais un peu plus grande (de 2,5 à 3 cc.).

Quelques précautions sont nécessaires.

Le doigt doit être parfaitement nettoyé et séché, la lancette passée à l'éther.

L'éprouvette, surtout si elle a été souillée antérieurement par du sang, doit être passée dans une solution de potasse ou de soude caustique à 40 p. 100, puis lavée à grande eau et séchée à l'éther et à la flamme d'une lampe à alcool.

Avant de pratiquer la piqûre, on laisse pendre la main pendant quelques instants dans une position déclive. Pour faciliter l'écoulement du sang, on presse sur les parties latérales du doigt. Autant que possible on évite que le sang tombe sur les parois du vase.

Dans les conditions les plus ordinaires, en un temps qui varie de 2 à 15 minutes, l'éprouvette est pleine. Tout au plus est-il nécessaire, quand l'écoulement du sang est trop lent, de faire une ligature du bras comme pour une saignée.

Les renseignements que l'on doit recueillir en pratiquant l'examen du sang par piqûre sont nombreux : mode d'écoulement du sang; caractères du sang; coagulabilité; caractères du caillot; mode de formation et caractères du sérum.

Toutes les particularités relatives à ce mode d'étude ont d'étroits rapports avec les variations quantitatives et qualitatives des hématoblastes.

— La technique qui vient d'être décrite suffit pour l'étude des caractères du caillot et du sérum. Si l'on veut se rendre compte d'une manière précise de la *coagulabilité* du sang recueilli dans un vase, ce qui est intéressant dans diverses circonstances pathologiques, il faut opérer un peu différemment.

On ne peut obtenir des renseignements de valeur que sur le sang veineux en procédant par ponction.

Pour des raisons qu'on comprendra plus tard, cette ponction doit être faite avec un trocart paraffiné qui déposera en quelques secondes le sang dans une éprouvette bien propre, toujours de même calibre et de même volume. La température du milieu est notée avec soin et, pour des épreuves comparatives faites à divers intervalles, cette température doit être sensiblement la même.

Le temps devant servir à la mesure de la coagulabilité est compté depuis la seconde où le sang arrive dans le vase jusqu'au moment où l'on peut retourner celui-ci sans que la masse se déforme.

Le point de départ est facile à saisir; il n'en est pas de même de la seconde limite. La solidification du sang ne se fait pas, en effet, d'un coup; elle est progressive, de sorte que, pendant une période relativement assez longue, on reste dans l'hésitation. Le procédé du cheveu, imaginé par H. Vierordt (1), ne tranche pas la difficulté, toute agitation du sang avec un corps étranger ayant pour action de précipiter la coagulation.

Il faut suivre avec soin des yeux, dans une éprouvette cylindrique à fond plat, la surface du sang recueilli. Dès qu'il s'y forme nettement une pellicule, on incline doucement l'éprouvette. Si le sang n'est pas encore solidifié complètement, la masse se déforme et bombe; on répète l'épreuve de minute en minute ou même plus souvent, jusqu'à ce que le caillot ne puisse plus se déformer alors même que l'éprouvette est complètement renversée.

Il pourra être utile dans quelques cas de comparer le résultat fourni par les deux techniques, l'une donnant le sang des capillaires ayant traversé des tissus plus ou moins péniblement et l'autre du sang veineux arrivant dans l'éprouvette sans que les éléments organiques aient subi une sensible modification.

VIII. — Étude des qualités particulières
de la fibrine hématoblastique.

La coagulabilité et la rétractilité des caillots dépendent de leur richesse relative en hématoblastes. Voilà la technique qui peut démontrer ces faits chez le cheval.

a) Lorsqu'après avoir détaché la jugulaire externe pleine de sang,

_____

(1) H. Vierordt. Die Gerinnungszeit des Blutes in gesunden u. kranken Zustaenden. (Arch. d. Heilk. Bd. XIX, H. 3, S. 193, 1878).

on suspend cette veine verticalement, on obtient, de bas en haut,
3 couches distinctes : couche de globules rouges, couche liquide
blanchâtre, intermédiaire; couche de sérosité presque pure, à peine
louche.

La couche intermédiaire est la plus riche en hématoblastes et en
globules blancs. On les recueille séparément à l'aide de ligatures
et on peut ainsi en étudier les propriétés respectives.

b) On recueille la couche supérieure plasmatique et on filtre une
partie du liquide à 0° tandis qu'on met à part la portion non filtrée.
On compare ensuite ces deux sérosités au point de vue de la manière
dont elles se coagulent et se rétractent.

Pour obtenir du plasma à 0°, voici comment nous avons opéré,
Barrier et nous.

On place un segment veineux de jugulaire de cheval plein de sang
dans une éprouvette entourée de glace extérieurement. Au bout de
quelques heures (de décantation), on prépare pour recevoir le plasma
le petit appareil suivant :

Une petite éprouvette est mise dans un bocal contenant des fragments de glace; à sa partie supérieure s'engage le col d'un entonnoir
double entre les deux parois duquel on maintient des fragments de
glace. Cet entonnoir contient un triple filtre de papier Berzelius et
au-dessus de lui on maintient un cristallisoir rempli de glace.

La veine et les vases étant à 0°, on décante le plasma qu'on fait
tomber dans l'intérieur du filtre.

CARACTÈRES ANATOMIQUES
DES HÉMATOBLASTES

(VII, XIII, XXX)

I — Dans le sang circulant.

Lorsqu'on examine les membranes transparentes des animaux
(voir la technique), il arrive un moment où la circulation est assez

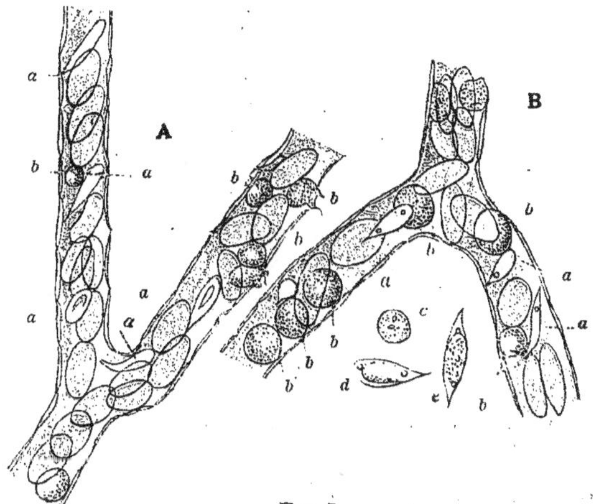

Fig. 5

A) Capillaires du mésentère exposé à l'air chez la *rana viridis*.
On voit circuler avec les globules rouges un certain nombre d'hématoblastes ; *a, a*, hématoblastes ; *b, b*, globules blancs. B, Capillaires de la membrane inter-digitale chez la *rana temporaria* ;
c, d, e, hématoblastes représentés à un plus fort grossissement
que dans le vaisseau. L'élément *c* est arrondi parce qu'il est vu
dans le sens d'une paroi à l'autre.

ralentie dans certains points pour que les éléments du sang deviennent
individuellement distincts dans les petits vaisseaux.

La colonne sanguine est divisée en deux parties, l'une périphérique ou excentrique où roulent des globules blancs, l'autre centrale où les déplacements sont plus rapides, formée par les globules rouges entre lesquels sont interposés de place en place de nombreux corpuscules incolores, moins volumineux que les hématies.

Chez les mammaliens, ces corpuscules d'aspect vitreux, céroïdes sont assez régulièrement ovoïdes et analogues à un grain de riz ou, vus de champ, à un bâtonnet. Chez les amammaliens, et pour ces examens on a employé particulièrement la grenouille (voir la fig. 5), les éléments (hématoblastes) interposés aux hématies sont incolores, céroïdes, et sensiblement moins volumineux que les globules rouges. La forme en est variable et le plus souvent celle d'un ovoïde plus ou moins pointu; parfois semblable à celle d'une massue ou d'une raquette. D'ailleurs, un seul et même élément peut paraître ovoïde, fusiforme ou arrondi suivant qu'il est à plat, de champ ou vu dans le sens de son grand axe. Les hématoblastes, dans le sang circulant, suivent, de même que les hématies, le milieu du courant sanguin et n'ont aucune tendance à s'arrêter avec les blancs dans la couche torpide externe; ils possèdent également une certaine souplesse ou malléabilité leur permettant de s'insinuer, en changeant de forme, à travers les obstacles qu'ils rencontrent et de reprendre dès qu'ils le peuvent la forme typique primitive.

Ils sont lisses, homogènes, d'un reflet moins argentin que les leucocytes; ils laissent apercevoir parfois une tache légèrement sombre, centrale, occupant la place du noyau et, en dehors de cette tache, une ou deux granulations brillantes, qui s'observent peut-être plus spécialement chez la *rana temporaria* pendant l'hiver.

II. — Dans le sang humide pur.

a) **Chez les mammaliens.** — On peut étudier les hématoblastes du sang pur à la température du laboratoire ou à une température basse voisine de 0° (voir Technique).

α' EXAMEN ENTRE LA LAME ET LA LAMELLE. — Dès que le sang est arrivé au contact de l'espace capillaire, il s'y précipite avec force et l'on en voit les divers éléments rouler avec rapidité. En certains endroits où le courant est plus lent, on peut y distinguer les éléments. Au milieu des rouges et des blancs, on aperçoit de très petits corpuscules qui ne tardent pas à devenir épineux et à adhérer au verre; ils se plissent, pâlissent en perdant une partie de leur substance et ont une tendance à se souder entre eux lorsqu'ils se rencontrent, de manière à former des amas ou des sortes de chapelets.

β) Examen a basse température dans la cellule a rigole. — La température la plus favorable est d'environ — 1°; mais on peut encore faire de bonnes observations à la température de 1° à 1°,5 (fig. 6).

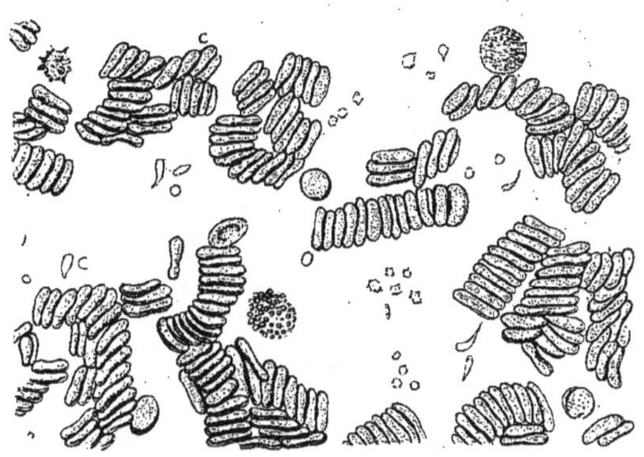

Fig. 6. — Sang humain examiné dans la cellule
à rigole à une température voisine de 0°.
On voit entre les piles de globules rouges, dans
les mers plasmatiques, des hématoblastes intacts
ou légèrement déformés.

Les globules rouges se disposent sous la forme de piles, comme à la température ordinaire et, dans l'intervalle de ces piles, on aperçoit des éléments délicats, pâles, isolés ou disposés par petits groupes, mais non soudés ensemble. Quelques-uns paraissent discoïdes; la plupart sont subglobuleux, arrondis ou allongés; d'autres ont une forme de toupie ou de raquette; d'autres encore sont anguleux ou crénelés. En somme, les moins modifiés sont ovoïdes, arrondis ou en virgule; ils paraissent homogènes, ont un aspect colloïde ou légèrement vitreux. Lors de nos premières études, nous avons cru reconnaître à quelques éléments une légère coloration. Il s'agissait d'un effet de lumière trompeur; les hématoblastes sont dépourvus de coloration.

Chez l'homme, mesurés dans ces conditions, ils ont un diamètre moyen de 3 μ.

b) **Chez les amammaliens.** — (*a*) EXAMEN ENTRE LA LAME ET LA LAMELLE. — Prenons comme exemple la grenouille. Dans les éléments qui roulent à travers le champ du microscope pendant que le sang pénètre par capillarité entre les lames de verre, on reconnaît facilement les 3 variétés d'éléments.

Pendant les premières secondes de l'examen (fig. 7), les hématoblastes conservent l'apparence de corpuscules pâles, ovoïdes, fusiformes ou en amande, plus petits que les hématies et d'un volume analogue à celui des leucocytes. Bientôt, comme les hématoblastes des amammaliens, ils manifestent une viscosité remarquable : on les voit s'accrocher au verre et, comme ils sont très extensibles, le courant du liquide leur fait prendre, dès qu'ils sont fixés en un point, une forme allongée souvent démesurée. Lorsqu'ils se rencontrent, ils adhèrent entre eux, et à peine un de ces éléments est-il retenu en un point qu'il devient le centre de formation d'un amas dont le voulume dépend de l'épaisseur de la couche de sang.

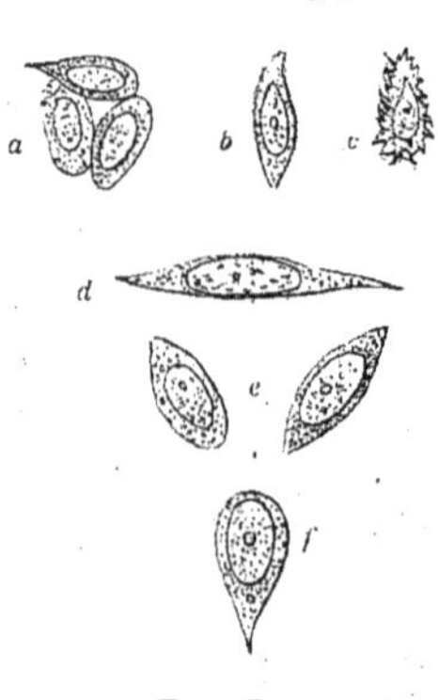

FIG. 7

Hématoblastes de la *rana viridis* dans le sang pur pendant les premières minutes de l'examen. Les éléments *d*, *e*, *f*, sont vus à un plus fort grossissement que les premiers ; *d* retenu par une extrémité à la lame de verre, est étiré par le courant sanguin.

Ces amas fixés solidement dans la préparation à cause de leur adhérence au verre constituent des sortes de piliers ou d'obstacles qui retiennent au passage quelques globules blancs et autour desquels les hématies tourbillonnent, s'accrochent et s'accumulent en formant une série de cercles de plus en plus grands.

Quand le courant liquide est arrêté et que la couche de sang est en équilibre entre les deux plaques de verre, les globules rouges sont alors disposés de façon à dessiner des rosaces plus ou moins régulières et étendues, dont le centre est formé par un amas d'hématoblastes et quelques globules blancs, disposition qui rappelle celle du sang des amammaliens préparé en couche un peu épaisse.

Dans les intervalles laissés entre ces rosaces on aperçoit quelques hématoblastes isolés et des globules blancs.

Pendant le court espace de temps nécessaire à la mise en équilibre des éléments du sang, les hématoblastes se sont déjà altérés et il serait impossible, lorsqu'on opère à la température ordinaire, d'en prendre dans le sang pur une idée exacte.

β) Examen a basse température. — Lorsque la température est voisine de 0°, les hématoblastes restent un certain temps sans s'altérer sensiblement; ils sont isolés au milieu des autres globules ou disposés par petits groupes de 2, 3, 4 éléments, tandis que les hématies restent irrégulièrement dispersées et ne sont plus disposées en rosaces.

Au bout d'un temps variable (de 1 à plusieurs heures), les hématoblastes s'altèrent légèrement; ils se hérissent de petites pointes courtes, pâles, puis perdent par dissolution une partie de leur disque et en même temps leur noyau devient plus net et plus granuleux.

On peut faire des observations analogues avec le sang des oiseaux et celui de divers animaux à sang froid.

Ces faits montrent déjà que les hématoblastes des amammaliens sont constitués par une sorte de disque presque homogène, en général allongé (ovoïde ou fusiforme), s'étirant facilement en pointe à l'une de ses extrémités ou aux deux, dans l'intérieur duquel se voit un noyau relativement volumineux, granuleux, arrondi ou ovoïde.

III. — Caractères des hématoblastes dans le sang desséché.

a) **Sang des mammaliens.** — Examinons d'abord le sang humain. On trouve les éléments les plus nombreux et les mieux conservés dans la première partie de la couche du sang (voir Technique, p. 25).

Ils se présentent sous l'aspect de petits corpuscules minces, délicats, mais à bord céroïde, vitreux, un peu renflé, déterminant un contour net bordé d'ombre. (xxx; xl : voir la première planche en chromo-lithographie.) La plupart sont arrondis; beaucoup, malgré la rapidité de la préparation, sont crénelés sur le bord par suite de la production de petites élevures en forme de bourgeons; quelques-uns sont un peu allongés ou ovalaires; d'autres portent, comme dans le sang humide, un petit prolongement en forme de pédicule (fig. 8).

Malgré leur apparence discoïde, ils réfractent la lumière à la façon des corps convexes. Quand on en rapproche l'objectif, le centre devient obscur, tandis que le bord clair, réfringent, projette une ombre portée relativement considérable; c'est le contraire quand on l'éloigne, le centre devient clair et le bord obscur.

L'image d'un barreau interposé entre la source lumineuse et le miroir du microscope apparaît quand on éloigne l'objectif dans l'espace lumineux superposé à l'élément. Cette image se déplace dans le même sens que le barreau, c'est-à-dire dans un sens inverse, puisque le microscope renverse les images. Ces effets d'optique sont l'inverse de ce qui a lieu au niveau des hématies qui sont concaves. On en doit conclure que, même à l'état sec, les hématoblastes agissent à la façon de petites lentilles. Nous verrons que, dès qu'ils acquièrent de l'hémoglobine, ils se comportent, tout en étant parfois encore très petits, comme des globules rouges.

Le diamètre des hématoblastes est très variable et, en général, plus grand à l'état sec que dans le sang pur ou préparé à l'aide des liquides fixateurs, ce qui, sans doute, tient à ce que la dessiccation s'oppose au retrait qu'ils subissent dans le sang pur ou dans les liquides de dilution.

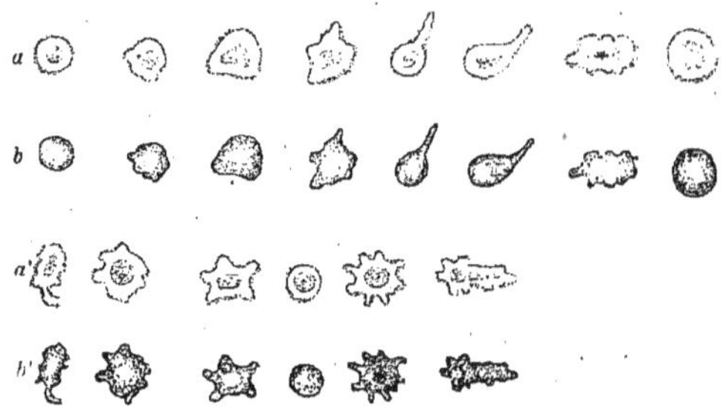

Fig. 8. — Hématoblastes de l'homme à l'état sec.

a, a', vus au moment où l'on rapproche l'objectif ; b, b' vus au moment où l'on éloigne l'objectif.

Les plus petits, toujours exceptionnels, mesurent un peu plus de 2 μ; les plus grands 5 μ; ils peuvent atteindre 5 μ, 5 et même 5 μ, 75 sans perdre leurs caractères particuliers. Entre ces deux extrêmes, on trouve tous les intermédiaires; les éléments d'un diamètre moyen abondent et mesurent de 3 à 3 μ, 5. Rappelons que le diamètre moyen des hématies est de 7 μ, 5.

En se servant de forts grossissements et en choisissant les éléments les plus grands, on voit distinctement que les hématoblastes sont constitués par deux parties distinctes : une périphérique et une centrale.

La portion périphérique est une sorte de gaine ou d'enveloppe, réfringente, d'aspect céroïde, douée de déformations (dites sarcodiques). C'est elle qui rend l'élément irrégulier, crénelé, hérissé de pointes et qui semble s'étaler et tendre à disparaître dans le plasma dès que les éléments sortis des vaisseaux s'altèrent.

La partie centrale paraît fixe, régulière; elle a l'apparence d'un disque que les effets de lumière dévoilent convexe, dans lequel on reconnaît presque toujours très distinctement une grosse granulation à centre brillant, un peu excentrique, mais voisine du centre. Comme il y a là une apparence de nucléole, on a cherché à mettre en évidence la présence d'un noyau.

Les matières tinctoriales, telles que l'hématoxyline, la fuchsine, l'éosine, le violet de Paris, font simplement prendre à la partie périphérique un aspect blanc éclatant et une forte réfringence qui rappellent les caractères de la myéline. Cependant, après un contact prolongé, les hématoblastes finissent par fixer (peut-être simplement autour d'eux) une certaine quantité de matière colorante et, au moment où l'on rapproche l'objectif, il se produit une tache arrondie, foncée, assez fortement teintée, simulant un noyau. Mais en éloignant l'objectif, cette tache redevient claire, tandis que le bord de l'élément présente une légère coloration.

Il ne peut donc être question d'un véritable noyau dans les hématoblastes des mammaliens constatés à l'état sec quand on voit avec quelle facilité se colorent ceux des véritables éléments nucléés du sang et des organes hématopoiétiques.

Quand les hématoblastes ont perdu par le mode de préparation (dessiccation par le procédé allemand) la partie périphérique réfringente ou lorsqu'après l'usage des colorants, cette partie est devenue indistincte par suite du montage dans le baume, certains colorants font apparaître les hématoblastes sous l'apparence d'un corpuscule assez régulier dans lequel un fort grossissement permet de distinguer des granulations ou un fin réseau teintés. On obtient ce résultat particulièrement avec le Giemsa.

— Les hématoblastes des différents mammaliens examinés présentent les mêmes caractères que ceux de l'homme. Il est difficile de les obtenir intacts chez quelques espèces dont le sang se coagule rapidement (chien, lapin, chat, cobaye), tandis que cela est facile avec le sang du cheval. La vulnérabilité des éléments varie donc dans le même sens que la coagulabilité.

Comme chez l'homme, le diamètre des hématoblastes des autres mammaliens est en rapport avec celui des globules rouges adultes. Il y a probablement des exceptions, car chez le chat, particulièrement chez le nouveau-né, les hématoblastes sont plus grands en proportion que ceux des autres animaux et d'un diamètre presque égal à celui des petits globules rouges.

b) **Sang des amammaliens.** — Grenouilles. — Dans le sang de la grenouille, pris comme exemple, les hématoblastes se présentent dans les préparations faites par dessiccation sous la forme de corpuscules, relativement volumineux, riziformes ou en amande, rarement ovoïdes, d'aspect vitreux. Le plus souvent, le noyau n'est pas visible; on le devine à peine; parfois il est apparent et offre alors un aspect finement granuleux.

Le bord de l'élément est tantôt net, bien arrêté; mais souvent aussi, même dans les préparations faites avec le plus grand soin, il est déjà un peu déchiqueté par suite de la formation de petites pointes courtes.

Les colorants (carmin, hématoxyline, violet et vert de méthyle, thionine, bleu de méthylène) colorent rapidement et avec intensité le noyau des hématoblastes; ils ne donnent pas de coloration bien sensible au disque de l'élément.

Le noyau apparaît fortement granuleux ou réticulé ; aux pôles, on remarque encore deux vésicules ou vacuoles (voir plus haut, p. 36), qui deviennent souvent indistinctes dans les préparations montées.

La description des hématoblastes de la grenouille a une portée générale, en ce sens qu'elle est à peu près applicable au sang de tous les autres amammaliens.

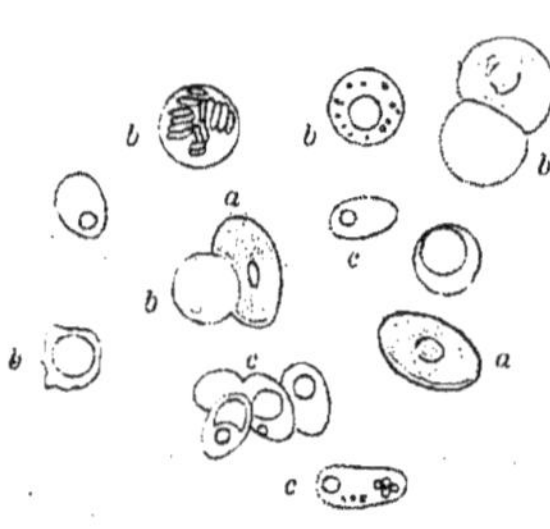

Fig. 9. — Eléments du sang du dindon (préparation sèche).

a, a, globules rouges ; *b, b*, globules blancs ; *c, c'*, hématoblastes.

Citons quelques exemples.

Oiseaux. — Les oiseaux dont la nutrition est si active ont une richesse globulaire considérable. Chez eux, les hématoblastes sont très vulnérables, et dans le sang pur, étalé en couche un peu épaisse, ils forment des amas considérables, renfermant parfois plusieurs centaines d'éléments. Ces amas se présentent sous l'apparence de grandes plaques granuleuses, à noyaux nombreux, où les éléments ne restent distincts les uns des autres que quelques instants. C'est en se soudant entre eux qu'ils donnent l'apparence de ces grandes plaques. A côté des noyaux et à leurs pôles, on remarque souvent, comme chez la grenouille, des granulations brillantes, réfractant fortement la lumière.

Les éléments isolés sont le plus souvent allongés, fusiformes ou piriformes, c'est-à-dire étirés en pointe au moins à l'un des pôles.

Dans une préparation de sang sec faite avec soin, les hématoblastes ont une forme ovalaire, un peu elliptique, tandis que les hématies sont presque toutes régulièrement elliptiques (fig. 9).

Les granulations brillantes, polaires, sont rendues très apparentes par le fait de la dessiccation; elles sont souvent très volumineuses et forment parfois autour du noyau une sorte de chapelet incomplet.

REPTILES. — Signalons particulièrement le sang de la tortue (*testudo græca*). On y trouve sensiblement les mêmes particularités que dans les éléments du sang de la grenouille.

A l'état humide pur, les hématoblastes se hérissent très rapidement de petites pointes courtes (aspect de brosse). Les amas sont relativement peu volumineux et, par suite, les rosaces constituées par les globules rouges sont peu étendues et moins bien dessinées que dans le sang de la grenouille.

Le disque des hématoblastes s'étire en pointe avec une facilité étonnante.

Au bout d'un certain temps de dessiccation, beaucoup d'éléments s'altèrent et s'entourent de formations cristallines; ils se conservent moins bien que ceux d'autres animaux.

BATRACIENS. — Le sang du *crapaud* ressemble à celui de la grenouille.

Dans le sang pur du *triton*, les hématoblastes se modifient très rapidement, deviennent presque méconnaissables; mais à une basse température on les distingue facilement des globules blancs.

IV. — Dimensions des hématoblastes et des hématies chez les amammaliens.

Nous ne pouvons fournir des renseignements que sur les éléments de la grenouille.

HÉMATIES chez *Rana viridis*

Longueur moyenne .... 24 μ 30
Largeur moyenne .... 16 μ 30
Longueur du noyau .... 8 μ

Chez *Rana temporaria*

Longueur moyenne .... 22 μ
Largeur moyenne .... 15 μ

HÉMATOBLASTES CHEZ LES DEUX

Longueur moyenne .... 13 μ
Largeur moyenne .... 9 μ
Longueur du noyau .... 9 μ
Largeur du noyau .... 6 μ 70

Les diamètres des hématies et des hématoblastes sont proportionnellement les mêmes chez amammaliens que chez les mammaliens (Voir p: 40).

V. — Part prise par les hématoblastes à la constitution du sang.

L'homme adulte bien portant, vigoureux, possède en moyenne 5 millions environ d'hématies par millimètre cube. Les globules blancs, beaucoup moins nombreux, ne s'élèvent chez l'adulte, homme ou femme, qu'au chiffre de 6.000 environ.

Les hématoblastes sont beaucoup plus nombreux que ces derniers (40 fois environ), mais 20 fois moins nombreux que les hématies. On en compte, en effet, chez l'adulte, 255.000 en moyenne.

L'âge, le sexe, certaines conditions physiologiques impriment des modifications assez sensibles à cette moyenne, mais ce sont surtout les faits d'ordre pathologique qui leur font subir de fortes variations. Nous aurons l'occasion d'en signaler les principales.

Les hématoblastes des animaux n'ont été dénombrés par nous que chez un petit nombre d'espèces.

On en trouve :

	Hématoblastes	Globules rouges
Chez le chien...............	267.000	contre 6.650.000
Chez le faucon royal..........	25.500	— 2.400.000
Chez la poule de Houdan......	35.500	— 2.400.000
Chez le héron cendré d'Europe..	32.850	— 2.478.000
Chez l'autruche	11.500	— 1.620.000
Chez la tortue................	9.000	— 629.000
Chez le lézard................	17.000	— 1.292.000
Chez la couleuvre.............	19.000	— 829.400
Chez la grenouille............	8.000	— 409.000
Chez le triton................	2.700	— 164.000

VI. — Éléments intermédiaires.

Les hématoblastes ont les caractères d'éléments en voie d'évolution. Lorsqu'on en fait l'étude chez divers animaux, on en recueille chez tous des preuves multiples. En voici les principales.

D'abord, le volume des éléments est très variable : à côté de très petits et de très délicats, on en trouve de plus volumineux et même d'assez grands pour égaler le diamètre des petits globules rouges.

Un certain nombre d'éléments, non toujours parmi les plus volumineux, sont devenus plus résistants, moins vulnérables; ils tendent à rester isolés; les plus avancés en évolution ne participent plus à la formation du réticulum fibrineux.

Enfin, tout à coup, le disque se charge d'hémoglobine, l'hématoblaste est devenu un globule nain.

Chez l'homme, les uns ont une forme discoïde régulière, les autres sont légèrement déformés et rappellent, par leur configuration un peu allongée, irrégulière, ou bien par les crénelures de leur bord, les principaux types sous lesquels se présentent les hématoblastes. Quelques-uns se transforment en corps sphériques.

Ces éléments sont en quelque sorte intermédiaires entre les hématoblastes proprement dits et les hématies complètement développées. On trouve les mêms faits chez les amammaliens, chez la grenouille par exemple.

Les hématoblastes de ces animaux sont remarquables par la variabilité de leurs dimensions : ils représentent un élément en voie d'évolution. Les plus avancés, et généralement les plus volumineux, sont un peu colorés; ils se déforment à peine dans les vaisseaux et résistent d'une manière plus ou moins complète au processus de la coagulation.

Ces faits d'évolution deviendront d'une évidence extrême quand nous observerons le sang en voie de régénération.

PHYSIOLOGIE DES HÉMATOBLASTES

Les éléments qui viennent d'être décrits sous le nom d'hématoblastes constituent si bien un élément particulier du sang, commun à tous les vertébrés, qu'ils possèdent dans toute la série les mêmes propriétés générales.

L'étude de ces propriétés communes mérite d'être faite avec quelques détails.

Deux grands faits de la plus haute importance dominent la physiologie des hématoblastes : le premier consiste dans la participation de ces éléments à la coagulation du sang; le deuxième, dans la part qu'ils prennent à la formation et à la rénovation du sang.

A. COAGULATION DANS SES RAPPORTS AVEC LES HÉMATOBLASTES

Le sang n'est pas le seul liquide qui, mis au repos dans un vase, se coagule, c'est-à-dire devienne analogue à une gelée par suite de la formation au sein de la masse d'une trame fibrillaire constituée par une substance particulière appelée fibrine.

L'étude physiologique et physico-chimique de la coagulation a donné lieu à un très grand nombre de travaux. Nous ne nous occuperons ici que de la coagulation du sang qu'on peut se représenter comme un cas particulier de la coagulation des liquides organiques.

Les traits caractéristiques de cette variété de prise en gelée sont en majeure partie sous la dépendance des hématoblastes et, non comme on le croyait avant nos recherches, des globules blancs. Nous allons mentionner tout d'abord les propriétés qui sont en rapport étroit avec l'acte de la coagulation.

I. — Altérabilité.

Nous avons vu que, pour étudier les hématoblastes, il faut prendre certaines précautions et que, dès qu'ils sont sortis des vaisseaux, ils s'altèrent sensiblement.

Le fait s'observe chez tous les animaux. Il consiste en ceci que, dès que le sang n'est plus dans les conditions qui en maintiennent la fluidité à l'intérieur des vaisseaux, il se coagule et la constitution anatomique de ce liquide est telle que cette coagulation débute par une profonde modification physico-chimique des hématoblastes. Celle-ci évolue parallèlement à la coagulation, de sorte qu'elle est rapide dans toutes les conditions où la coagulation se fait en peu de temps, lente dans les conditions inverses.

II. — Agglutination.

La première modification des hématoblastes consiste dans une sorte de ramollissement de la surface extérieure rendant la matière de la couche périphérique visqueuse. De là vient le phénomène signalé déjà à propos de la description anatomique des éléments. On remarquera que, pendant les premières minutes de l'examen du sang, avant la coagulation, les hématies complètement développées s'empilent et paraissent également soudées par une matière visqueuse.

Dans toute la série des vertébrés la partie périphérique des hématoblastes est visqueuse dès que le sang est sorti des vaisseaux, d'où résultent l'adhérence des éléments entre eux (agglutination) et la fixation aux corps étrangers.

Les amas d'éléments agglutinés sont d'un volume variable suivant l'épaisseur de la couche liquide et suivant que la rencontre des éléments est facilitée ou contrariée, à la condition toutefois que le sang considéré soit assez rapidement coagulable et dans des conditions qui ne retardent pas ou n'annihilent pas la coagulabilité.

III. — Participation des hématoblastes
à la coagulation.

a) **Sang des mammaliens.** — Examinons d'abord du sang humain pur dans la cellule à rigole, à l'aide d'un grossissement assez fort (500 à 800 d.).

Au bout de quelques secondes à quelques minutes, on distingue des groupes et des éléments isolés.

Les groupes ou amas sont constitués de la manière suivante :

Tout d'abord, les hématoblastes se montrent sous forme de corpuscules anguleux ou étoilés formant souvent au début une sorte de chapelet dont chaque grain est distinct ; puis ces petits corpuscules semblent s'attirer fortement, la substance visqueuse qui les entoure tend à former une masse commune dans laquelle viennent se superposer et se confondre les éléments constituants.

Du bord de cette petite masse partent un grand nombre de prolongements fins dont la disposition varie d'un moment à l'autre, la substance qui englue les hématoblastes possédant une certaine contractilité qui lui permet de changer de forme.

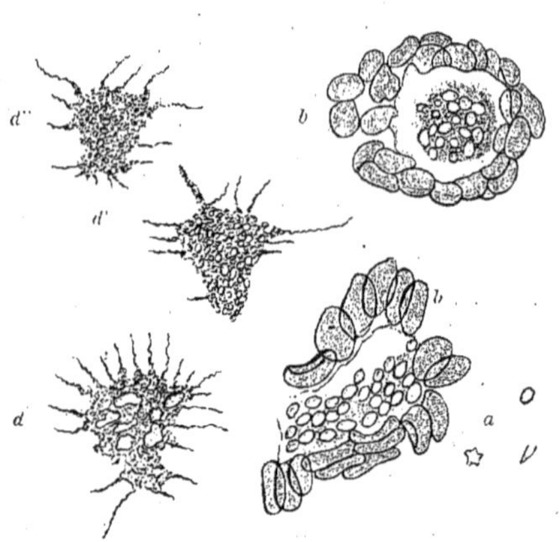

Fig. 10. — Divers éléments et groupes d'éléments observés dans le sang pur de l'*ateles paniscus* (Coaita).

a, hématoblastes isolés, tels qu'on les voit pendant les premières minutes de l'examen ; *b,b*, globules rouges groupés autour d'amas d'hématoblastes. La couche de sang étant un peu épaisse, les amas d'hématoblastes sont entourés d'une couche claire, translucide ; *d,d',d''*, amas d'hématoblastes une heure environ après la coagulation.

Une partie d'ailleurs de cette substance semble se dissoudre, ce qui fait aussi varier la forme et les dimensions de l'amas.

Ces petits hématoblastes isolés subissent des modifications analogues et, tout à coup, on voit apparaître dans la préparation des fibrilles très ténues formant un réseau irrégulier et généralement incomplet quand il s'agit de sang normal. Ce réseau semble partir des hématoblastes (1).

Quand la couche de sang est un peu épaisse, les amas sont plus volumineux et l'on voit mieux les modifications subies par les hématoblastes pendant le cours de la coagulation.

____

(1) On sait que **Ranvier** a pris les hématoblastes pour des amas fibrineux préformés, du centre desquels partait une sorte de cristallisation.

En voici un exemple dans une préparation du sang de coaita (fig. 10).

Après la coagulation, les amas ne subissent plus que de légères modifications. Beaucoup d'entre eux paraissent continuer encore pendant quelque temps à changer plus ou moins nettement de forme; ils se rétractent, deviennent plus granuleux après avoir été entourés d'une sorte de matière homogène et se remplissent de vacuoles.

Cette étude est complétée par la préparation du réticulum (voir Technique, p. 30).

Quand la couche de sang coagulé a été bien lavée, les matières tinctoriales (fuchsine, iode) font apparaître tout ce qui a résisté au lavage, soit le réticulum fibrineux et ses nœuds ou carrefours ; on y rencontre aussi quelques globules blancs et quelques stromas de globules rouges non entraînés par le lavage (fig. 11).

Les carrefours sont manifestement constitués par les hématoblastes dont la partie résistante reste intimement confondue avec les filaments fibrillaires sous la forme de corpuscules réfringents, plus colorés que le reste du réseau.

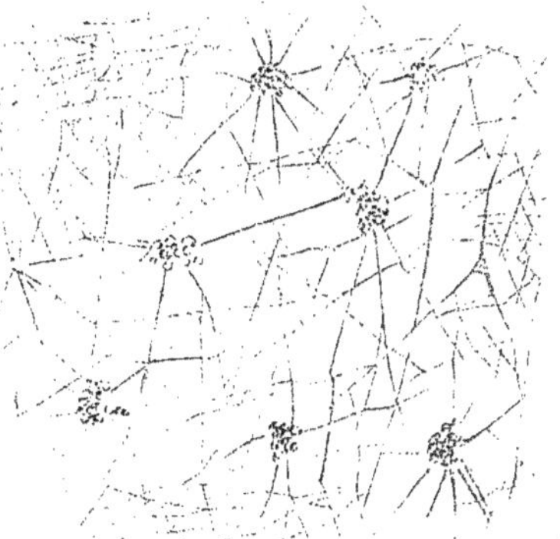

Fig. 11. — Réticulum du sang humain préparé par lavage et coloré à l'aide d'eau iodo-iodurée.

— L'étude de la coagulation dans le sang pur faite chez divers autres vivipares montre exactement les mêmes faits. Toutefois, chez nos animaux de laboratoire la préparation du réticulum après lavage et coloration est plus difficile qu'avec le sang humain, ce qui tient à ce que le réseau filamenteux est chez eux très délicat et très fin.

b) **Sang des amammaliens.** — La coagulation observée au microscope fait voir chez ces animaux des phénomènes analogues à ceux qui se produisent chez les mammaliens (III ; VIII ; XXX).

Voici comme exemple le résumé d'une étude faite avec le sang de la *rana viridis*, dans la cellule à rigole.

Dès que la couche de sang s'est mise en équilibre dans l'espace capillaire qui sépare les deux lames de verre, les hématoblastes sont déjà modifiés. Fixons notre attention sur l'un des amas formés par la confluence d'un certain nombre d'hématoblastes (fig. 12).

Les éléments sont devenus épineux, puis, pressés les uns contre les autres, ils prennent une forme polyédrique et l'ensemble de l'amas

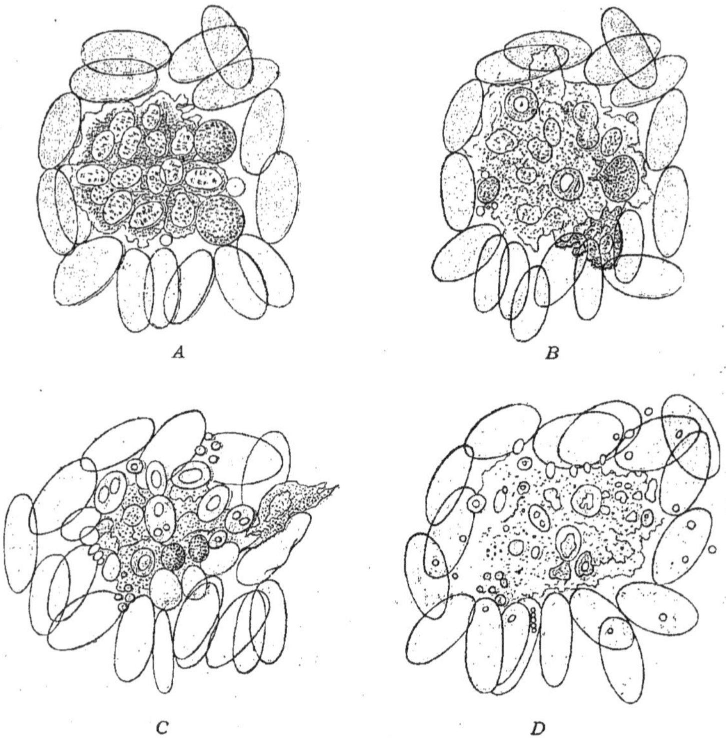

Fig. 12. — Modifications subies par un groupe d'hématoblastes dans le sang pur de la *Rana viridis*.

A, premières minutes de l'examen ; B, même amas au bout d'un quart d'heure à une demi-heure ; C, même amas au bout d'une heure et demie ; D, même amas au bout de vingt-quatre heures.

ressemble à une plaque à noyaux multiples ou à un groupe de cellules pavimenteuses crénelées ou épineuses. Outre les prolongements dont la disposition varie d'un moment à l'autre, on voit apparaître sur le bord de l'amas des vésicules très transparentes qui pâlis-

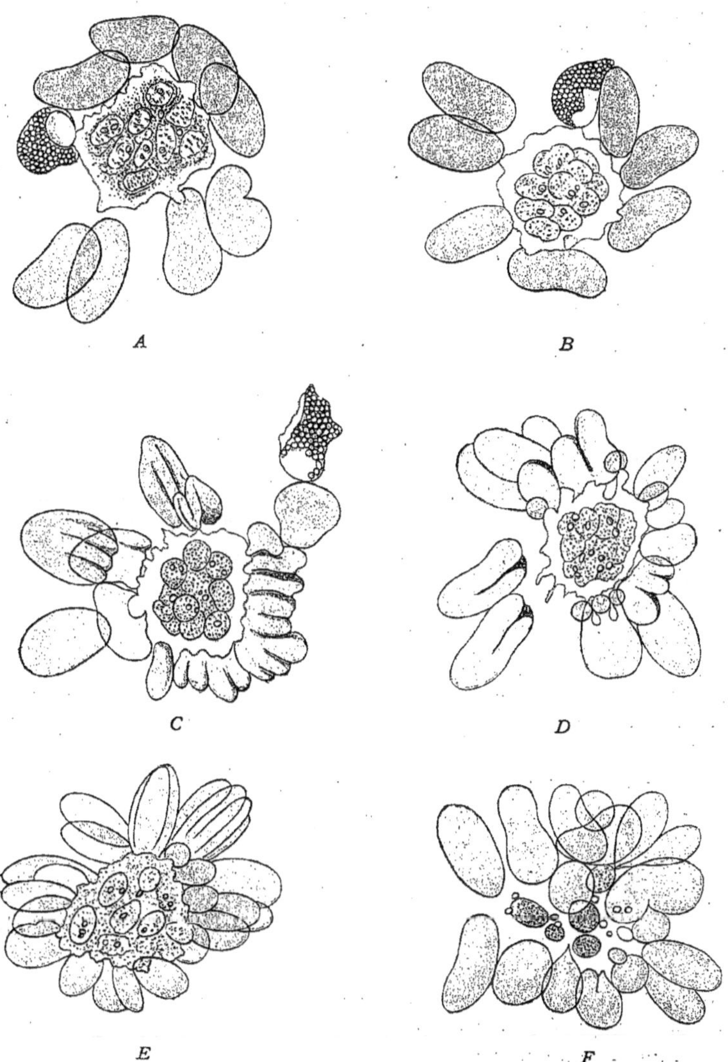

Fig. 13. — Modifications subies par un groupe d'hématoblastes dans le sang de la *Rana temporaria*.

A, premières minutes de l'examen ; B, disposition au bout de vingt minutes ; C, disposition au bout d'une demi-heure ; D, disposition quelques minutes plus tard ; E, disposition au bout d'une heure ; F, disposition au bout de deux heures.

sent, puis disparaissent, ce qui semble indiquer qu'une partie de la substance de ces éléments se dissout dans le plasma.

Ces premières modifications (A) rendent le protoplasma plus translucide et les noyaux plus apparents. Plus tard, les altérations progressent et l'amas, au bout d'un temps variable, finit par former une masse confuse (B. C. D.). Sur le bord on voit toujours des prolongements sarcodiques, puis des sortes de bourgeons plus ou moins fragmentés et des vésicules.

Les noyaux, d'abord très distincts, après s'être déformés, deviennent troubles, grisâtres; un certain nombre d'entre eux se fragmentent, quelques-uns même disparaissent et la masse entière revient sur elle-même. Il en résulte un accollement plus intime de globules rouges juxtaposés et, comme à ce moment le sang est coagulé, diverses hématies étirées ou étranglées prennent en certains points des formes de poires, de gourdes ou de corps diversement étranglés.

En conséquence des altérations des éléments on voit, au bout de 30 à 45 minutes, apparaître dans les amas des corps d'aspect divers et notamment des corpuscules réfringents assez gros, constitués par une matière brillante, d'aspect métallique, parfois en forme d'anneau. Le nombre en augmente progressivement, tandis que les noyaux des hématoblastes disparaissent presque tous.

Pendant les profondes altérations des hématoblastes, les globules blancs incorporés aux amas persistent intacts, et grâce à leurs mouvements amœboïdes, s'éloignent en rampant et en se frayant un passage à travers les hématies.

Pendant plusieurs heures, les altérations continuent — abrégeons — et dans les amas, même les plus volumineux, la masse hématoblastique est réduite à un petit groupe d'éléments irréguliers, anguleux, renfermant des noyaux plus ou moins nets et des granulations brillantes (D).

On peut observer des phénomènes analogues avec le sang de la *rana temporaria*. La fig. 13 en donnera une idée. On y remarquera particulièrement les déformations produites par les globules rouges enserrés de diverses façons par des filaments de fibrine tellement fins qu'ils restent invisibles.

Pour se rendre compte des effets produits par la formation du réticulum, en même temps que de certaines altérations des hématoblastes, il est utile d'examiner quelques hématoblastes isolés. En suivant les modifications de quelques-uns de ces éléments placés à une petite distance les uns des autres (chez *Rana temporaria*), on voit qu'ils subissent incessamment des changements d'aspect. Le disque, d'abord pressé, se déforme en produisant des bourgeons et des vésicules transparentes, le noyau est comprimé, parfois étranglé; il paraît produire aussi des vésicules; dans d'autres cas, il est refoulé à l'une des extrémités du corpuscule et semble complètement libre; mais ce n'est qu'une apparence et au bout de quelques minutes il peut se retrouver à l'intérieur de l'élément.

Au bout de deux heures et demie à trois heures (fig. 14), on assiste à la confluence des hématoblastes primitivement isolés. A côté de celui qu'on examine on en voit surgir dans le champ considéré un second, puis quelquefois un troisième, comme s'ils étaient attirés l'un vers l'autre par l'effet des filaments qui, d'abord invisibles, prennent l'apparence, en se rétractant et en s'unissant, de petits faisceaux apparents.

Pendant que se produit la confluence ou le groupement des hématoblastes isolés, les globules rouges voisins sont attirés également par des liens invisibles jusqu'au contact des hématoblastes, et ainsi se forment, dans l'intervalle des grandes rosaces, des rosaces plus petites au niveau desquelles les hématies subissent exactement les mêmes modifications qu'autour des grands amas (B.).

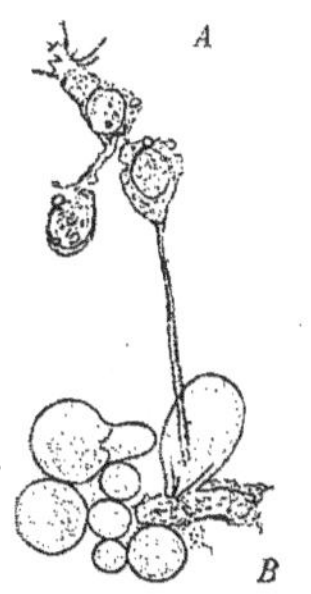

Fig. 14. — Amas d'hématoblastes de la *Rana temporaria*, au bout d'environ cinq heures. *A*, hématoblastes d'abord isolés, puis rapprohés pour former un groupe. *B*, autre groupe analogue auquel adhèrent des globules rouges déformés et fragmentés.

Les altérations singulières des hématoblastes peuvent se comprendre de diverses manières. On peut les expliquer assez bien en admettant que le disque même de l'hématoblaste s'étale en plaque mince, colloïde et festonnée, tandis que certains noyaux disparaissent par une sorte de décomposition. Quoi qu'il en soit, on voit partir des bords des plaques des appendices qui vont quelquefois très loin à la recherche et l'on pourrait dire à la pêche des globules rouges. Ces appendices sont terminés par une sorte de bouton ou par un petit faisceau et ils produisent, à la surface des globules rouges voisins, des taches pâles caractéristiques, arrondies ou en stries.

Quand, après un déplacement de la lamelle, le réticulum formé par la coagulation ne reste pas étalé, les hématoblastes qui n'ont pas été complètement détruits reviennent pour ainsi dire sur eux-mêmes et prennent la forme de fuseaux. Ces éléments sont alors inertes, immobiles à un moment où les globules blancs conservent encore leurs mouvements amœboïdes.

On voit par là combien était grande l'erreur de Rindfleisch qui a cru à la multiplication des globules rouges dans le sang de grenouille conservé hors de l'organisme.

Le réticulum du sang de la grenouille (il en est de même de celui d'autres animaux) est composé de fibrilles tellement ténues qu'on ne peut le voir au moment où le sang vient de se coaguler. On peut se rendre compte néanmoins — ce qui est important pour la physiologie générale du sang — que les hématoblastes persistants sont, comme ceux des mammaliens, des carrefours de fibrilles.

On fait passer à travers une préparation de sang de grenouille faite la veille et conservée sous une cloche humide, un courant de sérum iodé. Un certain nombre de globules rouges sont entraînés, les rosaces se désagrègent, et, quand il s'est produit un certain nombre d'espaces clairs, on remplace le sérum par une solution iodo-iodurée. Tous les éléments se colorent immédiatement en jaune et l'on voit partir des hématoblastes transformés en corpuscules anguleux et étoilés de nombreux filaments qui se divisent et se subdivisent en fibrilles d'une ténuité extrême, ne devenant visibles que grâce à la coloration produite par l'iode.

IV. — Défibrination par battage.

Les propriétés précédemment décrites permettent d'obtenir la fibrine du sang par battage. Ce fait, depuis longtemps connu, s'explique actuellement avec facilité.

Lorsqu'on reçoit un peu de sang sortant des vaisseaux sur une lame de verre inclinée, la plupart des hématoblastes adhèrent au verre presque immédiatement et sont accumulés dans le point où le sang a été reçu ou déposé.

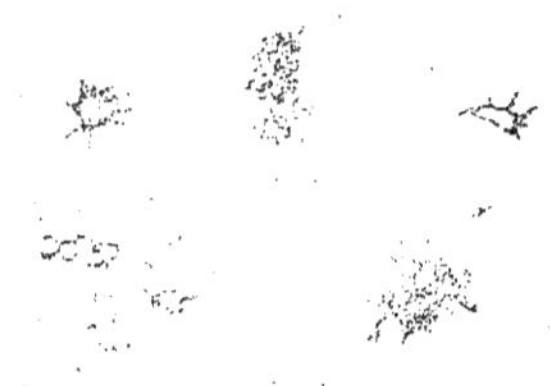

Fig. 15. — Amas d'hématoblastes dans le sang humain pur.

En empêchant le sang ainsi étendu de se dessécher immédiatement, on voit bientôt que les hématoblastes isolés, en chapelets ou en amas, sont le point de départ de filaments fibrineux (fig. 15).

Lorsqu'on fouette le sang recueilli dans un récipient avec des baguettes de verre, on voit de même, au bout de quelques secondes, que ces baguettes sont recouvertes d'un nombre considérable d'hématoblastes formant des amas au milieu desquels se remarquent bientôt des filaments de fibrine.

En continuant le battage en vase clos pendant quelques minutes, on défibrine ainsi le sang d'une manière complète. La partie qui adhère aux baguettes est constituée par tous les hématoblastes faisant corps avec les filaments de fibrine et formant un feutrage serré englobant forcément des globules blancs et des rouges. A partir de ce moment, le sang défibriné reste définitivement fluide.

— La défibrination du sang des amammaliens se passe de la même façon que chez les autres vertébrés et enlève comme chez ces derniers tous les hématoblastes. Le sang qui reste et conserve sa fluidité ne contient plus que deux éléments : hématies et leucocytes; le troisième a disparu. N'oublions pas cette importante particularité.

V. — Participation des hématoblastes à la production du caillot et du sérum et caractères de la fibrine hématoblastique.

On connaît depuis la plus haute antiquité la manière dont se coagule le sang recueilli dans un vase.

Pendant des siècles les médecins ont examiné avec attention le contenu de la palette après saignée.

Les particularités les plus intéressantes présentées par le sérum et par le caillot n'ont été cependant reconnues que par les contemporains, grâce surtout à nos travaux (XXVI ; XXX ; XXXVI ; XL ; XLI).

Pour le moment, il nous faut rappeler les phénomènes normaux qui plus tard permettront d'apprécier les altérations pathologiques du caillot et de la transsudation du sérum.

Recueillie dans un vase on dans une palette, la masse entière du sang (nous n'entrons pas dans les détails inutiles) ne tarde pas à se transformer en un gâteau semi-élastique humide, ayant la forme du récipient, fort analogue à une masse de gélatine venant de se prendre en gelée par refroidissement.

A peine formée, cette masse revient sur elle-même et on s'en aperçoit au bout d'un temps variable — assez court — aux gouttelettes d'un liquide citrin, transparent, qui vient sourdre à la surface; c'est le sérum qui se sépare sous l'influence de la rétraction de la partie solide, cruorique. Cette rétraction faisant des progrès lents, mais incessants, le caillot se détache peu à peu du pourtour du vase, au niveau des parties supérieures d'abord, puis progressivement plus bas. En même temps, il s'excave légèrement et devient conique à base inférieure.

Comme, de plus, il se raccourcit peu à peu, il se trouve bientôt noyé dans une atmosphère de sérum qui déborde plus ou moins son extrémité supérieure alors que souvent son fond est resté adhérent.

Au bout de 24 à 36 heures, le retrait est aussi complet que possible et le caillot, nettement conique, est séparé dans toute sa hauteur de la paroi du vase.

Quand le sang se coagule rapidement, comme il le fait chez un grand nombre d'animaux, le caillot cruorique présente à peu près la même teinte rouge (gelée de groseille) dans toutes ses parties. Cependant, en en examinant avec soin la surface, on reconnaît qu'il offre dans la hauteur de quelques millimètres une coloration grisâtre ou rosée.

Au contraire, quand la coagulation est tardive, la couche supérieure du coagulum est d'autant plus épaisse et décolorée que le sang a mis plus de temps à se solidifier. On peut alors distinguer dans le caillot deux couches nettement séparées : une supérieure, d'un blanc jaunâtre (parfois à reflet verdâtre) et une inférieure rouge. Les anciens ont désigné cette partie décolorée sous le nom de couenne, et comme elle apparaît dans le caillot humain lorsqu'on a pratiqué la saignée en cas de maladie inflammatoire, cette couenne est devenue dans le langage médical l'un des indices les plus certains de l'état inflammatoire (*crusta phlogistica*).

— Toutes les particularités révélées par le simple examen de la coagulation du sang recueilli dans un récipient sont explicables. Elles dépendent en majeure partie des propriétés des hématoblastes dont nous avons maintenant pris connaissance. Nous verrons que toutes offrent de l'intérêt en pathologie.

Le sang — nous l'avons vu — tient en suspension des éléments colorés et des éléments incolores. Les premiers sont de beaucoup les plus lourds; dès que le sang est abandonné à lui-même dans un vase, ils tendent à gagner les parties profondes, tandis que les éléments incolores (globules blancs et hématoblastes) restent flottants à la surface du liquide. La prise du sang en gelée surprend le sang au moment où cette décantation s'effectue. Celle-ci est d'autant plus complète que la solidification est plus tardive. Que la coagulation soit ralentie par suite de l'abaissement de la température extérieure;

que le sang soit par lui-même peu coagulable, le caillot sera surmonté d'une couenne plus ou moins épaisse.

Dans tous les cas, même lorsque cette couche est mince, elle représente la partie la plus étroite du caillot, la petite extrémité du cône.

La constitution du réseau fibrineux, telle que l'examen histologique le montre, explique à la fois la transsudation du sérum et la forme prise par le coagulum au bout d'un certain temps.

La consistance de gelée provient de la présence dans la masse d'une trame filamenteuse lâche, peu serrée dans la partie inférieure, plus dense dans la partie supérieure où abondent les hématoblastes.

C'est précisément à cause de cette rétraction et proportionnellement au nombre de ces éléments que se produit le sérum, à la façon d'un liquide qui serait exprimé par une éponge rétractile.

La rapidité de la coagulation dépend également en partie de l'abondance variable des hématoblastes.

— L'examen histologique ne suffit pas pour démontrer l'intervention des hématoblastes dans cette transsudation; il ne renseigne pas non plus d'une manière péremptoire sur les caractères de la fibrine hématoblastique. Il faut avoir recours sur ce point à quelques expériences. Elles ont été faites avec l'aide de notre ami Barrier en 1884 (1).

Nous avons, à cet effet, utilisé le sang des segments veineux du cheval (voir : Technique, p. 33).

On sait qu'on obtient trois couches distinctes : une claire assez considérable renfermant des hématoblastes nombreux et des globules blancs; une couche peu épaisse (intermédiaire), blanchâtre, très riche en hématoblastes et en globules blancs; une troisième où sont déposés les globules rouges. En les recueillant séparément, il est facile d'observer comparativement la marche de la coagulation dans chacune d'elles. Deux faits intéressants peuvent être mis ainsi en évidence, l'un relatif à la coagulabilité différente de ces trois liquides, le second à la rétractilité variable du caillot.

La portion la plus coagulable et la plus rétractile est celle qui contient le plus d'hématoblastes (couche intermédiaire). Vient ensuite la couche supérieure ou plasmatique, et enfin la couche inférieure ou des globules rouges.

---

(1) Barrier a bien voulu, à cette époque, nous aider dans nos études hématologiques entreprises particulièrement sur le cheval. Nous n'aurons à citer ici qu'une faible partie de ces recherches.

Dans une expérience faite à la température extérieure de 15° C., après maintien de la veine pendant plusieurs heures à 0°, on recueille séparément les 3 couches.

La couche intermédiaire s'est prise complètement en gelée au bout d'une demi-heure ; la couche supérieure (plasmatique) ne s'est solidifiée qu'au bout de 2 heures ; enfin la couche des globules rouges s'est coagulée lentement et très imparfaitement ; elle a mis trois heures pour prendre la consistance d'une gelée de groseilles à demi fluide.

Dès que les deux premiers liquides ont été coagulés, on a pu retourner les vases sans qu'il s'écoulât de sérosité ; on n'aurait pas pu obtenir le même résultat avec le troisième. A peine la coagulation du liquide de la couche intermédiaire a-t-elle été achevée que le caillot a commencé à se rétracter, d'abord rapidement, puis plus lentement. La rétraction de la couche plasmatique a commencé environ quatre heures après la coagulation et a marché avec lenteur et en fournissant relativement beaucoup moins de sérum que la couche intermédiaire.

Quant au caillot cruorique, la rétraction n'en a commencé qu'au bout de 24 heures environ ; elle n'a produit, au bout de 48 heures, qu'une quantité minime de sérum.

La coagulabilité et la rétractilité des caillots dépendent donc de leur richesse relative en hématoblastes. La comparaison entre le caillot du plasma filtré et celui du non-filtré lève tous les doutes qu'on pourrait avoir à cet égard.

On réserve dans un verre à expérience une certaine quantité de plasuca filtré à 0° et, dans un autre verre, une portion du même plasma non filtré, et on suit la marche des phénomènes qui se produisent dans un milieu dont la température est de 17° C. Nous avons vu que, dans ces conditions, le plasma non filtré se coagule avant le filtré. Le premier s'est coagulé au bout de 2 heures, le second au bout de 3 heures. A ce moment les deux caillots ressemblaient, l'un et l'autre, à une masse de gélatine. Mais plus tard, tandis que le caillot du plasma complet se rétracte assez rapidement en prenant la forme conique et en abandonnant une quantité relativement considérable de sérum, le caillot du liquide filtré ne subit aucune modification sensible.

Barrier a suivi pendant plus d'une semaine ces deux caillots sans voir sourdre de celui qui provenait du plasuca filtré une quantité sensible de sérum. Dans d'autres expériences analogues, les résultats ont toujours été les mêmes ; une fois seulement le caillot du sérum filtré a laissé sourdre quelques traces de liquide.

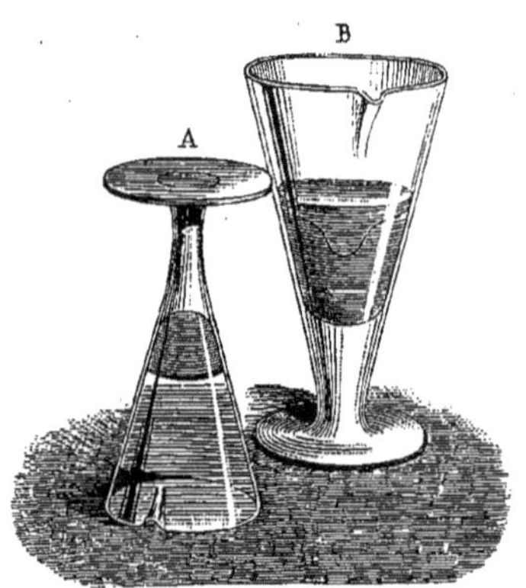

Fig. 16.

A, caillot du plasma filtré (absence de sérum ; B, caillot du plasma non filtré (surnage une grande quantité de sérum).

Matières produites par les hématoblastes. — En résumé, pendant l'acte de la coagulation, les hématoblastes perdent une partie de leur substance et le retrait qu'ils subissent ainsi est la cause principale de la rétraction du caillot et, par suite de la libération du sérum. La portion restante de ces éléments fait corps avec le réticulum et concourt à donner certains caractères à la fibrine du sang.

Quelle est la màtière exsudée par les hématoblastes? Elle est sans doute un fibrinogène, probablement celui que Wooldrige désigne par A et qui doit se combiner avec un fibrinogène du plasma un peu différent.

Nos expériences ont montré que ce fibrinogène A est une matière visqueuse, adhésive comme les hématoblastes, passant facilement à l'état fibrillaire et ayant la propriété d'être précipitée par la température de + 56° (expérience faite sur le sang du cheval). Or, la température de + 56° à 57° détruit brusquement et complètement les hématoblastes (XXX, p. 304 et suivantes).

Cette température détermine, en outre, ainsi que le prouvent divers dosages, la précipitation d'une substance préalablement dissoute dans le plasma.

Une réaction due à l'action du liquide fixateur A (servant à la numération des éléments du sang), en raison de son contenu en bichlorure de mercure, paraît établir que le fibrinogène du plasma diffère de celui des hématoblastes et que ce dernier est analogue au fibrogène de la lymphe. Le liquide A détermine, en effet, un précipité granuleux autour des hématoblastes (précipité qui, nous le verrons, plus tard, devient très abondant dans le sang phlegmasique); il laisse intact le plasma, tandis qu'il détermine un précipité granuleux dans la lymphe, analogue à celui qui entoure les hématoblastes.

Il résulte de ces faits que la fibrine du sang est spéciale et particulièrement caractérisée par la rétractilité que lui donnent les hématoblastes.

Pour s'en rendre compte, on n'a qu'à comparer la coagulation des sérosités coagulables ou devenant coagulables par l'addition de sérum et à voir comment est constitué le lacis fibrineux, ainsi que les caillots non rétractiles de ces sérosités (XXX, p. 312 et suivantes).

— La fibrine ne peut se former, en présence des fibrinogènes, que sous l'influence d'une matière diastasique (d'un ferment). On doit cette découverte à Schmidt. Cet observateur a attribué la production du ferment aux globules blancs. Il est très probable que les hématoblastes en sont producteurs peut-être au moins autant, sinon plus, que les globules blancs.

La question est difficile à résoudre parce qu'il est impossible, malgré les assertions de quelques auteurs, de séparer complètement les hématoblastes des globules blancs.

Nous remarquerons toutefois que certains liquides non spontanément coagulables renferment des globules blancs et réclament cependant, pour faire de la fibrine, du sérum sanguin, c'est-à-dire une sérosité renfermant du ferment. Il en est ainsi notamment de la sérosité du péritoine du cheval et de certains liquides d'hydrocèle.

La question de la participation des éléments du sang à la production des matières diastasiques et de la fibrine a été mal comprise par les auteurs parce que la plupart d'entre eux, à l'exemple d'A. Schmidt, ont attribué aux globules blancs des propriétés qui appartiennent en propre aux hématoblastes, en particulier l'altérabilité et la destruction partielle pendant la coagulation.

Les globules blancs, contrairement à ces assertions erronées, sont les plus résistants des éléments du sang : ils restent vivants et manifestent leur contractilité à l'intérieur même des caillots formés spontanément ou par le battage. Et quand quelques auteurs contemporains attribuent les propriétés dont nous nous occupons aux « plaquettes » pour le sang des vivipares et aux « globules blancs » pour celui des ovipares, ils montrent ainsi clairement qu'aujourd'hui encore ils connaissent mal le troisième élément du sang : « plaquettes » et prétendus globules blancs sont les hématoblastes corpusculaires chez les mammaliens et cellulaires à noyau chez les amammaliens dont nous venons de démontrer la participation, dans toute la série des vertébrés, au processus de la coagulation.

VI. — De la coagulabilité.

La propriété que possède le sang de se coaguler avec une rapidité plus ou moins grande et qu'on désigne sous le nom de *coagulabilité* constitue un chapitre en quelque sorte complémentaire de l'étude de la coagulation. Il s'agit là d'une question très complexe, encore à l'étude, bien qu'elle ait fait l'objet de nombreuses observations et d'expériences. Elle offre une importance capitale en pathologie et en thérapeutique parce qu'elle soulève des problèmes multiples d'ordre physico-chimique et d'ordre organique d'une solution généralement difficile.

Il y a lieu de considérer deux ordres de phénomènes distincts : 1° coagulabilité du sang dans l'organisme, à l'intérieur des vaisseaux; 2° sang *in vitro*, issu de l'organisme.

La formation de caillots dans l'organisme sera mieux placée à la pathologie. Nous allons, pour le moment, nous occuper exclusivement des faits ressortissant aux phénomènes observés *in vitro*, considérés d'ailleurs par la plupart des auteurs comme les seuls se rapportant à ce qu'on nomme la coagulabilité.

Rappelons que l'étude s'en exécute par divers procédés. Nous en avons exposé **deux** : l'un qui s'applique à la coagulabilité du sang général, issu des capillaires; l'autre ne permettant chez l'homme que l'étude du sang veineux. Cette seconde technique est particulièrement applicable aux expériences sur les animaux; elle permet chez eux l'étude des propriétés du sang veineux et du sang artériel (voir : Technique, p. 33).

a) **Variations spécifiques de la coagulabilité.** — Nous avons fait remarquer, à propos de l'étude anatomique des hématoblastes et du processus de la coagulation, que la coagulabilité du sang — toutes les conditions restant les mêmes — varie d'une espèce à l'autre.

Ainsi chez la plupart des animaux de laboratoire la coagulabilité du sang est plus grande que chez l'homme; elle est très grande aussi chez les oiseaux et chez les poissons quand le sang est recueilli sans précautions particulières.

La cause ou les causes de ces différences spécifiques (dues à l'espèce) seraient importantes à connaître, car nous verrons que dans quelques maladies la coagulabilité du sang est modifiée. Ces causes ne peuvent être soupçonnées. Le seul fait que l'on constate, c'est que la rapidité des modifications des hématoblastes est parallèle à celle de la coagulabilité du sang. Ainsi que nous l'avons vu, il est beaucoup plus difficile de fixer les hématoblastes du chien, par exemple, par la dessiccation que ceux du cheval ou de l'âne. Mais la cause de l'altérabilité des hématoblastes n'est pas dévoilée; elle peut être aussi bien la conséquence de propriétés spécifiques du plasma que de particularités relatives à la spécificité des éléments du sang. Il est même vraisemblable, d'après certains faits expérimentaux et d'ordre pathologique, que l'altérabilité des hématoblastes est en rapport direct avec les propriétés du milieu plasmatique dans lequel ils nagent.

b) **Effets de la température.** — Ils sont remarquables : on peut, en effet, hâter ou retarder à volonté la coagulation du sang, suivant les conditions dans lesquelles on le recueille

Température basse. — Il est possible de maintenir complètement le sang à l'état liquide en le refroidissant à la sortie de la veine et en le maintenant à une température voisine de 0°. Ces effets connus depuis les travaux de Hewson et de Denis ne se font pas sentir à un égal degré sur tous les sangs. Il y a lieu encore de tenir compte à cet égard de la différence spécifique dont nous parlions dans le paragraphe précédent. Chez les animaux supérieurs, l'effet du froid est surtout prononcé sur le sang du cheval, et lorsqu'on veut se procurer du sang capable de rester pour ainsi dire indéfiniment liquide hors du corps, il est indispensable de choisir cet animal (ou encore l'âne et le mulet).

On recueille le sang dans une éprouvette étroite préalablement entourée de glace fondante afin que le sang puisse se refroidir rapidement. Lorsqu'il a atteint la température de 0°, on place l'éprouvette dans une glacière. Dans ces conditions, le sang reste liquide pourvu que la température ne monte pas à plus de + 4°.

Le froid fait simplement sommeiller la coagulabilité du sang sans la détruire et le retour de ce sang dans un endroit plus chaud est suivi de coagulation. Toutefois, le séjour prolongé au froid modifie la marche de la coagulation et la rend beaucoup moins rapide.

Lorsque le refroidissement du sang (chez l'homme) est porté de — 2° à — 2° 5, les hématies s'altèrent et à une température un peu plus basse encore (qui n'est pas exactement déterminée), le sang se congèle. On obtient ainsi du « sang dissous ». Cette congélation avec destruction des éléments ne fait pas perdre au sang sa coagulabilité.

Les effets de la température sur le sang, ou tout au moins du froid, ne paraissent pas dépendre de la température de l'animal.

Les autres liquides qui sont spontanément coagulables se comportent à l'égard du froid de la même manière, alors même qu'ils ne renferment pas d'hématoblastes reconnaissables (lymphe, sérosités hydro-phlegmasiques).

Températures élevées. — Contrairement à ce qui a lieu dans un milieu à température basse, l'élévation de la température accélère la marche de la coagulation.

Ce sont les températures de + 40 à + 50° qui sont les plus favorables à l'évolution du phénomène pour le sang des animaux supérieurs. Il en est probablement de même pour le sang des animaux à sang froid, mais sur ce point on a fait peu d'expériences.

Jusqu'à + 55° l'élévation de la température ne produit aucun trouble dans le sang (expériences faites sur des animaux supérieurs) porté rapidement à cette température avant la coagulation. Mais quand on opère à 56°-57°, on obtient immédiatement la précipitation du fibrinogène et des hématoblastes et le sang ainsi altéré n'est plus coagulable (voir le chapitre précédent sur la coagulation).

Cette température de + 56-57° est critique pour toutes les sérosités. Ce fait, étudié avec la collaboration de J. Winter, mérite d'être retenu, car il présente de fort intéressantes conséquences dont quelques-unes seront signalées plus loin.

La lymphe chauffée à 56-57° se trouble et laisse déposer un fibrinogène et devient alors incoagulable.

Les sérosités hydro-phlegmasiques : liquides des épanchements pleuraux, par exemple, se troublent à peine à cette même température; ils ne renferment qu'une quantité très faible de la matière précipitable et, cependant, après cette action, ils deviennent également incoagulables.

Mais il y a plus; certaines sérosités non spontanément coagulables, mais donnant par addition de sérum du sang un caillot plus ou moins abondant, sont également sensibles à la température de 56-57°. A cette température, ils ne fournissent aucun précipité et après addition de sérum, ils restent incoagulables.

Enfin, la température de 56-57° empêche le sérum du sang de produire la coagulation des sérosités précédemment mentionnées, non spontanément coagulables. Cela est d'autant plus à remarquer que le ferment de la fibrine n'est pas neutralisé à cette température.

c) **Action de l'eau et des solutions salines.** — On a fait un grand nombre d'essais — on les poursuit encore de nos jours — pour étudier séparément le plasma sanguin et les éléments figurés qu'il tient en suspension.

Il nous paraît indispensable de résumer ces recherches, bien qu'elles ne soient pas toutes en rapport avec les propriétés des hématoblastes. Mais dans toutes les actions dont nous avons pour le moment à nous occuper, les rapports que les sérosités affectent avec ces éléments peuvent parfois ne pas être sensibles parce qu'indirects.

Le sang dilué conserve la propriété de se coaguler tant que la quantité d'eau ajoutée ne dépasse pas une certaine proportion. Une faible dilution paraît faciliter plutôt qu'entraver la coagulation du sang. Cependant, l'addition d'eau glacée au sang agit par sa température en en maintenant la liquidité et semble même diminuer par la même raison l'action délétère de l'eau sur les éléments anatomiques. A. Schmidt s'est servi de ces propriétés dans les expériences qu'il a poursuivies sur la séparation du plasma des éléments anatomiques.

— La coagulation étant l'obstacle le plus sérieux à l'étude chimique du plasma, on s'est efforcé de trouver des agents capables de s'opposer à ce phénomène.

Ces agents sont les plus intéressants de tous ceux qui peuvent servir à l'étude chimique du sang. C'est à Denis qu'on doit les premières recherches sur ce point. Depuis les travaux de cet observateur, on sait que l'addition de sels neutres au sang, faite dans une certaine proportion, en maintient la liquidité, et il existe dans la science une méthode d'analyse qui pourrait être appelée « méthode de séparation du plasma par action des sels neutres ». Le procédé permet de faire des décantations ou des filtrations.

On a utilisé tour à tour le sulfate de soude, 1 volume de solution saturée pour 6 volumes de sang (Denis); le dihydrophosphate de soude à 4 p. 100 : 2 volumes pour 1 volume de sang (Masia); une partie de solution saturée de sulfate de magnésie pour 3 parties de sang (A. Schmidt); le chlorure de sodium en quantité telle que sa proportion s'élève dans le sang à 4 p. 100 (A. Gautier).

Pour faciliter l'action de ces sels, on s'aide des effets produits par l'abaissement de la température, et on opère de manière à ce que celle des mélanges ne monte pas au-dessus de 4°.

On peut ainsi obtenir un plasma plus ou moins complètement dépourvu d'éléments anatomiques et rendu presque absolument incoagulable. Il suffit alors de le priver d'une partie de ses sels par la dyalyse ou plus simplement de diminuer la proportion relative des mêmes sels par addition d'eau pour que le plasma se coagule spontanément.

Cependant, A. Schmidt a tiré de l'emploi du sulfate de magnésium un procédé permettant d'obtenir un plasma qui serait incoagulable sans l'intervention du principe auquel il a donné le nom de ferment de la fibrine. Cela pourrait faire croire que ce sel, ajouté en une certaine proportion, est capable d'empêcher le passage dans le plasma de matières provenant des éléments figurés. Un tel résultat nous paraît bien douteux, car nous ne connaissons pas de solution saline pouvant, même aidée du froid, empêcher toute altération des hématoblastes. Il serait bon de reprendre les expériences d'A. Schmidt en s'aidant d'examens microscopiques (1).

---

(1) Dans ces dernières années on a fait un grand nombre d'expériences nouvelles dont il sera donné un court résumé dans les annotations.

d) **Effets des substances inhibitrices.** — Les faits expérimentaux qui offrent le plus d'intérêt sont ceux qui concernent les *injections* de peptone et des autres solutions capables de produire une diminution plus ou moins considérable de la coagulabilité.

Suivant P. Albertoni, l'injection, dans les veines d'un animal, d'une solution glycérinée de *pancréatine* entraîne l'incoagulabilité du sang. Lorsqu'on a eu soin, après l'injection, d'isoler une veine entre deux ligatures, le sang qu'on en retire ne se coagule que tardivement ou reste même indéfiniment liquide.

On obtiendrait un résultat semblable en mélangeant une solution glycérinée de pancréatine avec le sang tiré d'une des veines de l'animal. Une solution de pepsine partagerait sous ce rapport les propriétés de la solution de pancréatine (1).

Nous n'avons pas vérifié ces assertions qui ne nous paraissent pas pouvoir éclaircir les problèmes dont nous nous occupons.

— En 1880, Schmidt-Mülheim a reconnu qu'une solution de *peptone* injectée dans le sang et contenant de 0 gr. 3 à 0,6 de matière par kilogramme d'animal enraye la coagulation du sang pendant un certain temps (2). Fano et Afanassiew ont confirmé le fait. Ce dernier observateur a pu obtenir *in vitro* un mélange de sang et de peptone salée incoagulable en recueillant directement le sang des artères ou des veines à l'abri de l'air dans une solution de peptone d'une certaine concentration et maintenue à une température de + 40°. Il s'est servi de la peptone Hottot-Boudault débarrassée de son acide chlorhydrique par dialyse et dissoute dans une solution saline, dans la proportion de 1,125 à 1,5 de peptone p. 100 (3).

L'action anti-coagulatrice de la peptone est extrêmement remarquable; elle se produit instantanément, malgré la destruction de la peptone dans le sang.

— B. Haycraft a découvert un autre moyen de rendre le sang incoagulable.

On sait que le sang rejeté par les sangsues reste fluide. Ce fait l'a

---

(1) C. Albertoni. Ueber die Wirkung des Pepsins auf das lebende Blut. (Centralbl. f. die med. Wissensch., n° 36, S. 641, 1878).

(2) Schmidt-Muelheim. Beitraege zur Kenntniss des Peptons u. seiner Physiol. (Arch. f. Anat. u. Phys. phys. Abth. S. 33-56, 1880).

(3) Fano. Das Verhalten des Peptons u. Tryptons gegen Blut u. Lymphe. (Arch. f. Anat. u. Phys. phys. Abth. S. 277, 1881). Beitraege zur Kentniss f. der Blutgerinnung. (Centralb. f. die med. Wissensch. S. 210, 1882). — Afanassiew. Sur une nouvelle méthode de transfusion du sang. (Sang soumis préalablement à l'action de la peptone. (*C.R. de l'Acad. des Sciences,* t. XCVIII, p. 1349, 1884).

conduit à supposer l'existence, dans le liquide buccal de la sangsue officinale, d'un principe anti-coagulateur. Pour le préparer, il coupe le tiers antérieur du corps de l'animal, le fait digérer dans l'alcool absolu pendant 12 heures, puis en prépare un extrait avec une solution saline à 0,75 p. 100. Deux gouttes de cet extrait projetées dans un verre de montre rempli de sang empêchent la coagulation.

Lorsqu'on injecte dans les veines d'un chien ou d'un lapin l'extrait préparé avec 3 ou 4 sangsues, on ne détermine pas de troubles généraux bien appréciables, mais on constate que le sang est devenu incoagulable (1).

Il était important d'examiner la manière d'agir des injections anticoagulatrices sur les éléments du sang. Nous avons opéré avec la peptone. On observe une modification sensible des hématoblastes. En examinant dans la cellule à rigole du sang d'animal injecté avec une solution de peptone, on voit que quelques hématoblastes sont restés presque absolument intacts, mais que la plupart sont réunis en amas formés d'éléments épineux ou vésiculeux conservant l'apparence corpusculaire pendant longtemps et parfois pendant plusieurs heures. Ces amas finissent, cependant, par se couvrir, au bout d'un certain temps, de filaments fibrineux. Il est facile de voir qu'un grand nombre de globules blancs font corps avec ces petites précipitations hématoblastiques, de sorte que les globules blancs isolés sont rares.

On remarque, de plus, que les globules rouges eux-mêmes paraissent modifiés par la peptonisation du sang; ils s'empilent moins régulièrement et deviennent plus facilement épineux.

Les injections de peptone fixent donc les hématoblastes d'une manière incomplète en les précipitant sous forme d'amas qui s'altèrent peu et seulement avec lenteur. C'est encore un exemple de parallélisme entre la conservation, même imparfaite, des hématoblastes et la diminution notable de la coagulabilité.

e) **Influence du vase, du mouvement, etc.** — Nous savons qu'il existe deux sortes de coagulation du sang hors du corps : la coagulation en masse, se faisant au repos dans un récipient, la coagulation par défibrination ou battage.

---

(1) John B. Haykraft. Leech Secretion in blood for transfusion. (Birmingham Med. Review, mai 1885). — Ueber die Einwirkung eines Secretes des offi. Blutegels auf die Gerinnbarkeit des Blutes. (Arch. f. exper. Path. u. Pharmac., Bd. XVIII, Heft 3 et 4, S. 209).

Ce dernier genre de précipitation de la fibrine fait intervenir des facteurs multiples : le mouvement, le contact du sang avec l'air extérieur, le contact avec le corps étranger servant au battage. C'est ce dernier facteur qui paraît être de beaucoup le plus actif. Le mouvement n'intervient que pour multiplier les points de contact du corps étranger avec le sang et ses éléments anatomiques, et ainsi se trouve accéléré le processus.

Au repos dans un vase, la coagulation commence toujours au niveau de la partie directement en rapport avec la paroi du vase et envahit plus tard seulement la surface libre, puis le centre.

Il nous paraît difficile de ne pas admettre que l'adhérence des hématoblastes aux corps étrangers n'intervient pas ici activement dans la marche de la coagulation (voir ci-dessus, p. 54).

Voici une découverte de Freund (1) qui nous servira de preuve. Cet observateur a fait voir qu'en empêchant le contact du sang à sa sortie des vaisseaux à l'aide d'un corps gras, la vaseline, notamment, la coagulation est entravée ou même empêchée.

Barrier a bien voulu répéter pour nous quelques-unes des expériences de cet auteur, en se servant du sang du cheval.

Voici comment il a opéré.

On a choisi comme récipient un tube à essai bien propre, rodé à son ouverture et enduit de vaseline pure. Le sang a été recueilli au moyen d'une ponction faite à la jugulaire mise à nu, avec un trocart métallique très propre.

Le tube à essai bien rempli de sang a été aussitôt recouvert avec une lamelle de verre vaselinée. On l'a conservé à la température du laboratoire à côté d'un échantillon témoin recueilli dans un tube analogue, mais non vaseliné.

Trois expériences faites dans ces conditions ont montré que l'enduit de vaseline n'empêche pas la coagulation; il la retarde seulement de 1 heure à 1 h. 30.

Actuellement, on se sert de récipient paraffiné et l'on a soin de paraffiner également la canule (voir : Technique, p. 33).

Il faudrait, si l'on voulait opérer sur l'homme, un trocart d'un assez gros calibre, ce qui ne serait pas souvent praticable.

L'action de contact exercée par les corps étrangers se fait sentir particulièrement sur le sang complet; elle est sensible cependant

---

(1) FREUND. Zur Kenntniss der Blutgerinnung. (Wiener mediz. Blaetter S. 296, 1886).

aussi, mais à un moindre degré, sur les sérosités coagulables, notamment sur la lymphe pure et citrine renfermant à peine quelques globules blancs.

f) **Coagulabilité du sang au niveau d'une plaie.** — Quand on blesse un animal, si l'écoulement du sang s'arrête facilement, on dit que le sang est très coagulable. Qu'au contraire la blessure (n'intéressant que les capillaires) soit la source d'une hémorragie de longue durée, difficile à arrêter, le sang est déclaré peu coagulable.

On voit donc que le terme de coagulabilité (*in vitro*) s'applique à deux notions distinctes : la rapidité plus ou moins grande de la coagulation dans un vase, qui vient d'être examinée; la rapidité plus ou moins grande de l'arrêt du sang dans une plaie.

L'étude de ce second genre de coagulabilité est complexe et nécessiterait, pour être comprise, celle de la formation des coagulations dans le torrent circulatoire. Nous aurons donc à y revenir.

B. PARTICIPATION DES HÉMATOBLASTES A LA FORMATION ET A LA RÉGÉNÉRATION DU SANG

Le sang est en voie de réparation continue. Le processus marchant avec lenteur dans les conditions les plus normales, les agents de cette rénovation ne sont pas très apparents. Mais, dès que la masse du sang subit une perte plus ou moins grande, il devient facile de voir quels sont les éléments qui sont déficients et quels sont ceux qui les remplacent.

Nous avons fait un nombre élevé de travaux pour démontrer que la rénovation sanguine chez l'adulte s'effectue par la multiplication des hématoblastes et la transformation des éléments de nouvelle formation en globules rouges parachevés. Et nous avons démontré que ce mode de production des hématies par les hématoblastes a lieu à l'état adulte de la même manière chez tous les vertébrés.

Les principales preuves de ce processus sont fournies par l'étude des pertes de sang. Nous allons en donner un court résumé (VIII ; XII ; XXX).

I. — Étude des pertes de sang chez le chien.

Lorsqu'on fait subir à un animal supérieur, tel que le chien, une perte de sang, on suscite un effort de réparation dont les effets se font sentir immédiatement.

Si l'hémorragie est abondante, la constitution du sang se modifie pendant le cours même de la perte et, dans tous les cas, la diminution de la pression sanguine appelle immédiatement à l'intérieur des vaisseaux rouges les sérosités dont le système lymphatique et les tissus peuvent disposer.

Le premier effet d'une saignée se traduit donc par la dilution du sang restant, et, comme la reconstitution de la masse totale du sang ne peut être achevée qu'au bout d'un certain temps, cette dilution se poursuit pendant un nombre de jours qui varie nécessairement avec l'importance de la perte.

Pour estimer cette dilution du sang, c'est-à-dire cette transformation de l'anémie absolue (*ad vacuum*) en hydrémie (ou aglobulie), nous n'avons guère qu'un procédé pratique, c'est la numération des éléments du sang, complétée par le dosage de l'hémoglobine.

Ce procédé montre que, pendant les heures qui suivent une hémorragie, le nombre des globules rouges diminue d'une manière progressive pour atteindre un certain minimum et se relever bientôt. Ce minimum s'observe au bout d'un à sept jours suivant l'abondance de la perte. Il ne coïncide pas avec l'achèvement de la reconstitution de la masse totale du sang; il marque le moment où la production de nouveaux éléments colorés commence à contrebalancer l'effet de l'augmentation du plasma. L'effort de réparation du sang suscite effectivement l'apparition très rapide de nouveaux éléments qui bientôt vont remplacer ceux qui ont été perdus.

On se trouve donc dans des conditions favorables pour porter un jugement sur la nature des éléments formateurs des globules rouges.

Or, que se passe-t-il dans ces conditions ?

Constamment, au début de la période de réparation, la proportion des hématoblastes augmente d'une manière considérable. En quelques heures, ces éléments, dont le nombre s'était d'abord abaissé sous l'influence de l'hémorragie, deviennent 2 à 3 fois plus nombreux. Mais bientôt, après avoir atteint un maximum, leur proportion descend progressivement à la normale.

Il s'agit d'un phénomène brusque, en général d'une grande intensité, d'une durée éphémère.

Pour en saisir la signification, il faut examiner les tracés de quelques-unes de nos expériences et comparer les courbes des hématoblastes à celle des hématies H et N.

EXPÉR. XXXIII. (Voir Leçons sur les modifications du sang, etc. XII). Chien mouton de moyenne taille, bien portant, n'ayant encore subi aucune opération. Poids : 12 k. 500.

Saignée par la fémorale de 365 gr. (1/34,2 du poids du corps), le 14 oct. 1880.

Les résultats des examens du sang sont représentés dans le graphique de la figure 17.

Le premier chiffre de la courbe N (6.513.000) se rapporte au sang de l'oreille avant la saignée ; le second (6.150.500) au sang de la crurale à la fin de la

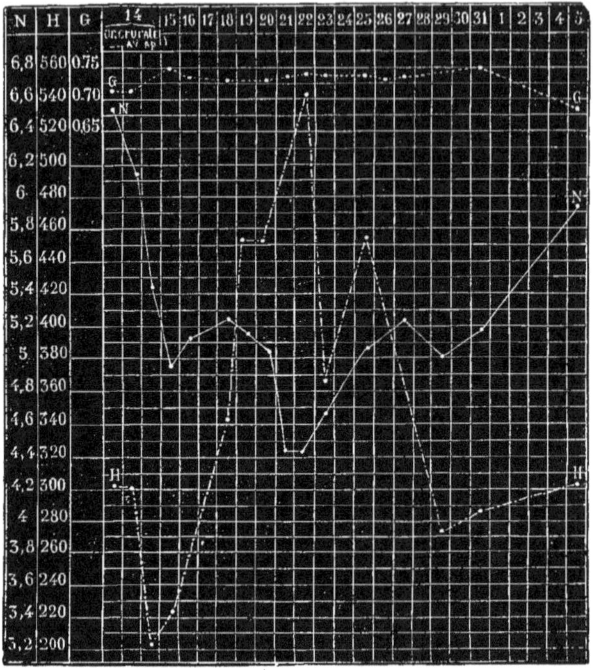

Fɪɢ. 17.

G, courbe de la valeur individuelle des globules, le globule humain étant pris comme étalon et considéré comme égal à 1 ; N, courbe du nombre des globules rouges ; H, courbe du nombre des hématoblastes. Les chiffres de la colonne N représentent des millions ; ceux de la colonne H des milliers.

saignée ; le troisième (5.465.000) au sang de l'oreille une heure environ après la saignée. A partir de ce moment tous les examens ont été pratiqués à l'aide du sang de l'oreille.

La courbe des hématoblastes H présente trois parties principales: une ligne de descente qui suit celle des globules rouges, puis une ligne ascendante qui, en général, précède et annonce la multiplication des globules rouges, enfin une ligne de descente plus ou moins irrégulière qui correspond au retour progressif à l'état normal.

Quand, au lieu de pratiquer une saignée unique, on fait subir à l'animal des hémorragies multiples, mais coup sur coup, ces opérations déterminent à peu près le même résultat qu'une saignée unique très forte.

Dans ce cas encore, les fluctuations des hématoblastes suivent la même marche. Le tracé (fig. 18) qui correspond à une expérience de ce genre reproduit d'une manière frappante les trois phases d'évolution du phénomène. (Voir p. 73).

Exp. XXXVI (Bibliogr. **XII**).
Griffon du poids de 15 k. 500. Le 3 nov. 1880, saignée de 250 cent. cubes ; le 4, saignée de 225 cent. cubes ; le 5, saignée de 250 cent. cubes ; le 9, saignée de 140 cent. cubes, ce qui représente une perte de 1.075 cent. cubes ou d'environ le quart du poids du corps en 6 jours.

En examinant la courbe H, on voit que la période de descente des hématoblastes n'est pas très accusée; elle atteint son point le plus bas avant que les globules rouges soient tombés à leur minimum.

Chaque nouvelle perte de sang fait d'ailleurs diminuer d'une manière plus ou moins sensible le nombre des hématoblastes.

L'ascension de la courbe commence avant que le nombre des hématies ait augmenté. Bientôt le chiffre des hématoblastes devient considérable; le tracé présente une élévation subite et atteint un maximum qui représente près de trois fois plus d'éléments qu'à l'état normal.

A peine le chiffre des hématoblastes a-t-il atteint son maximum qu'il ne tarde pas à fléchir, et, pendant la troisième période du phénomène, le nombre de ces éléments redevient progressivement normal.

— On voit, en définitive, qu'il s'agit d'une production extrêmement active d'hématoblastes, d'une véritable accumulation de ces éléments au début de la période de réparation des globules rouges.

Ce phénomène auquel nous avons donné de nom de *crise hématoblastique* ou *hématique* se montre d'une manière constante au début de toutes les réparations sanguines, quelle qu'en soit la cause. Nous le retrouverons dans les cas pathologiques avec les mêmes caractères.

L'augmentation dans le nombre des hématoblastes a d'autant plus de signification qu'elle s'accentue à un moment où le sang est loin d'avoir atteint son maximum de dilution. Le point le plus élevé de la courbe, le sommet de la poussée hématoblastique marque le moment où la production des nouveaux éléments acquiert sa plus grande activité. La ligne ascensionnelle est remarquable par sa brusquerie et justifie ainsi l'appellation de crise, qui représente en somme le début de la suractivité imprimée tout à coup au processus de sanguification.

Quant à la ligne de descente, elle est traînante et le même fait se retrouve dans toutes les observations analogues. Le retour à l'état normal est d'autant plus lent que l'hémorragie a été plus abondante.

Ces considérations sur les variations du nombre absolu des hématoblastes sont déjà très instructives. Mais, pour arriver à une interprétation exacte de ces faits, il faut comparer les modifications quantitatives des hématoblastes à celles des hématies.

Un quatrième tracé R' exprime le rapport entre les hématies et les hématoblastes, soit N/H. Ce tracé permet de faire des remarques complémentaires sur la crise hématique.

A l'état normal, le rapport entre les rouges et les hématoblastes est de 20, chez le chien comme chez l'homme.

La saignée trouble immédiatement ce rapport : le nombre des globules rouges diminue immédiatement dans une proportion plus grande que celui des hématoblastes; il s'ensuit que, pendant la période d'abaissement globulaire, bien que le chiffre absolu des hématoblastes diminue, le rapport R' indique une augmentation relative de ces éléments. La crise hématique se trouve donc préparée de longue main. Son début est marqué par un défaut de proportionnalité entre les globules rouges et les hématoblastes, défaut qui s'accentue progressivement et arrive au summum à peu près au moment où le chiffre absolu des hématoblastes est le plus élevé. La suractivité dans la formation des éléments du sang suit donc de près l'hémorragie; elle devient sensible dès la première perte de sang lorsqu'on pratique, comme le montre la figure 18, des saignées multiples coup sur coup.

Ce fait capital prouve la rapidité avec laquelle les phénomènes d'évolution sont suscités dans le sang par les hémorragies.

— Maintenant que nous savons que la réparation sanguine débute par une active production d'hématoblastes, il nous reste à montrer que ces éléments sont destinés à former des hématies. Nous allons le prouver en examinant la crise à un second point de vue, celui des modifications qualitatives des éléments du sang

Pendant la période d'abaissement du chiffre des hématies qui suit toute hémorragie, les globules rouges conservent leurs caractères normaux. Mais dès que le nombre de ces éléments s'élève, la proportion des globules nains et des petits globules augmente. Les nouveaux globules formés sont plus petits que les adultes, si bien que, lors

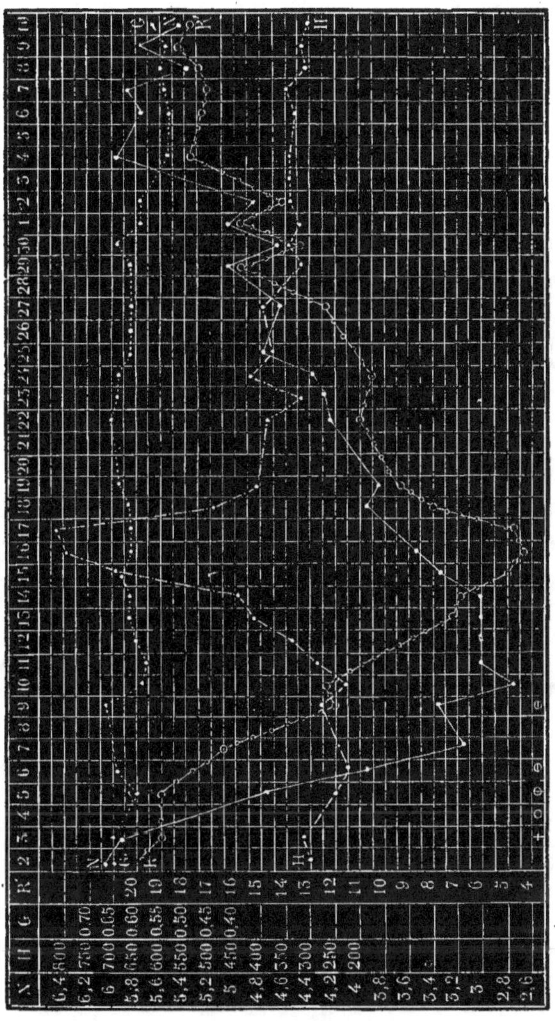

Fig. 18. — Les signes gravés sur le bois indiquent les jours des saignées. La lettre R' désigne le rapport entre les globules rouges et les hématoblastes N/H.

même que la quantité d'hémoglobine contenue dans les hématies reste proportionnelle au volume des éléments, la valeur individuelle des globules s'abaisse.

Chez les chiens bien portants, le pouvoir de sanguification est tel qu'une saignée, même forte, est facilement réparée. Il faut une série de saignées, comme dans une des précédentes expériences, pour que les globules rouges éprouvent une certaine difficulté à se perfectionner. Ils restent moins riches en hémoglobine, moins réguliers que les globules normaux et s'ils parviennent à augmenter de volume, ils se distinguent des hématies normales par leur pâleur et souvent par l'irrégularité de leur forme.

La valeur individuelle des globules (en hémoglobine) est alors sen-

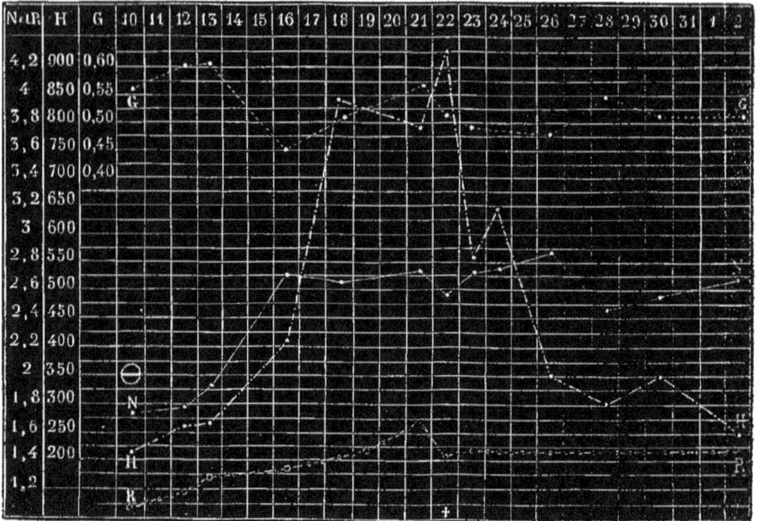

Fig. 19. — Le 10 juillet, commencement de la réparation du sang.

siblement abaissée, tant à cause de la diminution du diamètre moyen des éléments que de la pauvreté de ces nouveaux globules en matière colorante.

En même temps les hématoblastes présentent des modifications de diamètre; les formes de grande taille se multiplient et il devient facile à un moment donné de la réparation sanguine, d'observer tous les intermédiaires entre l'hématoblaste le plus petit, le plus délicat et le plus incolore et le globule rouge adulte en passant par le globule nain.

II. — Pertes de sang chez l'homme.

Les faits se passent chez l'homme de la même manière que chez le chien.

L'hémorragie cataméniale, malgré sa faible abondance relative, est suffisante pour qu'on puisse se rendre compte du mode de rénovation du sang.

Des études, dont les premières remontent déjà à 1877, nous ont fait voir comment le processus évolue. Nous avons été aidé dans notre travail par deux de nos élèves, Dupérié et Cadet.

Dès le second jour de l'écoulement menstruel, le nombre des hématoblastes s'accroît d'une manière sensible et cette augmentation se maintient jusqu'à la cessation de l'écoulement. A ce moment, la proportion de ces éléments redevient normale. Parallèlement à l'accroissement du nombre des hématoblastes, l'on voit apparaître une certaine quantité de globules nains, et dès le lendemain le chiffre des globules rouges augmente.

Ce processus se poursuit jusqu'à la fin de l'écoulement et, assez rapidement, le chiffre des hématies arrive à la normale.

Comme l'augmentation du nombre des globules rouges tient surtout à l'accumulation de globules nains dans le sang, il s'ensuit que la valeur individuelle du globule rouge s'abaisse d'une manière sensible et constante pour revenir bientôt à son taux normal après la période menstruelle.

On voit que l'hémorragie cataméniale étant une perte lente, modérée et progressive, se répare au fur et à mesure qu'elle s'accomplit.

Les hémorragies permettent de constater avec plus d'évidence encore le processus de réparation.

Les courbes 19 et 20 se rapportant à des cas de métrorragie d'abondance variable montrent nettement la poussée hématoblastique qui se produit après les pertes de sang.

Obs. I. — *Métrorragie abondante. — Anémie consécutive. — Crise hématoblastique.* (Fig. 19).
C. L. 24 ans. Pas d'antécédents morbides. Après son mariage qui eut lieu il y a 4 ans, elle resta 3 mois sans voir, puis eut une perte très abondante qui dura sept semaines. Depuis lors, menstruation très irrégulière avec caillots, mais sans douleurs et état anémique croissant. Cinq semaines avant son entrée à l'hôpital, qui eut lieu le 18 juin 1879, commença la perte qui dure encore. Signes d'anémie très nette. Rien d'anormal au toucher. Traitement par l'ergotine, la glace, puis par le perchlorure de fer, enfin tamponnement le 4 juillet. Arrêt de l'hémorragie.
Du 4 juillet au 14 juillet l'écoulement continue, peu abondant. Le 14, cessation de toute perte. La malade se lève, retour lent des forces.
Le 21 juillet elle est prise d'amygdalite phlegmoneuse qui s'arrête spontanément le 25.

Bien que la courbe ait été, à la fin, compliquée d'un incident, on voit nettement l'augmentation considérable des hématoblastes se

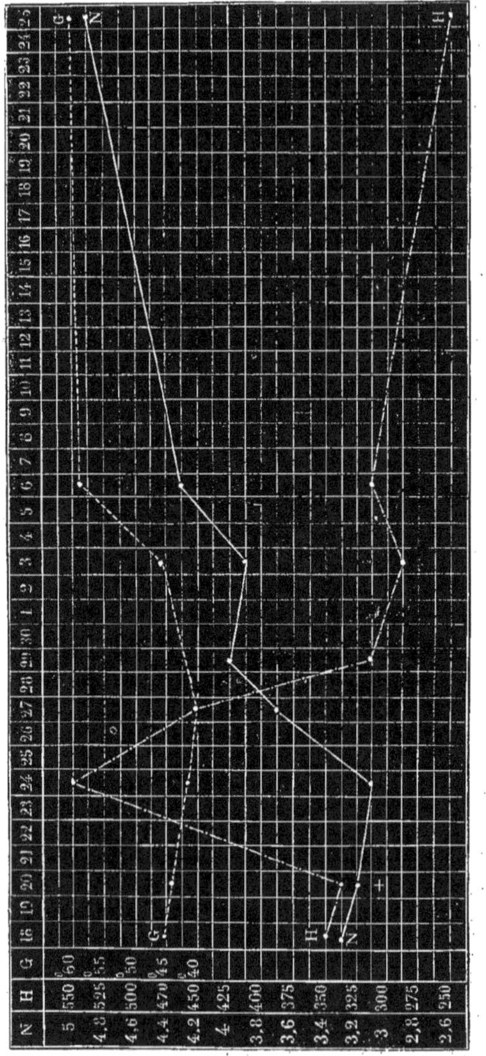

Fig. 20. — + fin de la perte de sang.

produisant au moment où commence la réparation sanguine.

La seconde observation est celle d'une malade ayant eu une perte moins abondante survenue dans le cours d'une métrite chronique (fig. 20).

Dans ces deux exemples de pertes de sang chez l'homme, l'examen du sang a fait voir — comme chez le chien saigné — des hématoblastes d'une phase évolutive avancée et des globules nains et petits.

Les hématoblastes sur le point de former des hématies se reconnaissent aisément à leur résistance relative. Ils s'altèrent lentement et, lorsqu'ils font partie d'un amas, on les distingue encore longtemps après que les hématoblastes ordinaires sont déjà confondus en une masse commune granuleuse.

On peut voir ainsi, dans le sang pur, au moment de la crise hématique, des amas d'hématoblastes parfois considérables.

Une préparation du réticulum faite au moment de cette crise, par lavage et coloration, représentée fig. 21, est facile à interpréter.

Inutile d'entrer dans une description détaillée. Pour voir, après les pertes de sang des lésions globulaires plus sensibles, il faut que ces pertes soient plus multipliées. Nous nous en occuperons à propos de la pathologie (étude des anémies).

III. — Pertes de sang chez la grenouille

Nous avons vu que les hématoblastes des amammaliens se comportent exactement comme ceux des mammaliens au point de vue de la coagulation. La réparation du sang se passe également de la même manière chez les premiers que chez les seconds. Cette identité est d'importance majeure et ne saurait être mise en doute après les nombreuses preuves que nous avons rassemblées depuis longtemps.

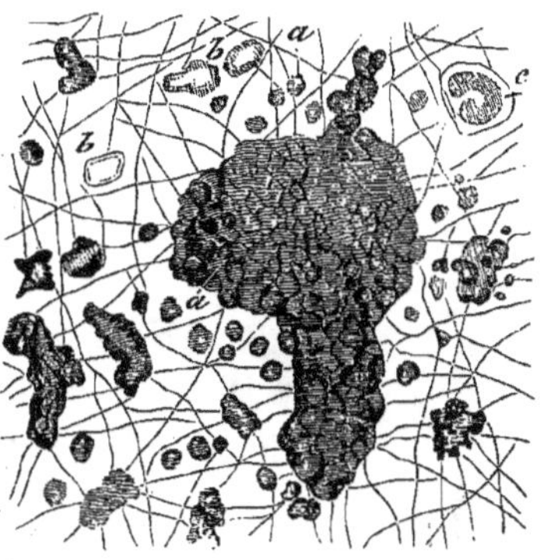

Fig. 21. — Préparation du réticulum le jour de la crise hématique (22 juillet ; obs. I).

a, amas d'hématoblastes ; *a'* hématoblastes isolés ; *b*, stromas de globules rouges ; *c*, globule blanc.

Pour étudier la réparation du sang des ovipares, la grenouille est bien choisie. On peut, à l'exemple de Vulpian, obtenir chez cet animal une forte perte de sang en pratiquant l'amputation de la cuisse à la partie supérieure.

Pour déterminer une anémie plus modérée, on désarticule la patte au niveau du genou ou bien on ampute immédiatement au-dessus de cette articulation. Il faut avoir soin dans tous les cas de conserver un manchon de peau assez long pour recouvrir la plaie après la section du membre et d'isoler l'animal opéré dans un bocal au fond duquel on laisse une petite couche d'eau fraîche, renouvelée deux fois par jour.

Dans les cas où l'hémorragie est peu abondante (section de la jambe), le sang est en pleine réparation au bout de trois semaines. Lorsque l'hémorragie est plus importante (section de la cuisse), il faut attendre quatre à cinq semaines avant de réexaminer utilement l'animal.

Au bout de ce laps de temps, on observe dans le sang pur les principaux faits suivants :

Outre les hématoblastes formant le noyau des rosaces, on aperçoit des éléments voisins de ces rosaces et ayant perdu la propriété de concourir à la formation du réticulum. Ils restent fixes comme les hématies complètement développées et se présentent sous la forme de corpuscules homogènes, à peine colorés par une faible quantité d'hémoglobine. Ce sont, à n'en pas douter, des éléments intermédiaires, des hématoblastes en voie de transformation en globules rouges (fig. 22, b, b).

Les uns sont réguliers, arrondis ou ovalaires, ce sont les moins nombreux, surtout quand la réparation sanguine est encore peu avancée; les autres ont une forme pointue, variable, résultant évidemment de la déformation d'un type régulier par la production d'une pointe plus ou moins déliée à l'un des pôles ou aux deux. Quand les corpuscules renferment une quantité notable d'hémoglobine, le noyau est peu visible ou invisible. Dans la plupart des autres, la proportion d'hémoglobine est tellement faible que le noyau est parfaitement distinct. Il est plus volumineux et plus granuleux que dans les petits hématoblastes.

Certains corpuscules sont particulièrement intéressants parce qu'ils possèdent des caractères intermédiaires entre les hématoblastes et les éléments devenus fixes.

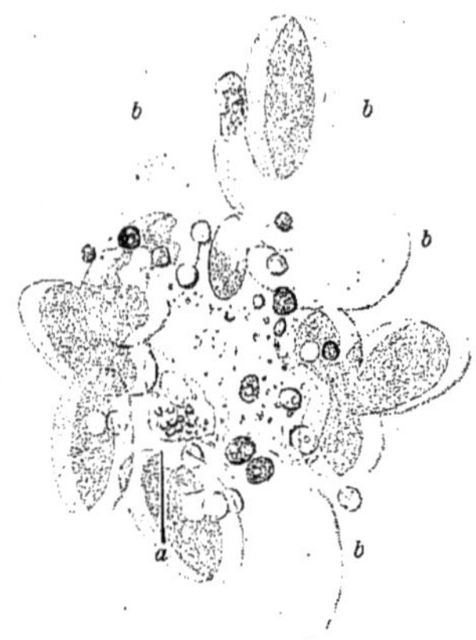

Fig. 22. — Sang pur de grenouille au moment de la réparation post-hémorragique.

Rosace vue plusieurs heures après la coagulation. Le centre de cette rosace est occupé par des hématoblastes très altérés et par un globule blanc a. Parmi les éléments qui la composent, on remarque de jeunes hématies intermédiaires entre les hématoblastes et les globules rouges complètement développés b,b.

Après être restés intacts dans le sang pur pendant un certain temps, ils s'altèrent à la façon des autres hématoblastes et, après la coagulation du sang, on les retrouve encore au niveau des carrefours sous la forme de corpuscules plus volumineux et plus nets que les hémaoblastes proprement dits.

Lorsque l'hémorragie a été excessivement abondante (amputation de la cuisse à sa partie supérieure), le sang présente, au bout de cinq à six semaines, les altérations de l'anémie intense. Il est peu abondant, pâle et rempli presque exclusivement de corpuscules analogues à ceux qui viennent d'être décrits, c'est-à-dire de globules rouges intermédiaires incomplètement développés; les hématies adultes à contenu hémoglobique à peu près normal y sont rares.

Dans les éléments imparfaits, on voit souvent encore, autour du noyau, des granulations brillantes ou vacuolaires que nous avons décrites avec les hématoblastes. Elles montrent bien la parenté de tous ces éléments.

Chez les grenouilles rendues anémiques, le nombre des globules blancs augmente pendant la période de suppuration ; plus tard, lorsque la plaie est cicatrisée, la proportion de ces éléments redevient normale.

Dans quelques expériences, la numération des éléments du sang a été faite au moment de la section du membre, puis, plusieurs semaines après, pendant la période de réparation.

Voici le résumé de trois expériences de ce genre :

I. — *Rana viridis* vigoureuse. Amputation de la jambe à la partie supérieure du mollet, 3 nov. 1877. Hémorragie assez abondante.

Nombre des hématies	373.500
Nombre des hématoblastes	6.494
Nombre des globules blancs	5.487

Le 8 décembre la plaie est cicatrisée. Sang pris dans le cœur.

Nombre des hématies	318.500
Nombre des corpuscules ne prenant pas part à la formation du réticulum	45.000
Nombre des hématoblastes	6.482
Nombre des globules blancs	3.144

On voit qu'en additionnant le nombre des globules de nouvelle formation avec celui des globules rouges, le sang s'est réparé d'une manière complète au bout de cinq semaines, au point de vue de la proportion des globules rouges d'âges divers. Il est rare qu'il en soit ainsi quand l'hémorragie a été plus copieuse.

II. — *Rana viridis* vigoureuse, capturée depuis peu de jours. Le 22 octobre 1877, section de la jambe dans le genou ; hémorragie assez abondante.

Nombre des hématies	326.812
Nombre des hématoblastes	7.471
Nombre des globules blancs	5.332

Le 30 novembre la plaie est complètement cicatrisée. Sang pris dans le cœur.

    Nombre des hématies 134.375
    Nombre des hématies jeunes ne participant pas à la
        formation de la fibrine 42.000
    Nombre des hématoblastes 1.350
    Nombre des globules blancs 4.750

III. — *Rana viridis* vigoureuse, prise depuis peu de temps. Le 11 octobre 1877, section de la cuisse à la partie inférieure. Hémorragie assez abondante.

    Nombre des hématies 437.750
    Nombre des hématoblastes 7.600
    Nombre des globules blancs 10.000

Le 23 novembre (au bout de 6 semaines) la plaie est presque complètement cicatrisée. Dans le sang du cœur examiné à l'état pur les hématoblastes peu nombreux forment de petits amas composés de 3, 4, 5 éléments ; les rosaces sont maigres et ne s'accentuent un peu qu'au moment de la rétraction du coagulum ; les corpuscules jeunes peu colorés sont très abondants.

    Nombre des hématies 118.675
    Nombre des hématies jeunes 31.000
    Nombre des hématoblastes 1.200
    Nombre des globules blancs 6.085

En somme, chez les grenouilles amputées et à jeun la réparation du sang marche lentement et s'effectue fort imparfaitement. Les animaux restent d'ailleurs pendant ce temps à jeun et dans de mauvaises conditions. Au bout de 3 à 6 semaines, la masse totale du sang est loin d'être reformée; elle est d'autant plus réduite que l'hémorragie a été plus abondante.

En outre, les hématies de nouvelle formation sont presque toutes incomplètement développées et surtout peu riches en hémoglobine.

— Les résultats de ces expériences sont d'une importance qui n'a pas été suffisamment remarquée. Il faut y insister.

Après l'hémorragie consécutive à l'amputation, il ne reste plus, dans le corps de la grenouille, qu'une faible quantité de sang. Pour se refaire, ce sang doit acquérir, outre le plasma, des éléments nouveaux. Laissons de côté les globules blancs dont le nombre augmente pendant quelque temps sous l'influence de la suppuration.

Le fait principal consiste dans l'apparition, au bout d'un certain temps, de globules rouges imparfaits, presque incolores. Dès ce moment, on peut constater, soit en examinant le sang pur, soit en employant divers réactifs. que ces corpuscules proviennent du développement progressif des hématoblastes.

Le sang contient, en effet, des éléments intermédiaires, reconnaissables à leur forme variable, souvent irrégulière, à leur noyau plus volumineux, à leur vulnérabilité qui leur permet, quand ils sont encore peu avancés dans leur développement, de concourir à la formation des carrefours du réticulum. Ce sont ces éléments qui deviendront plus tard, en se régularisant, en acquérant de l'hémoglobine et un noyau plus petit, plus condensé, des hématies proprement dites.

Dans les mauvaises conditions où se trouvent les grenouilles en expérience, un petit nombre seulement de ces éléments nouveaux arrivent à la perfection. D'où la persistance, même au bout de 5 à 6 semaines, d'un sang pâle, contenant presque uniquement des hématies imparfaites, à peine colorées et présentant ces caractères avec d'autant plus de netteté que l'hémorragie a été plus abondante.

Ces faits sont à ce point significatifs que, dès nos premières études, nous avons pu formuler la conclusion suivante :

Chez les grenouilles rendues anémiques par l'amputation d'un membre, les corpuscules rouges nouveaux qui concourent à la réparation plus ou moins complète du sang sont des hématoblastes d'une phase plus avancée de développement (III ; VIII).

IV. — Pertes de sang chez les oiseaux.

On observe exactement les mêmes faits chez les oiseaux soumis à des soustractions sanguines plus ou moins abondantes.

Nous avons fait choix du pigeon, et nos études ont été complétées par un de nos anciens élèves, Luzet, qui a fait dans notre laboratoire un excellent travail sur ce sujet (1).

La plus petite perte de sang est suivie chez le pigeon d'une poussée hématoblastique et de modifications évolutives des hématoblastes. Pour étudier ce point particulier, la coloration des préparations par le bleu de méthylène recommandée par Luzet révèle fort bien l'hémoglobine et les particularités structurales des noyaux (voir : Technique, p. 28).

Le processus passe par trois phases.

Dans la première, le noyau des hématoblastes se gonfle et montre des traînées de chromatine irrégulièrement disséminées, mais ayant souvent une tendance à prendre une disposition rayonnée ou réticulée.

La seconde phase est marquée par le développement du disque

---

(1) Ch. Luzet. Etude sur la régénération du sang après saignée chez les oiseaux. (*C.R. de la Soc. de Biologie*, 30 mai 1891 et *Arch. de Phys.* 1891, p. 455). — Voir aussi xl. On trouvera de bonnes figures dans ces deux ouvrages.

protoplasmique qui devient légèrement granuleux (poussiéreux), prend une forme variable, ovalaire ou arrondie et se colore en bleu. Pendant ce temps, le noyau, resté relativement volumineux et peu coloré, est plus clair que le disque et renferme encore des masses de chromatine irrégulièrement disséminées et tendant toujours à prendre une disposition réticulée.

Pendant la troisième phase, le disque grandit et se régularise, tandis que le noyau s'allonge et devient nettement réticulé. Alors apparaissent des éléments se rapprochant de plus en plus des adultes. Ce sont des éléments intermédiaires nettement caractérisés : le noyau est semblable à celui des globules rouges, mais plus volumineux et à mailles moins serrées; le disque dont la forme est encore variable, asesz souvent étirée, ne possède pas nettement les réactions tinctoriales de l'hémoglobine. Mais bientôt la coloration verdâtre apparaît et ainsi se trouvent complètement constituées des hématies de nouvelle formation.

Quand les pigeons sont soumis à des hémorragies multiples, ces derniers éléments sont prédominants, l'anémie est constituée et le sang présente les mêmes altérations globulaires que chez les grenouilles fortement saignées.

Quand l'anémie est très prononcée, on observe, chez tous les vertébrés, d'autres lésions sanguines qui seront signalées dans un chapitre spécial.

Ces faits suffisent pour mettre en évidence la régénération du sang par les hématoblastes et pour montrer que ce phénomène est le plus remarquable et le plus considérable de tous ceux qui suivent les pertes de sang.

Il est impossible d'en méconnaître la haute signification.

C. ORIGINE DES HÉMATOBLASTES

Les hématoblastes préformés se transforment en hématies et d'autres prennent naissance. D'où ces éléments proviennent-ils; comment sont-ils produits ?

La solution de cette question est restée incomplètement résolue et c'est là peut-être la principale des raisons qui ont empêché maints observateurs d'admettre la réalité de la formation hématoblastique du sang. Cependant, nous connaissons depuis longtemps déjà un des lieux de production des hématoblastes et des globules rouges. Ces éléments, nous allons le voir, apparaissent dans des conditions singulièrement particulières.

Formation du sang
dans les cellules vaso-formatives.

Chez le nouveau-né humain l'état du sang indique une active formation d'hématies. Cette époque de l'existence est marquée chez les vertébrés par un phénomène important qui consiste dans la production d'éléments sanguins de la série hémoglobique dans les vaisseaux en formation.

Le fait s'observe dans les membranes transparentes, mais peut aussi se produire dans d'autres parties de l'organisme.

Mammifère s— Ranvier a découvert ces néoformations dans l'épiploon du lapin et du chat nouveau-nés.

Au sein des taches laiteuses du grand épiploon des lapins d'une à six semaines, il a reconnu la présence, au milieu de globules blancs et de corpuscules de tissu conjonctif, d'éléments analogues à ceux qui ont été décrits par Wissozky dans les membranes de l'embryon des lapins.

Ces éléments, auxquels il a donné le nom de cellules vaso-formatives, sont destinés à produire sur place de nouveaux vaisseaux. Ils renferment dans leur protoplasma des globules rouges ordinaires, non nucléés, qui semblent y prendre naissance spontanément. Plus tard, ces vaisseaux, après avoir formé un réseau plus ou moins compliqué, s'abouchent avec les vaisseaux antérieurement développés pour compléter la vascularisation de la membrane. Ranvier a trouvé des éléments analogues plus simples et moins abondants dans l'épiploon du chat nouveau-né (1).

Des recherches poursuivies sur le chat, le cochon d'Inde et le lapin nous ont permis de reconnaître l'exactitude de la description de Ranvier et, en outre, de voir que, dans ces éléments, existent à côté des hématies de nombreux hématoblastes (VII ; XXX).

C'est chez le chat nouveau-né qu'on observe le plus facilement les formes simples des cellules vaso-formatives. Ces éléments sont peu nombreux, mais bien isolés et non masqués en partie, comme dans les taches laiteuses de l'épiploon du lapin, par des corpuscules conjonctifs et des globules blancs. Ils ressemblent à de grosses cellules lymphatiques, en général à un seul noyau, qui ne tardent pas

____

(1) RANVIER. Traité technique d'histologie, p. 628.

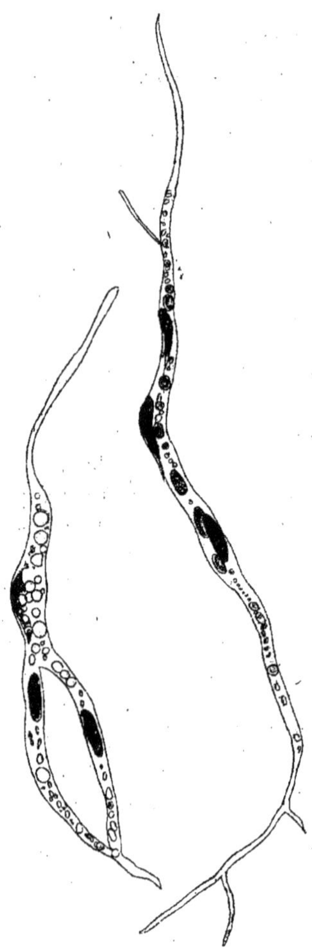

FIG. 23. — Cellules vaso-formatives de l'épiploon du chat
nouveau-né. Préparation colorée par l'hématoxyline et l'éosine. Les cellules renferment
des globules rouges et des hématoblastes.

à prendre la forme d'une massue ou d'un fuseau. Dans la partie renflée du protoplasma, on voit un certain nombre de globules rouges qui se groupent souvent dans un espace qui va devenir vasculaire.

Plus tard, ces cellules s'allongent pour prendre l'apparence d'un cylindre à branches multiples, appelé *réseau vaso-formatif* par Ranvier, réseau qui reste chez le chat plus simple et plus dégagé que chez le lapin.

Lorsqu'on suit la formation de ce réseau, on voit qu'il paraît constitué dans certains cas, non seulement par le développement de chaque cellule vaso-formative, mais aussi par la soudure latérale des pointes des cellules vaso formatives voisines, d'abord isolées.

On retrouve chez le cochon d'Inde le même mode d'accroissement, tandis que, d'après Ranvier, le réseau vaso-formatif provient du développement d'une cellule unique.

A la surface de ces réseaux sont appliqués quelques corpuscules de tissu conjonctif. Mais le fait le plus important consiste dans la présence de globules rouges déjà visibles dans la partie protoplasmique qui deviendra plus tard le canal vasculaire.

Ranvier a reconnu qu'il s'agit de globules rouges non nucléés, à côté desquels on n'observe jamais de globules blancs.

Schaefer a trouvé dans le tissu conjonctif sous-cutané de jeunes rats des cellules plus ou moins remplies de globules rouges. Ce mode de production du sang paraît donc très étendu. C'est bien une production intraprotoplasmique ; mais comment se produit-elle ? On ne sait. (1).

Nous avons poussé cette étude plus avant en faisant voir que le globule rouge n'apparaît pas d'emblée. On peut, en effet, constater dans le protoplasma des cellules vaso-formatives, à côté des globules rouges nettement hémoglobiques complètement développés, un certain nombre d'hématoblastes. Ces éléments sont même généralement plus nombreux que les globules rouges (fig. 23).

Pour se rendre compte de ce fait, on examine au microscope, dans du sérum iodé (dont on a laissé évaporer l'excès d'iode) ou dans du liquide A, un fragment d'épiploon excisé sur un chat nouveau-né vivant ou venant d'être sacrifié. On aperçoit dans les éléments vaso-formatifs, non seulement des globules rouges de diverses dimensions, mais également des corpuscules, d'aspect céroïde, plus volumineux et plus réfringents que les granulations protoplasmiques. Ces corpuscules ont exactement les mêmes caractères que les hématoblastes du sang général.

Dans les préparations faites à l'aide de la technique décrite p. 28, les hématoblastes prennent l'apparence de grains riziformes ou lenticulaires qui restent incolores ou prennent, par suite de notre mode de préparation, une teinte rouge-rubis, tandis que les granulations protoplasmiques prennent par l'hématoxyline une coloration violet pâle.

Oiseaux. — Il était d'un intérêt capital de voir si l'on retrouverait chez les amammaliens le même mode de formation du sang dans les cellules vaso-formatives. Nous n'avons pu accomplir ce travail qu'en 1915 (XLIV).

Il a donné un résultat satisfaisant en permettant d'observer dans les membranes vasculaires de jeunes oiseaux des faits absolument analogues à ceux qui viennent d'être mentionnés chez les mammaliens. Ce sont les poussins de 10 à 20 jours qui nous ont fourni les meilleures préparations.

Considérons la figure 24.

A est le premier stade de la cellule vaso-formative. C'est un élément très allongé, plein, très finement granuleux, terminé par 3 poin-

---

(1) Schaefer. Proceedings of the Royal Society, 1874, n° 151.

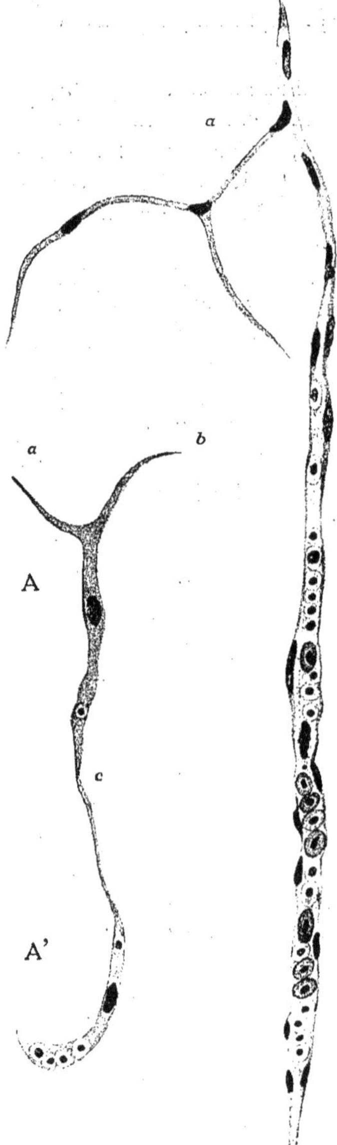

Fig. 24.

Cellules vaso-formatives
d'un jeune poulet.

les ; l'une d'elles *c* est continue avec l'élément A'. On voit déjà l'ébauche d'un réseau et il serait impossible de considérer de telles figures comme des tronçons de capillaires en régression. L'élément A renferme un noyau ovoïde et, assez loin du noyau, une petite cellule qui n'est autre qu'un hématoblaste en voie de développement ; la portion A' qui lui fait suite renferme un noyau un peu plus grand ; au-dessus du noyau, dans la partie la plus étroite du corps protoplasmique, se voit un hématoblaste, et de l'autre, dans la partie renflée, un groupe de 4 hématoblastes ; il n'y a pas encore de globules rouges. L'élément B représente une cellule vaso-formative de développement beaucoup plus avancé, en partie creusée en capillaire, renfermant des hématoblastes et des hématies ; la paroi est doublée dans la partie canalisée de quelques cellules plates conjonctives.

La pointe *b* est tournée vers un capillaire, mais n'est pas encore reliée avec lui ; la partie *a*, libre dans le tissu conjonctif, est plus jeune et offre la plus grande analogie avec la cellule A.

Les hématoblastes se présentent dans ces préparations sous l'aspect de cellules tout à fait incolores, renfermant un noyau très coloré, relativement assez gros. Ce ne sont pas des mononucléaires clairs, car lorsque les membranes n'ont pas été convenablement fixées, les éléments

comme A et A' ne présentent aucune cellule visible. D'ailleurs ils seraient trop nombreux pour être des globules blancs.

Dans la grande cellule vaso-formative B, on compte 19 hématoblastes contre 8 globules rouges. Tous ces éléments sont de taille
variable et semblent commencer par être petits comme celui de la
cellule A et grossir progressivement.

Les globules rouges sont aussi plus ou moins volumineux; ils
sont bien fixés et colorés franchement par l'éosine.

Enfin, dans les préparations de sang de poulet, faites de la même
manière que celles des membranes, les hématoblastes se présentent
aussi sous l'apparence d'éléments clairs, ne renfermant que quelques
grains brillants.

Ceux-ci disparaissent sans doute dans les cellules vaso-formatives
par suite des manipulations subies par les membranes.

— Ces faits établissent que la production des globules rouges
dans les cellules vaso-formatives se fait de la même manière dans
toute la série des vertébrés, ce qui démontre une fois de plus l'identité existant entre les hématoblastes d'apparence corpusculaire et les
hématoblastes de forme cellulaire à noyau visible.

On ne voit pas dans les noyaux des cellules vaso-formatives de
figures pouvant expliquer la naissance des éléments surgissant dans
le protoplasma. Il y a là un processus qui échappe, une création cellulaire qui ne correspond pas à des phénomènes connus. Mais l'étude
des cellules formatives des membranes vasculaires des jeunes animaux
permet de penser qu'une partie importante du sang de l'embryon se
forme en même temps que les vaisseaux, et l'on peut en induire que,
plus tard, après l'achèvement du développement des vaisseaux, ceux-
ci continuent peut-être à participer à la formation des éléments rouges
du sang.

— Depuis que nous avons signalé dans les éléments vaso-formatifs
des hématoblastes et des hématies (en 1878, pour les mammaliens,
en 1915 pour les oiseaux), aucun observateur, ce nous semble, n'a
vérifié le fait ni tenté de se rendre compte du mode de formation
intraprotoplasmique des hématoblastes. Il y a là un problème que
nous n'avons pu résoudre et dont l'étude serait probablement plus
facile chez les amammaliens que chez les mammaliens. On comprend
l'intérêt considérable qu'il présente tant au point de vue du mode
de formation des corpuscules colorés du sang que de l'anatomie
générale, ces corpuscules paraissant échapper dans les cellules vaso-

formatives aux procédés connus de la formation d'éléments anatomiques. (VII et XLIV).

D. TABLEAU DES PREUVES DE L'IDENTITÉ DES DEUX VARIÉTÉS D'HÉMATOBLASTES

Que les hématoblastes soient corpusculaires comme chez les mammaliens, ou cellulaires à noyau comme chez les amammaliens, l'anatomie et la physiologie générales prouvent qu'il s'agit d'un seul et même élément morphologique, ayant comme caractères communs :

1° *La préexistence dans le sang circulant* dans la couche des globules rouges ;

2° *L'altérabilité* dès la sortie des vaisseaux d'où résultent *l'agglutination* entre eux et *l'adhérence* aux corps étrangers, les *déformations* et la *dissolution partielle* ; la *nécessité* pour en observer les caractères anatomiques *d'une fixation* instantanée dès l'issue des vaisseaux ;

3° La *participation* des éléments à la formation *du réticulum fibrineux* dont la partie non solubilisée forme les point nodaux ;

4° Le *parallélisme* entre la *marche de la coagulation* et *l'altération des éléments : effet inhibiteur des températures basses* sur l'évolution régressive des hématoblastes pendant la coagulation du sang en même temps que retard du phénomène ; extraction par le *battage* du sang des hématoblastes comme premier acte de la défibrination (conséquence de l'adhérence aux corps étrangers) ;

5° La *participation à la constitution du sang* beaucoup plus grande que celle des globules blancs ;

6° La production d'une *crise hématique*, consistant en une accumulation rapide et considérable d'hématoblastes dans toutes les conditions où le sang se régénère et transformation de ces éléments en globules rouges d'abord petits et irréguliers, puis plus grands et plus normaux ;

7° La *formation intraprotoplasmique* dans les cellules vaso-formatives *d'hématoblastes, puis d'hématies.*

Il n'y a pas beaucoup de faits d'ordre anatomo-physiologique qui puissent être étayés sur un tel faisceau de preuves.

E. FORMATION ET RÉGÉNÉRATION DU SANG
PAR LES ORGANES HÉMOPOIÉTIQUES

La formation des éléments colorés du sang par les hématoblastes dont nous avons donné tant de preuves depuis 1878 et qui sera encore étayée par les faits pathologiques relatifs aux anémies, est restée, malgré nos travaux, une notion contestée.

Pendant la vie embryonnaire et fœtale un certain nombre d'organes dits hémopoiétiques concourent à la production des cellules rouges. Après la naissance, la plupart de ces organes ont cessé leur fonction de sanguification. On ne trouve de foyers de formation de cellules rouges que dans la moelle des os et peut-être aussi dans la rate, au moins dans certaines conditions. Cette donnée anatomique a suffi à la grande majorité des auteurs contemporains pour leur faire admettre que, depuis la naissance jusqu'à la limite extrême de l'existence, la moelle des os est l'organe de l'entretien et de la régénération du sang.

Nous allons présenter un court résumé de cette doctrine. On nous permettra d'en faire ensuite la critique.

Sans entrer dans l'exposé de la question fort complexe et controversée de la formation du sang en général, il nous faut lui réserver un coup d'œil avant de décrire la fonction de la moelle des os. (Voir XXX).

On reconnaît dans la formation du sang trois périodes : la première embryonnaire ; la deuxième embryonnaire et fœtale jusqu'à la naissance ; la troisième adulte ou plus exactement extra-utérine.

Pour ne pas compliquer notre exposé, nous négligerons à peu près complètement une partie de la question, celle qui ressortit à la formation des globules blancs.

1° **Période embryonnaire.** — Les premiers éléments du sang apparaissent dans *l'aire vasculaire* du blastoderme. (Quelques auteurs ont dit dans l'ectoderme.).

Pour en avoir une idée, on prend souvent comme exemple le poulet.

En examinant de face le blastoderme, on voit que dès la 20ᵉ heure d'incubation, la région qui correspond à l'aire opaque et à la portion externe de l'aire transparente, et qui désormais formera *l'aire vasculaire*, a pris un aspect particulier en raison de la présence de nombreuses taches de forme irrégulière, bientôt unies en un réseau de cordons. Ces taches sont les îlots de Wolff ou de Pander. On les nomme aussi *îles de sang.*

Les premiers vaisseaux sont d'abord pleins, puis ils se creusent irrégulièrement d'une lumière longtemps encore encombrée par de nombreuses cellules sanguines, tandis que leurs parois se délimitent de plus en plus nettement.

Les cellules sanguines primitives portent, depuis Lôwit, le nom d'*érythroblastes* ; elles sont destinées en se chargeant d'hémoglobine à se transformer en *érythrocytes.* (Toutes les cellules d'abord homogènes ayant cette destination sont des érythroblastes. C'est un nom générique).

Les premiers érythroblastes se divisent activement et se transforment en érythrocytes. Des cellules migratrices, venues plus tard du mésenchyme, où les vaisseaux sont plongés, pénètrent dans ceux-ci et constituent les premiers leucocytes.

L'aire vasculaire se développe et fonctionne comme organe hémopoiétique jusqu'à la deuxième période.

On voit que les premiers vaisseaux et les premiers éléments du sang se forment ensemble. C'est là une remarque importante qu'il ne faut pas perdre de vue.

2° Période embryonnaire et fœtale. — Au point de vue hématologique, il est impossible de trouver une ligne de démarcation entre l'embryon et le fœtus.

Chez les mammaliens, le sang de l'embryon est d'abord unicellulaire et constitué par des cellules rouges ou érythrocytes qui s'y multiplient, puis, à une époque non précisée, se passe un fait important consistant en l'apparition à côté des éléments nucléés de globules rouges anucléés, et, à partir de ce moment, existent des hématoblastes. C'est ainsi que se caractérise la deuxième période dite embryonnaire et fœtale.

Les auteurs ont bien reconnu l'apparition des cellules anucléées, mais non celle des hématoblastes. Ces cellules sont la conséquence du développement des vaisseaux dans le tissu conjonctif et dans les membranes.

Plus tard, les organes hémopoiétiques apparaissent à un moment qui n'est pas, non plus, nettement déterminé, et ils concourront jusqu'à une certaine époque, différente pour chacun d'eux, à la formation du sang.

Et, tout d'abord, intervient le *foie.*

Neumann (1874) est le premier auteur qui reconnut dans cet

organe une production de cellules rouges, corrélative du développement des vaisseaux. Le mode de formation de ces cellules a été bien indiqué (1879) par Foà et Salvioli qui ont étendu leurs recherches aux autres organes hémopoiétiques (1).

Dans les fœtus de veau ils ont trouvé des cellules rouges, renfermant de un jusqu'à six noyaux ; des éléments semblables à ceux-ci mais sans hémoglobine ; des noyaux libres semblables à ceux des cellules rouges ; de grands corps protoplasmiques circulaires ou irréguliers et munis de pointes. Ce sont ces grandes cellules qui sont les éléments les plus importants à considérer. Elles sont analogues à celles que Bizzozero avait déjà signalé dans la moelle des os. Les auteurs leur donnent le nom d'*hématoblastes*.

Ce sont de très grands éléments mesurant de 30 à 45 µ et plus, à noyau bourgeonnant. Le protoplasma montre une partie périphérique granuleuse et une centrale hyaline. Cette dernière se divise avec le noyau pour former des petites cellules.

Dans les coupes, le foie se montre infiltré d'éléments jeunes et parsemé pour ainsi dire d'îlots de sanguification. Ces îlots, qui interrompent les rangées de cellules hépatiques, sont formés soit par des amas de petites cellules hématiques, soit par des grands éléments à noyau bourgeonnant. Ils sont en contact avec les capillaires dont ils ne sont séparés que par la mince paroi des vaisseaux.

L'hématopoièse dans la *rate* a donné lieu à des opinions contradictoires. Pour les uns ce serait l'organe hématopoiétique par excellence ; d'autres lui refusent toute participation à la fonction hématopoiétique.

Si l'on s'en réfère au travail relativement récent de Foà et Carbone, la rate serait à la fois hématopoiétique et destructrice de globules rouges (2). On y trouverait, surtout dans les régénérations sanguines, des cellules à noyau polymorphe et des globules rouges à noyau dérivant de ces cellules.

Le rôle de la *moelle des os* est plus important et surtout plus persistant.

Il n'intervient que tardivement, c'est-à-dire à une période fœtale déjà avancée. Chez l'embryon il est nul, les os étant cartilagineux.

Chez l'homme, du 1er au 4e mois, on trouve peu de cellules, tout

(1) NEUMANN. Neue Beitraege z. Kenntniss d. Blutbildung. (Arch. d. Heilk, 2 nov. 1874). — P. FOA et SALVIOLI, Sull'origine dei globuli rossi del sangue. (Arch. p. l. Sc. Med. IV, 1 et lo Spallanzani fisc. 2 anno VIII, Modena, 1878).
(2) FOA et CARBONE. Archivio per le Sc. Med. t. XXX, 1906.

en distinguant, surtout vers cette dernière période, des cellules rouges, des cellules incolores et quelques rares grandes cellules à noyau bourgeonnant.

Le rôle de cet organe s'accentue jusqu'à la naissance. Dans les parties rouges de la moelle, soit dans les épiphyses, dans les os courts et plats, les grandes cellules se multiplient et les cellules rouges abondent.

Pour en finir avec cette énumération, rappelons que, d'après Foà et Salvioli, les *ganglions lymphatiques* produisent aussi à une certaine période d'évolution des cellules rouges. Chez le fœtus humain, cette fonction serait surtout sensible à 7 mois, mais disparaîtrait après la naissance, comme d'ailleurs celle des autres organes hémopoïétiques.

Insistons sur la moelle des os puisque, d'après les auteurs, cet organe doit devenir non seulement le foyer permanent de la formation des hématies, mais encore le seul capable de fournir les matériaux de la réparation sanguine.

3° **De la moelle des os à la naissance et à l'âge adulte. — Théorie de la formation du sang par la moelle osseuse. —** La moelle rouge est constituée par un réticulum soutenant des éléments divers libres et par des cellules adipeuses. C'est un tissu mou, un peu spongieux, très vascularisé. Les éléments libres, ou cellules médullaires, sont divisés en deux groupes : tissu myéloïde et tissu lymphoïde.

Les éléments du premier, qui seul nous occupe, sont les cellules géantes, les hématies nucléées, les myélocytes.

Cellules géantes. — Les grandes cellules sont de deux espèces les polycaryocytes ou myéloplaxes, les mégacaryocytes. Les premières sont temporaires; elles disparaissent avec l'âge et paraissent être en rapport avec la nutrition de l'os. Leur signification en est discutée. Elles ne nous intéressent pas particulièrement.

Les *mégacaryocytes* sont les grandes cellules dont il a été déjà question à propos des autres organes hémopoïétiques (foie, rate), qui ont été désignées sous les noms d'hématoblastes, de cellules à noyau polymorphe, ou encore de cellules géantes à noyau bourgeonnant.

Dans la moelle des os (partie rouge), c'est un élément bourgeonnant constant, renfermant un grand noyau de forme variée, dit polymorphe, constitué par une sphère creuse, inégalement épaisse, trouée de place en place et prenant une apparence bourgeonnante.

Heidenhain distingue 3 zones dans le corps cellulaire. L'interne, comprise dans la cavité du noyau, communique avec la zone moyenne par les trous de la sphère nucléaire.

Cette zone, de beaucoup la plus importante, est plus dense et plus colorable que les deux autres et renferme parfois de nombreuses granulations; elle serait concentriquement feuilletée.

La zone externe ou marginale serait limitée par une membrane. D'après Van der Stricht, elle s'étire en prolongements qui s'anastomoseraient avec le réticulum de soutien.

Heidenhain a décrit dans la zone interne (endoplasme) un microcentre et dans l'ectoplasme des microcentres accessoires, nichés dans les anfractuosités de la surface externe du noyau.

Enfin, le corps cellulaire serait creusé, d'après Retzius, de canalicules de Holmgren.

La multiplication des mégacaryocytes fait encore l'objet de controverses. Arnold et Werner admettent le mode spécial, dit de « fragmentation indirecte », consistant en ceci que certaines parties du noyau deviennent plus denses et plus chromatiques, s'isolent du reste du corps nucléaire et forment autant de noyaux indépendants, autour desquels le corps protoplasmique s'individualise en cellules distinctes. J. Denys et Demarbaix ont considéré ces images comme des dégénérescences nucléaires par hyperchromasie. D'après eux, les mégacaryocytes se multiplient par division cinétique multiple : chaque noyau fournit une figure chromatique astériforme, de sorte que le mégacaryocyte en division donne l'image très élégante d'un grand nombre d'asters chromatiques qui constellent le champ cellulaire.

Un bon nombre d'auteurs font provenir les mégacaryocytes de cellules médullaires mononucléées dont le noyau se divise en lobes et bourgeonne (Bizzozero). Pour Heidenhain, la forme de sphère trouée serait, au contraire, primitive.

On ne s'entend pas sur leur rôle physiologique. Tandis que, d'après Foà et Salvioli, ils forment des érythroblastes, puis des érythrocytes, Saxer croit qu'ils donnent naissance à des myélocytes. Enfin les polycaryocytes pourraient produire des mégacaryocytes. On voit combien sont nombreuses les opinions relatives à ces grands éléments.

Luzet, qui en a fait une étude sérieuse chez les animaux et chez l'homme (loc. cit.) a vérifié et complété les recherches de Foà et Salvioli. D'après lui, ces éléments sont l'origine de la formation de petites cellules par bourgeonnement et non par karyokinèse.

Nous verrons tout à l'heure ce que deviennent ces formations cellulaires.

Hématies nucléées. — La seconde espèce de cellules disséminées dans la moelle des os sont dépourvues d'hémoglobine. Ce sont les érythroblastes de Lôwit représentant la première étape dans la formation des hématies adultes. Dans la seconde étape, ces cellules deviennent hémoglobiques et constituent les érythrocytes décrits depuis longtemps par E. Neumann et par Bizzozero (voir : fonction du foie, p. 90) et dénommées cellules rouges de Neumann.

On en distingue plusieurs variétés d'après la taille. Il suffit de les nommer; ces éléments sont bien connus. Ce sont les normoblastes, les mégaloblastes ou gigantoblastes, les microblastes. Tous ces éléments contenant de l'hémoglobine devraient être plutôt dénommés normocytes, etc.

On n'est pas d'accord sur la question de la multiplication des érythroblastes par division directe, mais on admet avec Bizzozero, Lôwit et d'autres la multiplication des érythroblastes et des érythrocytes par division indirecte caryocinétique.

— Le sang des humains après la naissance ne renfermant pas — dans les conditions normales — de cellules rouges, on a été conduit à admettre qu'avant de pénétrer dans le torrent circulatoire, les érythrocytes perdent leur noyau pour se transformer en hématies légitimes, c'est-à-dire anucléées.

Les auteurs sont loin de s'accorder sur la manière dont le noyau disparaît. Pour beaucoup d'entre eux le noyau serait expulsé du corps cellulaire (Rindfleisch, Bizzozero, etc.); pour d'autres, le noyau subirait une dégénérescence progressive dans l'intérieur du corps cellulaire (E. Neumann, Kolliker, Spüler, etc.). D'après les premiers, actuellement les plus nombreux, les noyaux expulsés seraient nos hématoblastes.

Ehrlich a fait remarquer que ce sont les normoblastes qui deviennent les hématies ordinaires; les mégaloblastes formeraient des hématies géantes (mégalocytes), les microblastes des hématies naines ou microcytes.

— *Les myélocytes* qui forment la masse principale des cellules libres correspondent aux médullocelles de Robin. Ils n'ont pas de rapport avec la formation des hématies. N'insistons donc pas. Nous passerons également sous silence les points lymphatiques de la moelle qui disparaissent avec les progrès de l'âge.

Ces derniers éléments, myélocytes et amas lymphoïdes concourent à la formation des globules blancs, de sorte que la moelle osseuse est représentée, d'après les auteurs contemporains comme le foyer principal, dans l'âge adulte, de production des éléments du sang.

— En 1878-79, dans le cours de nos études sur les organes hématopoiétiques, nous avons trouvé dans la rate de jeunes animaux (lapins, chats), extirpée immédiatement après la mort, de grandes cellules analogues à celles concourant à la production des cellules rouges. Dans ces grandes cellules de la rate il nous a paru y avoir des hématoblastes; mais il nous a été impossible de fixer ces éléments qui sont les plus vulnérables de tous ceux qu'on peut rencontrer en histologie.

Pour nous rendre compte de la participation que ces cellules pouvaient prendre à la formation des hématoblastes, nous avons pratiqué chez le chien l'extirpation de la rate et fait le dénombrement des éléments du sang, y compris celui des hématoblastes avant et quelques jours après l'opération. L'absence de rate n'a pas produit de modifications sensibles dans la proportion des hématoblastes. Depuis cette époque, nous n'avons pas poursuivi nos recherches sur la rate.

— D'après un travail relativement récent de Wright, les mégacaryocytes de la moelle des os et de la rate (chats et jeunes lapins) produiraient des « plaquettes » qui passeraient directement de ces grands éléments dans les capillaires (1).

Chez les oiseaux, la formation des hématies s'accomplirait plus simplement : les érythroblastes se chargeraient peu à peu d'hémoglobine et deviendraient des cellules sanguines. Faisons simplement remarquer que ces érythroblastes, s'il en est ainsi, ne seraient autres que nos hématoblastes nucléés des amammaliens.

Modifications de la moelle osseuse dues à l'âge et aux pertes de sang. — Chez le nouveau-né humain et après la naissance, il n'y a plus dans le sang de cellules rouges à noyau. Les organes hémopoiétiques sont réduits à la moelle des os et celle-ci reste assez active pour entretenir le sang et le réparer au besoin en cas de pertes. C'est du moins ce qui semble résulter des travaux contemporains.

____

(1) J. HOMER WRIGHT. The Histogenesis of the blood Platelets. (*Journ of Morphology* Vol. 21, n° 2, july 1910).

On admet que la moelle passe, au cours de la vie, par des états variables qui seraient en rapport avec l'activité de la rénovation sanguine.

Au moment où elle se forme, elle est conjonctive et gélatineuse; plus tard, dans les points d'élection, elle est rouge ou hémopoiétique et reste pendant longtemps dans cet état pour l'entretien des éléments du sang, notamment des hématies. En même temps, dans nombre de points, on trouve de la moelle jaune ou adipeuse.

Pendant toute cette période, les hémorragies détermineraient dans le sang des modifications globulaires, notamment la présence d'une certaine quantité de cellules rouges à noyau, celles-ci n'ayant pas pu perdre toutes leur noyau. Parallèlement, du côté de la moelle il y aurait hypergénèse d'hématies nucléées dans les régions rouges de la moelle et tendance au retour de la forme jaune à la forme rouge dans les régions qui étaient adipeuses.

Résumé

La théorie de la formation du sang, telle quelle est actuellement énoncée par la plupart des auteurs, est la suivante.

Le globule anucléé des mammifères et le globule nucléé des autres vertébrés dérivent l'un et l'autre d'un élément précurseur, l'érythroblaste. Tout d'abord dépourvu d'hémoglobine, il acquiert une forme définitive en en fixant, et devient l'érythrocyte.

Celui-ci est l'élément des embryons de mammifères et définitivement celui des amammaliens.

De la cellule rouge (érythrocyte) dérive l'hématie des mammifères par une sorte de dégénérescence.

On le considère comme le produit de la nécrose normale et physiologique d'une cellule, bien qu'il soit parfaitement adapté à la fonction qu'il doit remplir.

Pour que cette théorie uniciste puisse être acceptée, il faut supprimer purement et simplement la formation du sang dans les cellules vaso-formatives. C'est effectivement ce qui a été fait.

Les cellules vaso-formatives seraient des vaisseaux en voie de régression, des tronçons séparés du reste du réseau sanguin, et par suite simulant des éléments cellulaires ramifiés. Dans ces reliquats de vaisseaux ayant perdu leur communication avec le réseau vasculaire, les éléments, au lieu d'être en voie d'évolution, seraient en dégénérescence (Spüler).

F. EXAMEN CRITIQUE DE LA THÉORIE RELATIVE A LA FORMATION ET A LA RÉGÉNÉRATION DU SANG PAR LA MOELLE OSSEUSE

Le mode de formation du sang tel qu'il est compris par les auteurs est en grande partie théorique, car la plupart des faits sur lesquels il s'appuie sont encore sujets à controverse. Nous allons voir qu'il est loin d'avoir fait ses preuves et qu'en dédaignant, pour ainsi dire, systématiquement notre troisième élément du sang et le rôle prédominant qui lui revient chez l'animal développé, les auteurs ont commis des erreurs.

Les points sur lesquels nous devons faire porter nos critiques sont nombreux. Il est nécessaire de les présenter dans un certain ordre.

***a*) Faits se rapportant au développement des éléments des mammaliens.** — Pendant un temps assez long et jusqu'à la naissance, chez beaucoup d'animaux de laboratoire, le sang charrie des globules rouges nucléés et des anucléés. Il y a donc lieu de se demander pourquoi — ainsi que le veut la théorie actuelle — les cellules rouges perdent leur noyau après la naissance ainsi que pendant toute la vie extra-utérine, avant de pénétrer dans le torrent circulatoire ?

La réponse — qu'on ne pourrait trouver dans les auteurs contemporains — est simple. D'après nous, les deux espèces d'éléments hémoglobiques ne constituent pas deux phases successives de développement d'un même élément. Ce sont deux éléments distincts, ayant chacun une origine particulière.

Tandis que les globules nucléés proviennent de la multiplication des éléments formés dans les centres de sanguification des organes hémopoiétiques, les hématies normales, anucléées, proviennent pendant la période de développement des cellules vaso-formatives et sont accompagnées par des hématoblastes qui en représentent la première forme.

Les éléments nucléés sont de véritables cellules douées de propriétés amœboïdes, moins hémoglobiques que les hématies, absolument semblables à celles qu'on observe dans les centres des organes hémopoiétiques, par exemple dans la moelle des os. Quand elles entrent dans le sang de l'animal développé, elles conservent leur noyau tout comme elles le font pendant la période embryonnaire et c'est pourquoi, dans certaines circonstances pathologiques, on peut en retrouver après la naissance et chez les adultes.

Il est, d'autre part, évident que le noyau ne disparaît pas par chromatolyse.

Ch. Luzet, dans ses études des organes hémapoiétiques à l'aide de préparations de foie, de rate et de moelle, n'a jamais pu retrouver de prétendues formes de passage entre la cellule rouge et le globule rouge.

La cellule rouge à noyau peut se diviser quand elle est jeune; plus tard, elle est susceptible de vieillir. Les indices de cet état sont la petitesse du noyau qui se colore vivement et l'augmentation dans la proportion d'hémoglobine dans le corps cellulaire.

L'atrophie nucléaire ne dépasse jamais un certain degré. Il ne peut donc être question de sa disparition.

b) Des hématoblastes des oiseaux. — D'après J. Denys, dont l'opinion s'est accréditée, les cellules nucléées et incolores du sang des oiseaux sont des érythroblastes provenant, chez l'animal développé, de la moelle des os. Le fait n'est pas démontré. En tout cas, les éléments incolores du sang des oiseaux (de même que ceux des autres amammaliens), qu'ils proviennent ou non de la moelle des os, n'ont pas les propriétés des érythroblastes, mais bien ceux des hématoblastes, que ceux-ci soient nucléés, comme chez tous les amammaliens, ou anucléés comme chez les mammaliens; ces hématoblastes ont tous les mêmes caractères communs que nous avons décrits en détail (voir p. 41 et suiv.).

Pour n'en citer qu'un, tous s'altèrent dès leur sortie des vaisseaux et concourent au processus de la coagulation. Il n'y a pas d'érythroblastes qui possèdent de semblables propriétés.

Les caractères communs des hématoblastes sont dus — il faut le répéter encore — à ce que leur origine est commune. Nous en avons donné une utile et frappante démonstration en faisant l'étude des cellules vaso-formatives des oiseaux.

Ces cellules, pas plus chez les amammaliens que chez les mammaliens, ne sont des éléments en régression. Il serait bien étonnant qu'il en fût ainsi à un moment où le système vasculaire manifeste un développement encore imparfait.

S'il s'agissait de tronçons isolés de vaisseaux, on ne comprendrait pas leur forme générale, leur arrangement et leur développement en réseau et surtout peut-être la nature de leur contenu.

On se souvient, en effet, que dans le protoplasma de ces éléments

en voie de canalisation, on ne voit que des hématoblastes et des globules rouges; il n'y a pas un seul globule blanc.

Les cellules vaso-formatives des oiseaux montrent peut-être mieux
que celles des jeunes mammifères la nature de ces éléments et le
mode de transformation des globules rouges dans leur protoplasma.

c) **Des hématoblastes des mammifères.** — D'après la théorie des
auteurs contemporains, les hématoblastes des mammaliens sont tout
simplement les noyaux expulsés des cellules rouges. Il nous faut revenir sur cette conception pour en montrer l'inexactitude.

Comme, chez l'animal formé, le sang ne renferme plus de cellules
rouges, il faut que les noyaux aient disparu avant le passage de ces
éléments dans le sang. Les vaisseaux de la moelle des os devraient
être alors encombrés de noyaux qui passeraient dans le torrent circulatoire en même temps que les cellules rouges. Cette constatation
n'a pas été faite. Au contraire, on s'appuie, pour admettre que les
« plaquettes » sont des noyaux expulsés, sur ce fait qu'on peut les
voir sortir des cellules rouges.

Il y a longtemps que certains détails des préparations faites par
dessiccation nous ont semblé favorables à l'expulsion des noyaux de
certains globules rouges. Mais il y a longtemps aussi que nous avons
pris ces figures pour de simples apparences dues à la rencontre for-
tuite, à l'époque surtout des crises hématoblastiques, de globules
rouges et d'hématoblastes plus ou moins altérés.

Dans le cas où cette expulsion aurait lieu dans le sang, on trouverait certainement un nombre assez grand de cellules rouges à noyau
parfaitement visible. Toutes ces cellules n'auraient pas perdu instantanément leur noyau en pénétrant dans la circulation.

Or, on observe communément des poussées hématoblastiques considérables dans des cas où le sang ne renferme pas de cellules rouges
nucléées.

D'autre part, et cela tranche complètement la question, les hématoblastes n'ont aucun des caractères des noyaux des érythroblastes.
Qu'on se reporte à la description de ces éléments; on verra qu'ils ne
ressemblent en rien à une masse de chromatine se colorant fortement
par les colorants basiques. Ils sont constitués par une couche périphérique visqueuse, sarcodique, impénétrable aux colorants. La
partie interne a bien une apparence nucléaire, mais elle résiste d'une
manière remarquable aux colorants des véritables noyaux.

Rappelons encore que ces éléments ont les mêmes propriétés que les hématoblastes nucléés des amammaliens dont le noyau est parfaitement colorable et que, de l'aveu même des auteurs, ces éléments ont tous les caractères d'éléments jeunes en voie de développement.

Les hématoblastes des mammaliens sont, à n'en pas douter, également des éléments jeunes et, de même que tous ces éléments, ont une origine commune dans les cellules vaso-formatives, de même ils manifestent, dans toute la série, des propriétés physiologiques communes dont nous avons fait la description (tableau p. 88).

— La difficulté que nous avons signalée, sans la résoudre, est celle qui a trait au mode de formation des hématoblastes. On ne voit pas, dans les cellules vaso-formatives, comment naissent ces éléments. On ne voit pas comment plus tard, chez l'adulte, ils se multiplient. Dans les premières, le point de départ de ces éléments est peut-être un grain de chromatine issu du noyau. Cela paraît plus acceptable que la formation des cellules anucléées par une sorte de sécrétion du protoplasma analogue à la production des grains d'amidon dans certaines cellules végétales.

Cette suggestion formulée par Ranvier n'a pas été prise au sérieux.

Chez l'adulte, les hématoblastes, tant des mammaliens que des amammaliens, ne nous ont jamais montré de division. Ils ne nous paraissent pas se multiplier par cinèse, ainsi que le pensent quelques auteurs. Mais rien ne prouve qu'ils ne continuent pas, après la naissance, à tirer leur origine de certaines parties de l'appareil vasculaire.

d) **Rapport des modifications du sang et de la moelle des os.** — La question qui reste à examiner n'est pas la moins importante, puisque ce serait à la moelle qu'incomberaient l'entretien et la réparation du sang, sinon de tous les éléments, du moins de tous les globules rouges et d'une partie notable des blancs.

La moelle osseuse chez l'adulte représente-t-elle une masse organique assez active et assez considérable pour entretenir les éléments du sang qui sont en perpétuelle évolution et pour produire rapidement après les pertes de sang un nombre formidable d'éléments *nouveaux?*

Il est permis d'en douter. En tout cas, l'état de cette moelle, dans les conditions les plus normales, est extrêmement variable. On sait depuis longtemps que, chez les mammifères adultes et chez l'homme mort de maladie aiguë ou accidentellement, la moelle est graisseuse dans tous les os longs et même dans beaucoup d'os plats et d'os courts.

Le sternum, les côtes, les corps vertébraux, les os de la voûte du crâne sont ceux qui conservent le plus longtemps de la moelle rouge; mais ils finissent eux-mêmes par la perdre avec les progrès de l'âge.

Or, ce sont souvent les animaux les plus robustes et les mieux portants (bœufs, chevaux de race, etc.) qui ont la moelle la plus graisseuse.

Pour se rendre compte de la variabilité de l'état de la moelle, par exemple chez les chiens, nous avons fait choix du fémur et nous avons remarqué que dans cet os l'aspect de la moelle osseuse est loin d'être uniforme chez nos animaux de laboratoire.

Chez la plupart d'entre eux, à l'état sain, elle est rouge dans toute l'étendue du canal médullaire. En écartant le manchon de moelle rouge périphérique, on trouve une petite colonne grisâtre ou jaunâtre de moelle graisseuse et encore cette partie est-elle rarement distincte chez les animaux jeunes ou même chez les chiens adultes ou vieux de petite taille, ayant des os petits et étroits. Ce sont les chiens de grande taille, ayant de gros fémurs, qui ont le plus de moelle graisseuse. Celle-ci est habituellement localisée à la partie moyenne du corps de l'os, mais parfois répartie irrégulièrement dans toute la longueur du canal médullaire.

L'âge avancé des chiens n'a pas une influence régulière sur l'état de la moelle fémorale : la moelle de chiens très âgés peut être aussi rouge que celle de jeunes chiens. Cette variabilité dans l'état de la moelle est très marquée chez l'homme, surtout dans les cas pathologiques, ainsi que nous aurons l'occasion d'en faire l'observation dans le chapitre consacré à la pathologie.

— La théorie de la régénération du sang par la moelle des os s'appuie surtout sur les modifications anatomiques que les saignées font subir à la fois à la moelle et au sang.

Pour étudier cette question, nous avons fait des expériences sur le chien, sur le cobaye, sur la grenouille, sur le pigeon et nos études ont été complétées par notre élève Luzet.

Chez les chiens. — Il résulte de l'irrégularité dans l'état de la moelle osseuse que lorsqu'on vient à comparer la moelle des animaux saignés à celle d'animaux non anémiés, on ne trouve aucune différence appréciable. La prétendue transformation fœtale sous l'influence des hémorragies est impossible à constater d'une manière certaine. Au contraire, lorsqu'au lieu de faire uniquement deux ou trois saignées moyennes à un animal, on multiplie les hémorragies abondantes au point de produire un état d'anémie soutenu et prononcé, la moelle du fémur devient pâle comme tous les autres tissus très vasculaires.

Mais s'il n'y a pas de modifications dans les caractères macroscopiques de la moelle osseuse à la suite des hémorragies répétées, le microscope indique parfois des différences de constitution assez notables. Toutefois, il est nécessaire, pour que la structure histologique de la moelle osseuse soit sensiblement modifiée chez le chien, que les animaux aient subi des saignées multiples considérables.

Ainsi, chez un chien vieux et très gras, sacrifié en 1882 pour une expérience, sans avoir été saigné, la moelle osseuse était très rouge — malgré l'âge — dans les côtes, dans les fémurs, dans les vertèbres et cette moelle rouge était pourvue de cellules à noyau (érythroblastes et érythrocytes nucléés) paraissant plus abondantes que dans la moelle de chiens qui avaient été saignés.

Chez les animaux largement saignés dont nous parlions on peut trouver, même lorsque la moelle est graisseuse, de petits foyers de moelle embryonnaire d'apparence gélatineuse au niveau desquels les érythroblastes sont très abondants, de même que les érythrocytes et souvent, à côté de cellules n'ayant qu'un noyau simple, se trouvent de nombreux éléments à noyau double ou en voie de cinèse.

Mais les mêmes formes anatomiques existant, comme nous venons de le dire, dans la moelle d'animaux non saignés, il faut être très circonspect dans l'appréciation de ces faits.

Aussi convient-il d'examiner comparativement l'état du sang et celui de la moelle.

Le fait indéniable et considérable qu'on observe chez les animaux saignés, c'est, nous l'avons vu, la poussée hématoblastique. Ces hématoblastes, dont le nombre devient deux et trois fois plus considérable qu'à l'état normal, s'ils provenaient des cellules rouges expulsant leur noyau, devraient se montrer escortés de quelques-unes de ces cellules. Or, dans la majorité des cas, au moment de la poussée hématoblastique, on ne trouve pas un seul globule rouge nucléé dans le sang.

Ce n'est que lorsqu'on est parvenu à faire tomber les animaux dans un état d'anémie considérable qu'on peut trouver dans le sang quelques cellules rouges. Ces éléments sont toujours très peu nombreux. Ils ne sont pour ainsi dire d'aucun secours pour la réparation du sang à un moment où l'on trouve, outre un grand nombre d'hématoblastes, une quantité considérable de formes intermédiaires entre ces hématoblastes et les hématies.

Cobaye. — Chez le cochon d'Inde, la moelle osseuse est toujours rouge. Il serait inutile, par conséquent, d'y rechercher les modifications macroscopiques qu'elle peut subir sous l'influence de saignées.

Au microscope on y voit facilement de nombreuses cellules rouges dont beaucoup sont en scission indirecte. Il semble qu'il soit plus facile que chez le chien d'y produire après saignée une multiplication de ces éléments. Toutefois, la question est complexe, car on peut observer les mêmes formes chez les animaux non saignés.

Ainsi, le même jour, 30 septembre 1884, on fait l'examen d'un cochon d'Inde tuberculeux et celui d'un autre auquel on avait fait subir coup sur coup trois pertes de sang abondantes, et il est impossible de trouver une différence sensible entre les moelles osseuses de ces deux animaux.

Grenouille. — La moelle osseuse de la grenouille est d'une constitution analogue à celle des mammaliens. Il en est de même chez les oiseaux.

Voilà un fait du plus haut intérêt qui ne nous semble pas avoir été suffisamment remarqué : grande similitude dans la constitution anatomique de la moelle osseuse dans toute la série des vertébrés malgré de profondes différences dans la structure des éléments de la série hémoglobique.

Ainsi, on trouve dans la moelle de grenouille des érythroblastes et des érythrocytes ne différant pas sensiblement, même au point de vue des dimensions, de ceux de la moelle du lapin ou du cobaye. Chez les grenouilles saignées au moment où la réparation du sang s'affirme par une abondance considérable dans ce liquide de formes intermédiaires entre les hématoblastes et les hématies, la moelle osseuse ne présente aucune modification notable.

Mais quand on pratique plusieurs saignées successives chez les grenouilles, on assiste à un fait d'une haute signification qui montre, une fois de plus, que les réparations sanguines obéissent à des lois générales dans toute la série. Ce fait consiste dans l'apparition dans le sang des grenouilles saignées d'érythrocytes provenant de la moelle des os, quelques-uns en division cinétique (XLII).

Les animaux ont subi, à quinze jours d'intervalle entre chaque, deux fortes hémorragies par section successive de la jambe et de la cuisse.

Le sang, plusieurs semaines après la deuxième hémorragie, renfermait quelques rares érythrocytes se distinguant parfaitement des éléments ordinaires du sang et offrant les mêmes caractères que les éléments d'une moelle osseuse de mammalien en voie de multiplication (fig. 25).

Tandis que la chromatine du noyau des hématoblastes et des jeunes hématies est disposée en branche de corail, celle du noyau des érythrocytes a l'apparence d'un gros filament enroulé ou pelotonné. De plus, on voit des éléments en karyokinèse.

Il est bon de rappeler encore une fois ici que les hématoblastes des amammaliens ne montrent jamais de scission.

Oiseaux. — Ch. Luzet a fait chez le pigeon une étude remarquable qui mérite d'être très brièvement résumée.

Il a trouvé, comme nous, que la constitution anatomique de la moelle du pigeon ressemblait à celle des mammifères, ce qui éloigne nettement la possibilité de considérer les hématoblastes de cet animal comme provenant des érythroblastes de la moelle des os.

Au moment de la naissance, le sang du pigeon peut renfermer quelques éléments provenant de cette moelle.

Il a pu observer dans le sang d'un animal de trois semaines quelques rares éléments absolument semblables aux cellules rouges qui abondent dans le sang des fœtus de mammifères, ainsi que dans la moelle rouge de ces animaux. Ce sont évidemment des cellules rouges de la moelle, complètement différentes des globules rouges et des hématoblastes du pigeon. Elles ne ressemblent, d'autre part, à aucune des formes des globules blancs du pigeon, qui ont toujours un noyau très pâle.

Chez les pigeons saignés plusieurs fois et très anémiques, on trouve d'autres éléments également très peu nombreux. Ils sont assez régulièrement ovalaires, très faiblement hémoglobiques, et mesurent 4,6 à 8 μ sur 3 à 4 de largeur. Ils renferment un noyau de 3 μ sur 4 à 6, à caractères bien distincts. Tantôt ce noyau est allongé à bords irréguliers, à chromatine diffuse, formant ça et là des nuages plus accentués, mais nulle part ne donnant même l'ébauche du réticule losangique (qui est caractéristique des noyaux des hématoblastes et des hématies chez le pigeon). Tantôt il est plus coloré, plus dense et prend des formes susceptibles d'être rapportées à des kinèses. D'autres fois, de la masse nucléaire, on voit émerger des prolongements rectilignes ou incurvés, quelquefois terminés en massue, ou bien encore la matière chromatique se dispose en spirale plus ou moins régulière; enfin on peut noter la forme en peloton et le véritable aster.

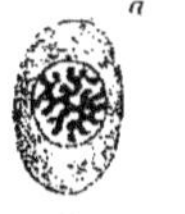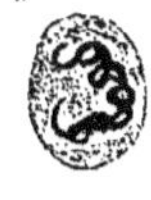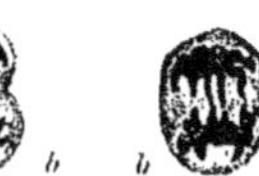

Le volume de ces éléments équivaut à peu près à la moitié de celui des éléments karyokynétiques qu'on découvre dans la moelle des mêmes pigeons. (fig. 26).

Les résultats que Ch. Luzet a obtenus en étudiant la moelle des os des animaux saignés ne sont pas moins importants.

Chez un pigeon soumis pendant longtemps aux pertes de sang, la moelle des os (cubitus) était cependant presque entièrement graisseuse. C'est à peine si dans la partie périphérique on trouvait 3 à 4 couches d'éléments incolores. Nulle part on ne voyait dans la coupe ni dans les préparations sèches faites par étalement de cellules hémoglobinifères à noyau cinétique. Il n'y avait d'ailleurs pas de cellules rouges dans le sang.

Fig. 25.— Eléments du sang desséché chez une grenouille saignée largement deux fois.

a, globule rouge de provenance hématoblastique; *b,b,b*, divers érythrocytes formés dans la moelle des os, dont deux en scission.

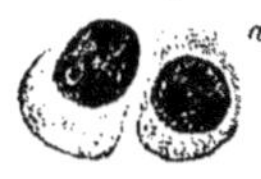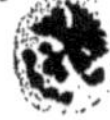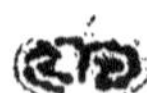

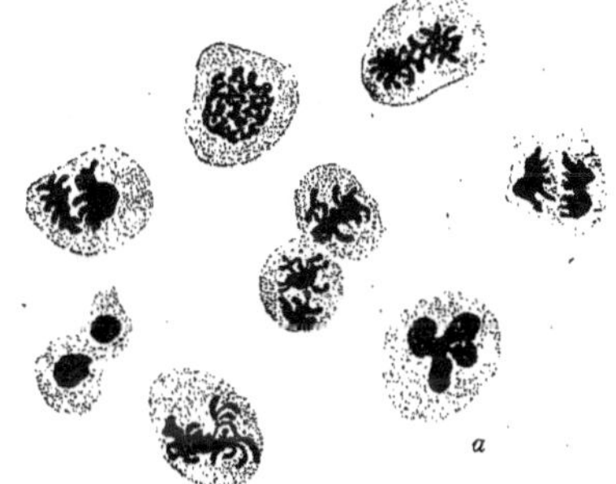

Fig. 26.— (D'après Luzet). Érythrocytes dans le sang de pigeon.

a,a, éléments trouvés chez un pigeon non saigné, mais très jeune ; *b,b,b*, éléments dans le sang d'un pigeon saigné. On remarquera l'analogie de configuration des érythrocytes *a,a*, avec les cellules rouges des mammifères.

Fig. 27. — (D'après Luzet). Grandes cellules-mères des érythrocytes dans la moelle de pigeons saignés.

a, cellule à noyau cénétique dans la rate d'un pigeon non saigné, mais très jeune.

Chez deux autres pigeons chez qui il existait quelques rares érythrocytes dans le sang, on trouvait dans la moelle de vastes îlots de cellules blanches, isolés les uns des autres par de la graisse, et dans les préparations sèches on pouvait voir des types extrêmement élégants de karyokinèse dans des éléments nettement hémoglobiques, à protoplasma hyalin, homogène, mesurant 8 µ 5, 12 µ sur 9 et jusqu'à 12 µ sur 11, par conséquent plus volumineux que les érythrocytes du sang (fig. 27).

Mais chez un pigeon témoin, non saigné, il existait aussi dans la moelle des os des kinèses presque aussi nombreuses que chez l'animal saigné; elles en différaient seulement par la longueur moindre des filaments chromatiques et par l'absence des arabesques que formaient les filaments cinétiques remarqués chez ceux qui avaient été saignés.

D'après Luzet — et en cela il est d'accord avec nos observations —- la comparaison des figures cinétiques de la moelle avec celles du sang montre de toute évidence qu'il existe entre elles un rapport de parenté. Il en est de même des diamètres des éléments.

C'est donc chez le pigeon, ou la moelle présente des signes d'activité hématopoiétique, que la saignée fait passer dans le sang des produits de division des érythrocytes. D'autre part, la saignée répétée, même pendant longtemps, peut être impuissante à arrêter la transformation graisseuse de la moelle des os.

Hommes. — Chez l'homme, les pertes de sang ne font pénétrer dans le sang, quand elles sont multiples et très abondantes, que de très rares cellules rouges. Plusieurs auteurs ont prétendu que de faibles hémorragies étaient suivies de l'apparition d'érythrocytes, parfois assez nombreux. C'est certainement une erreur. Il est très probable que ces auteurs ont pris pour des érythrocytes, de petits lymphocytes dont le disque retenait des colorants acides tels que l'éosine ou l'aurantia. Nous avons été plusieurs fois témoin d'erreurs d'interprétation de ce genre.

Pour terminer, nous insistons sur la signification des figures 25, 26, 27 relatives aux éléments du sang et de la moelle des os. Elles montreront d'une manière éclatante, sans qu'il soit nécessaire d'entrer dans de nouveaux détails, que la moelle des os présente une constitution analogue dans toute la série des vertébrés et que les éléments qu'elle peut fournir au sang sont non seulement peu nombreux, mais différents des hématies proprement dites.

Conclusions.

·On peut trouver chez l'adulte comme chez l'embryon, deux variétés d'éléments renfermant de l'hémoglobine.

a) La variété normale, d'origine hématoblastique, corpusculaire chez les mammaliens, nucléée chez les amammaliens; *b)* la variété cellulaire nucléée, la même dans toute la série des vertébrés et résultant du passage dans le sang de certains éléments provenant des organes hématopoiétiques (moelle des os et parfois aussi rate chez l'animal développé).

Les éléments d'origine hématoblastique forment la masse normale des globules rouges du sang. Ceux-ci sont entretenus et au besoin régénérés par l'intermédiaire des hématoblastes.

b) La seconde variété n'apparaît dans le sang que d'une manière discrète et toujours dans des cas anormaux, soit dans les anémies considérables, soit, nous le verrons plus tard, dans certains cas pathologiques.

Et, en raison de la similitude des organes hématopoiétiques dans toute la série des vertébrés, ces derniers éléments sont semblables aux cellules embryonnaires et restent sans rapport avec les hématies de l'âge adulte.

Tentative de rapprochement entre les deux théories. — Les conclusions que nous venons de formuler sont relatives aux travaux faits à une époque déjà ancienne. Depuis ont paru des recherches nouvelles qui permettent de rapprocher les deux théories de la formation du sang sur un certain point, celui qui est relatif à l'origine des éléments.

Les faits que nous avons établis touchant les propriétés et la signification des hématoblastes dans la série des vertébrés étant incontestables, les deux théories relatives à la formation du sang pourraient s'accorder si le troisième élément du sang était produit après la naissance par les organes hémopoiétiques (qui seraient dans l'espèce la moelle des os et aussi la rate, au moins dans certaines conditions).

Si les travaux de Wright sur la production des prétendues plaquettes (hématoblastes corpusculaires) par les mégacaryocytes chez les mammaliens, ainsi que ceux de J. Denys sur la formation des érythroblastes (hématoblastes nucléés) par les mêmes grandes cellules, chez les amammaliens, étaient confirmés, on pourrait arriver à une conception uniciste en attribuant aux organes hémopoiétiques l'origine de tous les éléments hémoglobiniques de l'adulte.

Ces organes formeraient les deux variétés de ces éléments. Chez l'adulte, la production de la deuxième variété, c'est-à-dire des cellules rouges, serait accessoire et occasionnelle, ainsi que le montre l'étude des pertes de sang et que le démontrera bientôt encore la pathologie.

D'après cette hypothèse uniciste, les mégacaryocytes déversant les hématoblastes dans les capillaires, on pourrait dire que ces éléments formateurs (hématoblastes-mères, pour ainsi dire) sont des annexes du système capillaire, de sorte que le sang et les vaisseaux continueraient chez l'adulte comme chez le fœtus à remplir les mêmes fonctions génératrices, conception qui serait satisfaisante au point de vue de la physiologie générale.

PATHOLOGIE

Depuis près d'un demi-siècle les médecins semblent avoir circonscrit le domaine des altérations du sang en s'occupant à peu près exclusivement, sous l'influence des observateurs étrangers, et en particulier des Allemands, des modifications des globules blancs et de la moelle des os.

Certes, tout ce qui concerne les globules blancs est plein d'intérêt, mais les modifications de ces éléments ne représentent qu'une partie relativement restreinte de l'hématologie pathologique.

Pendant ce temps, nous nous efforcions de mettre en lumière le rôle considérable dévolu aux hématoblastes dans maints processus et dans quelques états dits *maladies du sang* et d'édifier une sorte de pathologie des hématoblastes. Nous allons en donner un aperçu

I. ALTÉRATIONS DES HÉMATOBLASTES

Elles sont quantitatives et qualitatives.

A. — Variations numériques.

Nous savons que, chez l'homme, on compte en moyenne 250.000 hématoblastes. Les tableaux publiés par un de nos élèves, Cadet (1), montrent que, sur 108 individus sains, le chiffre de ces éléments n'a

---

(1) A. CADET. Etude physiologique des éléments figurés du sang et en particulier des hématoblastes. (*Thèse de Paris*, 1881).

été que deux fois inférieurs à 200.000, et quatre fois seulement supérieur à 300.000, sans dépasser 360.000.

Dans le sang d'un même individu examiné dans des conditions identiques, le chiffre n'a varié que de 241.000 à 291.000. On peut donc considérer comme anormaux les chiffres non compris entre 200.000 et 300.000.

Dans les maladies le nombre des hématoblastes subit de grandes fluctuations; il peut varier de 20.000 à 850.000.

Pour donner une idée du caractère de ces variations, il faut dire qu'elles sont souvent brusques, ce qui les différencie de celle des globules rouges qui, tout en pouvant être également très étendues, sont relativement progressives.

Ainsi d'un jour à l'autre, le nombre des hématoblastes peut devenir double ou même presque triple.

Les conditions dans lesquelles on observe la *diminution* dans le nombre des hématoblastes ont presque invariablement un caractère sérieux et parfois de haute gravité.

Nous signalerons le jeûne prolongé ou inanition; les états fébriles de longue durée dans lesquels le jeûne n'a qu'une certaine part; les anémies graves; certaines maladies hémorragiques; les cachexies, etc.

Il n'y a qu'une circonstance où la diminution de nombre est un signe favorable : il s'agit d'une diminution relative due à la transformation des éléments en hématies.

L'augmentation dans le nombre des hématoblastes s'observe avec une grande fréquence. Tantôt elle est passagère et ne dure que deux ou trois jours pour constituer le principal caractère de la crise hématique. Tantôt, au contraire, le nombre des hématoblastes reste supérieur à la normale d'une manière assez durable.

B. — Modifications de diamètre.

Dans le sang normal, lorsque la nutrition et le développement des éléments suivent un cours régulier, l'hématoblaste atteint rarement une certaine taille sans se transformer en globule nain. Il n'en est plus de même lorsque les conditions de cette transformation sont moins favorables, de sorte qu'il est fréquent d'observer chez les malades des hématoblastes volumineux ayant conservé encore tous leurs caractères propres.

Ceux d'une taille anormale peuvent mesurer à l'état sec jusqu'à

6 µ, 5 de diamètre. Ces grands éléments s'observent dans les circonstances où la nutrition générale est entravée ou ralentie et dans les anémies chroniques lorsque la formation des globules rouges tarde à se produire.

C. — Modifications qualitatives.

Il est difficile qu'un élément aussi vulnérable et, pour ainsi dire, aussi incomplètement formé, ne présente pas des altérations chimiques, ne fût-ce que dans la proportion des principes qui entrent dans sa constitution. A cet égard, l'avenir nous réserve probablement des révélations intéressantes.

Nous avons indiqué deux modifications chimiques des hématoblastes. Il en est une caractérisée par la formation de cristaux autour des amas dans les préparations conservées à l'état sec. Elle n'a pas encore reçu d'explication : elle peut être due à une altération du plasma aussi bien qu'à une composition anormale des éléments.

Signalons donc seulement *l'augmentation de la matière exsudée par les hématoblastes.*

Lorsqu'au moment de la rénovation du sang les hématoblastes sont sur le point de se transformer en globules rouges, ils diffèrent réellement des hématoblastes normaux par leur résistance relative au processus de coagulation et par la manière dont ils se comportent vis-à-vis de certains réactifs.

Ainsi, lorsqu'on traite le sang par le liquide A, nous avons dit que ces corpuscules se rétractent et s'entourent d'un précipité de matière albuminoïde, sous la forme d'un nuage légèrement granuleux.

Ce précipité peut disparaître au moment où les hématoblastes sont sur le point de devenir hématies, à la fin de la crise hématoblastique. On les voit presque tous sous la forme de petits corpuscules encore hyalins, mais isolés et non entourés de précipité.

Dans les cas où il se produit une augmentation de la fibrine, les hématoblastes s'entourent, au contraire, d'une matière que précipite le liquide A, ce qui est dû à l'excès de matière destinée à se répandre au dehors pour concourir à la formation de la fibrine.

Dans le sang pur, la viscosité des hématoblastes étant augmentée par suite de l'abondance de la matière qu'ils laissent exsuder, il se produit des amas souvent très volumineux et dépassant de beaucoup les dimensions des amas du sang normal. Et ces grands amas peuvent se montrer sans qu'il y ait une augmentation de nombre des hématoblastes.

On a la preuve d'une exsudation exagérée en se servant du liquide A dans la proportion d'une partie de sang pour 250 à 500 de réactif.

Dès que le mélange est effectué, on voit apparaître de petites concrétions rougeâtres qui troublent le liquide. Les plus volumineuses se distinguent facilement à l'œil nu.

Au microscope, ces petites concrétions se présentent, dans la pneumonie par exemple, sous l'apparence d'amas plus ou moins étendus, souvent énormes, découpés irrégulièrement. Ils sont formés par une matière finement granuleuse, dans laquelle sont englués de nombreux hématoblastes plus ou moins rétractés. A cette matière visqueuse est venue s'attacher, lorsqu'on a battu le liquide pour faire le mélange, un nombre variable de globules blancs et d'hématies (fig. 28). Ainsi sont constituées les *plaques phlegmasiques*.

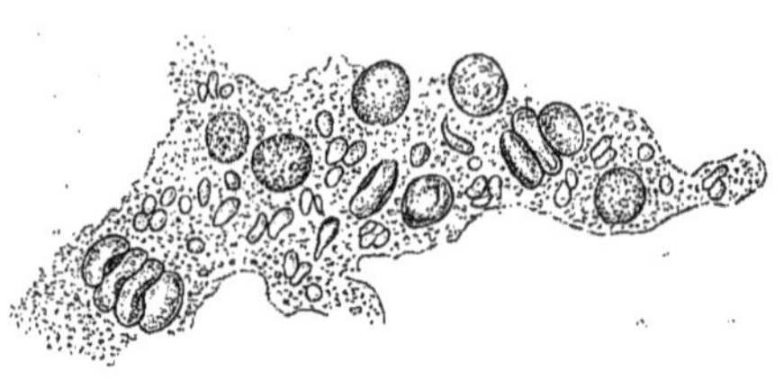

Fig. 28. — Petite plaque phlegmasique dans un cas d'érysipèle. — Sang traité par le liquide A.

Dans les cas de cachexie avancée, on obtient par le même procédé des grumeaux analogues, dénommés *plaques cachectiques*. Celles-ci sont également formées par une matière précipitée, granuleuse, mais en général elles sont de faible étendue. Les hématoblastes qu'elles renferment sont en petit nombre, mais presque toujours de grande taille; on y trouve peu de globules rouges et de globules blancs.

Nous avons dit, à propos de la coagulation, que cette matière retenue autour des hématoblastes est très probablement un fibrinogène.

II. CONCRÉTIONS SANGUINES. — ÉTUDE EXPÉRIMENTALE

Le sang ne se coagule pas exclusivement lorsqu'il est issu du corps ou de ses voies naturelles; il peut également former pendant la vie, à l'intérieur des vaisseaux, des concrétions plus ou moins solides qui jouent un rôle important en pathologie. Les hématoblastes sont impliqués d'une manière particulière et très active dans la production de ces diverses concrétions.

Avant d'en aborder la description, il convient d'examiner quelles sont les conditions qui permettent au sang de rester fluide dans les vaisseaux, et quelles sont celles qui l'en empêchent (XII ; XVII ; XVIII ; XX ; XXI ; XXVII ; XXIX ; XXX ; XXXI ; XXXIII).

A l'état normal, le sang circulant reste parfaitement liquide. C'est là une des conditions du maintien de la vie.

Les physiologistes ont, depuis longtemps, reconnu que la fluidité du sang n'est conservée que lorsque les parois des vaisseaux sont intactes et ils ont également admis que diverses altérations du sang lui-même peuvent provoquer des coagulations intravasculaires. Mais, si d'une manière générale ces causes de coagulation sont connues, il en est qui ont échappé ou qui n'ont pas été précisées.

Nous en avons repris l'étude en nous aidant d'expériences sur les animaux. Nous nous occuperons principalement des cas dans lesquels interviennent les hématoblastes.

A. — Action de la paroi.
Concrétions hématoblastiques ou par battage.

L'influence de la paroi vasculaire est des plus évidentes.

Pour en faire l'étude expérimentale, on considère d'abord les faits qui se passent dans le sang stagnant compris dans une portion de vaisseau. On isole entre ligatures un segment vasculaire sur divers animaux et, d'autre part, on sépare du corps, chez le cheval, un fragment de la jugulaire gonflé de sang. (Voir : Technique, p. 33.)

Sang arrêté dans les segments veineux. — Chez nos animaux de laboratoire (chien, lapin), lorsqu'on opère sur une grosse veine superficielle, telle que la jugulaire, le sang peut rester liquide dans un segment de vaisseau gonflé de sang et compris entre deux ligatures pendant un temps variable, qui dépend de la taille de l'animal, de l'épaisseur de la paroi veineuse, du nombre et de l'importance des petits troncs aboutissant au segment vasculaire et qui doivent être liés, etc.

En général, le sang y reste liquide pendant au moins une heure et parfois pendant plus de deux heures. Il faut avoir soin de léser le moins possible la paroi veineuse et de recouvrir ensuite la veine dénudée en plaçant quelques serre-fines sur les bords de la plaie cutanée.

On comprend que, malgré ces précautions, la paroi vasculaire finisse par s'altérer au bout d'un certain temps, parfois assez court.

Le liquide contenu dans ce tronçon de vaisseau (veine ou artère) peut aussi se modifier plus ou moins et lorsque la coagulation se produit, il est difficile de l'attribuer à l'un ou à l'autre des deux facteurs : paroi ou liquide.

Aussi a-t-on fait d'assez nombreuses expériences sur des segments isolés du corps. Comme ces expériences sont un peu en dehors de notre sujet, il nous suffira de rappeler quelques-uns des résultats obtenus.

Les segments veineux de cheval conservés dans de bonnes conditions, à l'abri d'une putréfaction rapide, conservent la liquidité du sang pendant plusieurs jours et parfois jusqu'à complète putréfaction (1).

L'influence préservatrice de la paroi s'exerce également sur des liquides coagulables dépourvus d'hématoblastes tels que le chyle et la lymphe, et sur des sérosités d'origine irritative pouvant renfermer des matières exsudées des hématoblastes, sérosités dites hydro-phlegmasiques.

Action des altérations de la paroi sur le sang circulant. — Consi dérons maintenant le sang circulant.

Dès qu'il existe une altération de la paroi vasculaire, il se produit une coagulation; mais celle-ci reste limitée au point lésé.

Lister, dans des expériences déjà assez anciennes, exécutées dans le but de combattre la théorie de Richardson sur la coagulation, a badigeonné la moitié d'un segment vasculaire, à l'extérieur, avec de l'ammoniaque et a constaté que le sang s'est coagulé uniquement au niveau de la portion badigeonnée, c'est-à-dire au point où la paroi était altérée.

Toutes les lésions capables de faire perdre à la paroi vasculaire sa constitution normale produisent le même effet. Il se fait au point lésé un dépôt d'origine sanguine semblable à celui que déterminent les corps étrangers intravasculaires. On peut donc introduire des corps étrangers dans les vaisseaux pour faciliter l'étude de ces concrétions.

----

(1) On trouvera un exposé des expériences que nous avons exécutées sur ce point avec notre ami le professeur Barrier, in XXX p. 222 et suiv.

A l'aide d'une aiguille un peu courbe et fine, portant un fil d'argent ou de platine, on perfore la veine jugulaire externe d'un animal, d'un chien par exemple, de manière à faire pénétrer dans l'intérieur du vaisseau environ un centimètre du fil. Au bout de 2 à 3 minutes — laps de temps suffisant chez le chien, dont les hématoblastes sont très vulnérables — on vide le segment veineux traversé par le fil à l'aide de deux ligatures, la première placée sur le bout périphérique, la seconde sur le bout central; on détache immédiatement le tronçon de veine portant le fil et on l'ouvre, après l'avoir plongé en hâte dans un liquide fixant les éléments du sang.

Déjà le fil est entouré d'une couche grisâtre, à peine rosée çà et là, composée d'innombrables hématoblastes, d'autant plus aisés à reconnaître que le fil est resté moins longtemps à l'intérieur du vaisseau.

Ces éléments sont plus ou moins modifiés et soudés entre eux par une matière qui paraît amorphe ou finement granuleuse. Ceux qui avoisinent le corps étranger et qui, par conséquent, se sont déposés les premiers sont toujours plus altérés et plus confondus en une masse commune que ceux des couches périphériques.

Ces éléments subissent d'ailleurs dans ces conditions exactement les mêmes modifications que dans le sang issu du corps. On reconnaît de plus, au microscope, qu'entre les amas d'hématoblastes et dans leur intérieur se trouvent emprisonnés d'autres éléments du sang, c'est-à-dire un nombre variable de globules blancs et de globules rouges. En outre, il existe presque toujours dans les couches superficielles de la concrétion quelques trousseaux fibrillaires de fibrine.

Lorsque le fil qui traverse le vaisseau reste en place plus longtemps, la concrétion sanguine augmente de volume et peut devenir oblitérante quand le vaisseau est de moyen calibre.

L'accroissement de la concrétion se fait d'une manière irrégulière, de sorte qu'au bout d'un certain temps elle ressemble un peu à un chou-fleur.

Dans les cas où elle peut atteindre les parois des vaisseaux et en occuper le calibre, elle devient oblitérante par l'adjonction d'un caillot par stase.

— Pour faire l'étude des *caillots pariétaux* sans l'intervention de corps étrangers, on peut pratiquer diverses expériences.

On met à nu une artère, par exemple la carotide chez un chien, et on la comprime assez fortement pour déterminer la rupture des tuniques interne et moyenne. Au bout de cinq minutes, après avoir isolé le tronçon artériel, on l'excise et on le plonge immédiatement dans un liquide qui fixe les éléments du sang. Il est alors facile de s'assurer, à l'aide du microscope, que sur la partie lésée du vaisseau, adhère une quantité innombrable d'hématoblastes agglutinés en amas qui, après avoir pénétré dans les interstices laissés entre eux par les éléments dissociés de la paroi vasculaire, forment à la surface de la rupture une couche de bourgeons plus ou moins volumineux. Entre ces amas sont emprisonnées des traînées de globules rouges, et, à leur périphérie ou dans leur masse, se voient quelques globules blancs parfaitement intacts.

Lorsqu'on a soin de pratiquer l'excision de l'artère cinq minutes au plus après la blessure du vaisseau, on n'aperçoit pas de filaments de fibrine. Cependant, au bout de ce court laps de temps, les hématoblastes, arrêtés au passage par la partie blessée de la paroi et détournés ainsi du circuit sanguin, sont déjà tellement altérés qu'il faut, pour les reconnaître, avoir étudié préalablement les transformations qu'ils subissent pendant la coagulation.

Pour rendre l'expérience plus démonstrative, on l'a répétée sur le cheval dont le sang moins coagulable contient des hématoblastes se réduisant plus lentement en une masse commune granuleuse. Elle a été exécutée à Alfort avec le professeur Barrier.

Les résultats ont été les mêmes que chez le chien. Dès que la paroi vasculaire est lésée, elle agit sur le sang à la façon d'un corps étranger et, sur toute la surface de la rupture se déposent des amas d'hématoblastes. Mais, chez le cheval, ces éléments, au bout de 10 à 15 minutes, sont encore facilement reconnaissables. Ils sont très fortement pressés les uns contre les autres, rétractés ou globuleux, mais bien distincts. Il serait absolument impossible de les confondre avec des globules blancs altérés. D'ailleurs, les globules blancs qu'on trouve au milieu ou à la surface des amas d'hématoblastes conservent leurs caractères normaux.

Lorsque l'on comprime une artère assez grosse, de manière à déterminer la rupture des tuniques interne et moyenne, on produit forcément la déchirure de quelques *vasa vasorum;* on se trouve dans des conditions complexes.

Pour les simplifier, nous avons fait sur le cheval, avec le professeur Barrier, l'expérience suivante.

Un segment de la carotide ayant été compris entre deux pinces à pression, placées de manière à le rendre exsangue, on introduit par une collatérale une petite tige métallique terminée par un grattoir à l'aide duquel on déchire dans une certaine étendue la paroi interne du vaisseau principal. Après avoir placé une ligature sur cette collatérale, on retire les pinces à pression et au bout de 15 minutes le segment vasculaire est enlevé et examiné.

On constate que le grattoir a soulevé à la surface interne de l'artère de petits lambeaux de tissu, ce qui a produit le même résultat que dans les précédentes expériences.

Les hématoblastes du sang en circulation se sont arrêtés et accumulés autour des lambeaux et, dans tous les points dénudés du vaisseau, ils ont formé des bourgeons multiples auxquels sont venus s'adjoindre des mèches de fibrine mélangées avec des amas de globules rouges. La figure 29 représente un de ces bourgeons.

Ainsi sont constituées les *concrétions hématoblastiques* ou *par battage*. Cette dénomination est

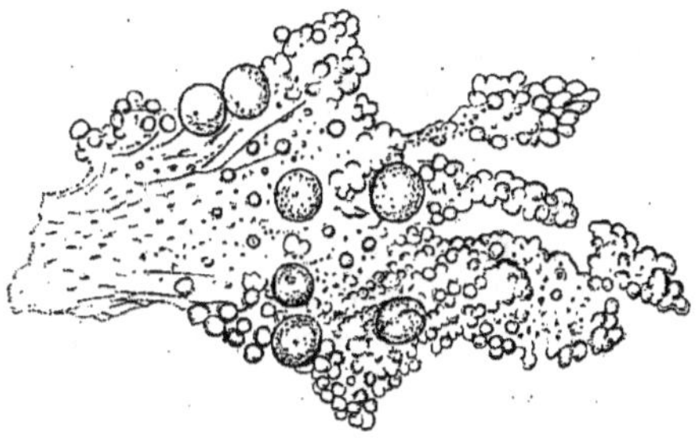

Fig. 29. — Concrétion hématoblastique formée au niveau d'une lésion artérielle chez le chien.

justifiée par le fait que le sang, par son mouvement incessant, vient se battre lui-même sur le point altéré. Mais, remarquons-le bien, il s'agit d'un mode de battage tout particulier, le renouvellement du sang apportant constamment de nouveaux hématoblastes. Néanmoins, ces caillots renferment toujours, au moins au début de leur formation, une petite quantité de fibrine.

Conclusion relative à l'action de la paroi. — L'intégrité de la paroi vasculaire est une des conditions vitales de la conservation du sang, du chyle et de la lymphe à l'état fluide. Cette action conservatrice de la fluidité (peut-être inhibitrice de certaines modifications physico-chimiques) s'exerce alors même que le sang est stagnant dans un département de l'appareil vasculaire.

Dès que la paroi est lésée, il se produit dans le sang en circulation des concrétions sanguines qui ont pour point de départ la lésion et pour cause primitive l'agglutination des hématoblastes au niveau de cette lésion.

Aux amas d'hématoblastes s'ajoutent quelques globules blancs et rouges et de la fibrine; mais le rôle des hématoblastes étant prédominant, les concrétions ainsi formées portent le nom de caillots *hématoblastiques* ou *par battage*.

B. — Influence des altérations du sang.

Il faut étudier les phénomènes qui se passent dans les segments vasculaires, puis ceux qu'on observe dans le sang en circulation.

Sang des segments vasculaires. — Nous venons d'apprendre que la résistance à la coagulation du sang normal en stagnation dans les segments veineux est considérable. Il est intéressant de voir ce qui advient quand la composition du sang est modifiée sans que la paroi soit altérée (1).

En adultérant le sang avec du sérum de la même espèce, on provoque dans la masse entière du mélange une véritable coagulation massive comme dans un vase et à peu près avec la même rapidité qu'un échantillon témoin conservé dans un récipient.

Cette expérience avait déjà été faite par L. Fredericq. Plusieurs fois répétée, elle a toujours donné le même résultat.

En opérant avec un sérum stérilisé par le procédé de Pasteur, la coagulation n'a eu lieu qu'au bout de 2 h. 55 min. Elle a donc été retardée. Mais dans le segment témoin contenant du sang non mélangé de sérum, la coagulation ne s'est produite qu'au bout de deux jours.

La différence constatée entre les résultats de ces deux expériences tient à ce que la filtration d'un liquide alblumineux comme le sérum par le procédé Pasteur en altère sensiblement la constitution.

— Le sérum du sang n'a pas la même action coagulatrice que le sérum incoagulable des séreuses.

L'expérience faite avec du liquide péricardique de cheval, parfaitement liquide et citrin, a donné un résultat négatif. On peut dire que ce liquide n'a pas d'action coagulatrice appréciable. Il s'est comporté tout autrement que le sérum. Ce sont, cependant, l'un et l'autre, des liquides albumineux provenant de la même espèce animale et paraissant exercer sensiblement la même action sur les éléments anatomiques du sang. Mais quand on y regarde de près, on observe des différences dans les propriétés de ces sérosités.

---

(1) Nous renvoyons pour les détails des expériences à l'ouvrage déjà cité.

Le liquide du péricarde et, d'une manière générale, les liquides albumineux ne renfermant pas de ferment de la fibrine, conservent parfaitement les éléments du sang de la même espèce, y compris les hématoblastes; le sérum sanguin, au contraire, laisse les hématoblastes s'altérer et paraît même faciliter les modifications subies par ces éléments.

Le sérum du sang peut donc exercer une action coagulatrice non seulement à cause de sa constitution particulière, mais aussi parce qu'il entraîne des altérations des éléments anatomiques et tout particulièrement des hématoblastes.

Pour mettre en évidence l'influence de ces altérations des éléments figurés, il fallait introduire dans les segments veineux un liquide capable de les altérer, tout en étant dépourvu de tout principe chimique capable de solliciter la coagulation. On y réussit en faisant pénétrer de l'eau distillée dans le sang veineux, ainsi que L. Fredericq l'avait déjà antérieurement reconnu.

Mais l'expérience a moins d'intérêt parce que l'eau altère sans distinction tous les éléments anatomiques et peut même agir sur ceux de la paroi vasculaire.

Les faits qui viennent d'être relatés et quelques autres analogues, qui peuvent être négligés, établissent que malgré l'intégrité de la paroi vasculaire, le sang des segments se coagule lorsque ses éléments figurés subissent une altération. Il paraît certain que les hématoblastes sont comme toujours les plus vulnérables de ces éléments et les agents les plus actifs au point de vue de la formation du caillot sanguin.

Sang stagnant. — La détermination des conditions nécessaires au maintien de la fluidité du sang *en circulation* et par suite les causes des concrétions intravasculaires, indépendantes des lésions pariétales, constitue une des parties les plus importantes de l'étude que nous poursuivons, tout au moins pour le médecin. Elle n'a donné lieu, avant nos travaux, qu'à un nombre fort limité de recherches.

Le seul fait que nos prédécesseurs paraissent avoir établi concerne la possibilité de produire sur le vivant des thromboses veineuses, parfois même artérielles, en injectant dans les vaisseaux, soit du sang dissous (Naunyn, Plôsz et Gyorgyaï), soit une solution contenant du ferment de la fibrine et de la sérum-globuline (Edelberg).

Les expériences sur lesquelles s'appuient ce fait sont complexes.

Avant de chercher à les vérifier et à les interpréter, il faut en exécuter de plus simples et d'une analyse plus aisée.

Nous allons nous trouver en présence de phénomènes curieux, d'une haute portée clinique et, en même temps, d'une grande simplicité, s'appuyant sur des expériences d'une grande netteté.

— Le premier fait sur lequel l'attention doit être attirée est celui-ci.

On peut introduire dans le torrrent circulatoire un certain nombre de liquides, presque tous capables d'altérer assez sérieusement le sang, sans crainte de produire de modification appréciable dans la circulation.

Les liquides que nous avons expérimentés sont le sérum du sang emprunté à un animal de la même espèce, l'eau légèrement salée (solution dite « sérum artificiel »), l'eau pure en proportion même assez considérable, le sang défibriné ou complet, emprunté à un animal de la même espèce, les sérosités non spontanément coagulables, prises sur des animaux d'espèces différentes, enfin la solution aqueuse de ferment pur en proportion minime.

On injecte dans le sang, par une veine périphérique, une certaine proportion d'un de ces liquides, et on constate qu'il ne se produit aucune coagulation; la circulation générale n'est pas troublée et les propriétés du sang ne paraissent pas modifiées. Cependant, ce sang circulant a acquis des propriétés nouvelles. Voici comment elles sont mises en évidence, et en quoi consiste le second fait sur lequel il faut insister.

FORMATION DES CONCRETIONS PAR STASE. — Nous savons que lorsqu'on comprend entre deux ligatures sur l'animal vivant un segment veineux de manière à ce qu'il reste gonflé de sang, il s'écoule un temps assez long avant que le sang, soustrait de la sorte à la circulation, se coagule. Si donc on pratique une ligature de ce genre avant l'injection intraveineuse d'un liquide capable d'altérer la constitution du sang, puis qu'après l'injection on arrête le sang dans une veine comprise à son tour entre deux ligatures, il sera facile de voir comment se comporte le sang stagnant.

En opérant ainsi, on constate que les liquides qui font coaguler le sang dans les segments vasculaires détachés du corps de l'animal produisent les mêmes effets sur le vivant, mais seulement dans le sang retenu en stagnation entre deux ligatures.

Injections de sérum. — Le plus actif des liquides précédemment

énumérés semble être le sérum du sang emprunté à l'animal lui-
même ou à un animal de la même espèce.

Voici, comme exemple, une des expériences :

Petit chien bien portant du poids de 6 k. 200. T. rect. 39°. A 3 heures, on
fait la ligature de la jugulaire droite de manière à la maintenir gonflée de
sang (témoin), puis on injecte par la saphène 20 cent. cubes de sérum frais de
chien. Immédiatement après on lie la jugulaire gauche préparée à l'avance
(3 h. 20 m.).

A 3 h. 40, on voit à travers la paroi veineuse que dans la jugulaire droite
les globules sont séparés du plasma surnageant, tandis que dans la gauche, il
n'y a pas de séparation, le sang paraît déjà coagulé.

A 4 h. 5 m., on ouvre les deux vaisseaux. Le sang est liquide dans la jugulaire droite (ligaturée avant l'injection) ; il se coagule à l'air en 2 minutes par
une température ambiante de + 20°. La jugulaire gauche est remplie complètement par un caillot cruorique. A 4 h. 15 m., temp. rect. 39°2. Le chien reste
vif et bien portant ; ses urines du soir et celles du lendemain ne renferment
pas d'albumine.

La possibilité d'obtenir la coagulation du sang stagnant ne dure
qu'un temps limité, dépendant de la dose injectée.

Ce point très accessoire n'a pas fait l'objet d'expériences assez
nombreuses pour pouvoir être précisé.

Injection d'eau distillée. — Il n'est pas nécessaire que le liquide
injecté soit albumineux et doué de propriétés particulières, comme
le sérum du sang qui renferme du ferment, pour qu'on obtienne la
coagulation du sang stagnant. L'eau distillée, qui agit uniquement
en altérant le contenu du sang et particulièrement les éléments, donne
un résultat positif très net.

Exemple :

Chien très vigoureux, du poids de 13 k. 300.
A 4 h. 40, ligature de la jugulaire gauche (témoin). Injection par la saphène
de 554 cent. cubes d'eau distillée, soit le 24° du poids du corps. Immédiatement après, ligature de la jugulaire droite (il est 2 heures).
A 3 h. 40 m., on ouvre les deux vaisseaux. Dans la jugulaire gauche, sang
liquide, se coagulant à l'air en quelques minutes ; dans la jugulaire droite,
sang coagulé présentant une partie cruorique et une plasmatique.

Pour obtenir ce résultat, l'emploi d'une grande quantité d'eau,
dont on vient de se servir, n'est pas nécessaire. D'autres expériences
ont fait voir qu'il suffit, au contraire, de très faibles proportions d'eau
distillée pour le provoquer.

Quelques centimètres cubes d'eau distillée représentant le 200° ou
même le 250° du poids du corps suffisent pour faire coaguler le sang
stagnant.

Mais, en général, la coagulation se fait moins rapidement qu'avec le sérum; les globules ont le temps de se déposer avant la prise en masse, et le caillot présente, par suite, une partie inférieure rouge et une supérieure décolorée. De plus, le caillot ne remplit pas complètement le vaisseau; avec lui sort une certaine proportion de sang liquide, se coagulant ultérieurement à l'air.

Injections de sérum artificiel, chloruré sodique. — Bien que la solution de chlorure de sodium de 5 à 6 pour 1.000 soit considérée comme indifférente pour le sang, l'injection intraveineuse de sérum artificiel agit à peu près comme l'eau distillée. Il faudrait recommencer ces essais avec une solution plus forte, à 7 0/00 environ. Mais cela n'aurait pas grand intérêt, car il est certain que les solutions chlorurées sodiques pures, quel qu'en soit le titre, ne conservent pas intacts les éléments figurés du sang, notamment les hématoblastes.

Injections de solution aqueuse de ferment de la fibrine. — Lorsqu'on fait pénétrer dans la circulation générale une petite quantité de solution de ferment de la fibrine préparé par le procédé d'A. Schmidt, on est en droit d'obtenir des effets comparables à ceux que détermine le sérum du sang. Mais l'expérience présente des difficultés parce qu'il est impossible d'introduire ce ferment dans la circulation sans injecter en même temps une certaine quantité d'eau le tenant en dissolution.

En dissolvant le ferment dans une très petite quantité d'eau et en faisant une expérience de contrôle avec l'eau pure, il semble que l'injection de solution de ferment soit plus active. On ne saurait l'affirmer.

Injections de liquide albumineux coagulable. — Le liquide pleurétique ayant déjà laissé déposer une partie de sa fibrine est sensiblement aussi actif que le sérum du sang.

Injections de sang. — Les effets déterminés par le sang défibriné sont variables. En général, on obtient une coagulation incomplète du sang stagnant.

Il en est de même à la suite des injections de sang complet.

Injections de liquide d'hydrocèle. — Le liquide d'hydrocèle, sérosité non coagulable, semble agir en allongeant le plasma sanguin sans le modifier. Il peut être introduit à très haute dose dans le sang circulant sans provoquer la coagulation du sang stagnant.

Cependant, il n'en est pas toujours ainsi. Dans une des expériences il s'est comporté comme le sérum du sang, bien qu'il ne fût pas spontanément coagulable.

CONCLUSION. — Ces expériences montrent en définitive qu'un sang, modifié par injection intraveineuse de certains liquides, **peut rester** fluide en circulant sans occasionner de troubles généraux ou locaux de la circulation, tandis qu'il provoque la formation de caillots dans les points où il reste en stagnation. Le mouvement du sang dans les vaisseaux exerce donc une influence manifeste sur le maintien de la fluidité du sang.

Les coagulations produites par stagnation constituent *les caillots par stase*, dont les conditions générales nous sont maintenant connues.

Formation des concrétions dans le sang circulant. — Il existe des liquides différents des précédents qui déterminent dans les mêmes conditions la formation immédiate de coagulations particulières, dans le torrent circulatoire, pendant que le sang circule.

Elles sont obtenues expérimentalement avec le sérum et le sang d'espèces étrangères (XII ; XX ;XXI ; XXX ;XXXI ; XXVII ; XXIX ; XXXIII ; XXXIV.)

On connaît depuis longtemps les accidents déterminés par les transfusions de sang faites avec le sang d'une espèce étrangère.

Les conditions dans lesquelles sont faites ces opérations entraînent une sorte d'action réciproque des deux sangs obligés de se mélanger. Il en résulte des lésions et des phénomènes complexes d'une analyse assez difficile.

L'étude de ces sortes de transfusion est simplifiée quand au lieu de sang on se sert de sérum.

Tous les sérums étrangers sont nocifs, mais l'intensité de leurs effets est très variable.

D'une manière générale, ils déterminent des altérations plus ou moins profondes du sang des animaux injectés. Ces altérations sont diverses. Celles qui nous occupent en ce moment consistent dans la formation de concrétions dont nous étudierons la constitution. Les unes sont petites, parfois microscopiques; les autres sont massives.

CONCRÉTIONS PAR PRÉCIPITATION GRUMELEUSE. — Occupons-nous d'abord de cette première variété. Elle peut être obtenue par diverses espèces de sérums et même par certains sangs.

Pour en faire l'étude expérimentale, nous commencerons par l'examen des faits les plus simples parmi ceux qui nous sont connus.

Injections de sérum de bœuf chez le chien. — Les résultats en sont variables; souvent on obtient des lésions hémorragiques particulières.

Par elle-même l'injection n'est pas très douloureuse; mais elle est immédiatement suivie d'un état d'accablement extrême. L'animal devient triste et plaintif et va se coucher dans un coin; il reste peu volontiers sur pattes et se traîne péniblement, vous regarde d'un air anxieux et craintif et parfois tremble, comme agité par un frisson.

Dans presque tous les cas, on note des efforts de vomissements, des nausées, un refus obstiné des aliments les plus attrayants, et, à peu près dans la moitié des cas, des vomissements qui surviennent immédiatement ou au bout de quelques minutes. Chez quelques animaux, il s'est produit en même temps du hoquet. Les matières vomies sont alimentaires et glaireuses, parfois sanglantes. En général, les vomissements sont peu abondants et passagers. Le phénomène le plus constant est une diarrhée qui survient presque toujours dès la fin de l'injection.

Les premières défécations sont assez abondantes et contiennent des matières fécales; mais bientôt les garde-robes deviennent insignifiantes, entièrement muqueuses et presque toujours un peu sanguinolentes.

L'animal paraît avoir des coliques fréquentes et il éprouve un ténesme plus ou moins persistant.

En même temps les urines sont habituellement supprimées; quatre fois seulement sur douze cas mortels on a pu en obtenir, avant la mort de l'animal, une quantité plus ou moins abondante, et 3 fois sur les 4 cas, cette urine de coloration normale contenait une certaine quantité d'albumine.

La température a été abaissée de 1 à 2 degrés dans les cas mortels; dans ceux où les animaux ont survécu, l'opération a été suivie, au contraire, d'un léger mouvement fébrile.

Dans les cas de mort, celle-ci est survenue 12 à 18 heures après l'opération. Trois fois sur douze, elle a été plus tardive. Dans une des observations, l'animal a survécu un jour et demi; dans une autre,

2 jours et demi; dans la troisième, 3 jours et demi, et dans ces trois cas, l'anurie n'a pas été complète.

La suppression des urines a peut-être été une des principales causes de la mort rapide dans les autres observations.

Les lésions cadavériques consistent toujours en infarctus hémorragiques multiples, plus ou moins nombreux.

Les plus constants sont ceux du tube digestif. Il en existe rarement dans l'œsophage, plus souvent dans l'estomac, toujours dans l'intestin. Assez souvent, les lésions étendues du pylore au rectum sont considérables. Mais le plus fréquemment les suffusions sanguines sont discrètes et ressemblent à des taches de purpura confluent.

Les plaques de Peyer et les follicules clos de l'intestin sont gonflés et saillants.

Quand les lésions du tube digestif sont très prononcées, tout le système des branches afférentes de la veine-porte est distendu. Le tube digestif est rempli de sang mélangé avec le contenu de l'estomac et de l'intestin. Dans ce dernier, on trouve avec les caillots un revêtement muqueux.

Dans un cas de survie de 2 jours et demi, le mucus intestinal était tout à fait purulent.

Après les lésions hémorragiques du tube digestif, les plus fréquentes sont celles du péritoine viscéral.

La surface de l'estomac, de l'intestin, de la vessie est couverte habituellement de taches ecchymotiques plus ou moins étendues et confluentes; parfois une certaine quantité de sang est épanchée dans la séreuse.

Dans un cas, il existait un gros caillot le long de la petite courbure de l'estomac se prolongeant jusqu'au foie, et la cavité péritoniale renfermait 150 gr. environ de sang liquide.

Assez souvent, il se produit quelques ecchymoses dans le tissu sous-séreux du cœur, soit dans le péricarde, soit dans l'endocarde ou dans les deux à la fois. En même temps, la plupart des viscères sont atteints. La rate est rarement tuméfiée, mais presque toujours on y voit à la surface ou dans l'épaisseur de petits foyers hémorragiques.

Les reins sont habituellement congestionnés, rarement pâles ; assez souvent ils présentent de petites taches grisâtres d'anémie, à forme conique caractéristique. La vessie habituellement vide, revenue sur elle-même, est le siège de quelques ecchymoses au niveau de la muqueuse du bas-fond.

Le foie, ainsi que les reins, sont gorgés de sang et présentent souvent quelques taches rouges, diffuses, dues à de petites infiltrations sanguines. La vésicule est parfois vide, parfois remplie de bile un peu muqueuse; dans un cas, sa paroi était infiltrée de sang.

Les poumons sont relativement peu lésés; il est rare cependant de ne pas trouver à leur surface quelques taches purpuriques ou quelques petits infarctus hémorragiques de la grosseur d'un grain de millet.

Les centres nerveux n'ont pas toujours été examinés. Dans un cas sur trois, il y avait de petites ecchymoses dans la dure-mère.

Le sang contenu dans les vaisseaux et dans le cœur était tantôt liquide, tantôt imparfaitement coagulé. Dans plusieurs cas, en en plaçant une goutte sous le microscope, on vit se former rapidement après dissolution des globules rouges, d'abondants cristaux d'hémoglobine (le sérum avait produit, on le voit, de l'hémolyse des hématies du chien). Ceux-ci ne préexistaient pas probablement dans le sang.

Sur les préparations microscopiques, on observe une stase étendue dans les artérioles, les capillaires et les veinales. On n'y reconnaît pas la matière embolique. Cependant, dans quelques artérioles, on remarque des amas granuleux contenant des globules blancs. Outre cet arrêt du sang dans certains départements vasculaires, on trouve des extravasats de globules rouges plus ou moins étendus.

Dans l'intestin ces suffusions sanguines siègent dans les couches superficielles de la muqueuse, à l'extrémité des villosités et entre la partie supérieure des glandes en tube. Au voisinage de ces infiltrations les vaisseaux de la muqueuse et particulièrement ceux des villosités sont remarquablement dilatés et gorgés de globules rouges. La rate, le foie, les reins présentent des extravasations diffuses du même genre.

Cet ensemble de symptômes et de lésions constitue une maladie rappelant les symptômes et les lésions obtenus à la suite des transfusions de sang étranger, dont divers auteurs ont donné une description plus ou moins exacte et plus ou moins complète.

Mais c'est la première fois qu'on produit, dans des conditions plus simples, avec du sérum (sans éléments du sang) un mode particulier de coagulation et une maladie hémorragique analogue au purpura. On verra que nous sommes ici tout à fait dans le domaine de la pathologie des hématoblastes.

Il nous paraît inutile de rapporter toutes les expériences sur lesquelles s'appuie cette description. Nous en citerons, cependant, un exemple qui, on va s'en rendre compte, est un beau cas d'anaphylaxie post-sérique (1).

Chien jeune, très vigoureux, du poids de 11 k. 500, t. r. 39°4. On le saigne par la saphène de 50 gr. et on lui injecte 48 gr. (le 240° du poids du corps) de sérum de sang de bœuf.

Cinq minutes après l'injection, ligature d'un segment de la jugulaire droite.

Cinq minutes après t. r. 39°,6, agitation. En examinant au microscope le sang du chien dans du sérum de bœuf, le même qui a servi à l'injection, on constate que les globules rouges semblent s'y conserver, mais que les hématoblastes n'y sont pas reconnaissables.

Vingt minutes plus tard, t. r. 38°,8 (l'animal étant resté attaché). 40 minutes après la ligature de la jugulaire (ce qui est un peu tôt) on ouvre le vaisseau. Le sang qui en sort est liquide et se coagule assez rapidement à l'air.

L'animal détaché ne paraît pas malade ; pas d'albumine dans l'urine.

Douze jours après, les plaies étant bien cicatrisées, nouvelle expérience.

Le chien ne pèse plus que 10 k. 400. Injection lente par la saphène de 22 gr. de sérum de bœuf. Cette faible quantité ne représente que le 474° du poids du corps. Avant l'injection, t. r. 39°, 2.

5 minutes après la fin de l'injection, ligature d'un segment de la jugulaire gauche. Aussitôt après, l'animal est pris de vomissements ; il est abattu, reste couché. Au bout de 40 minutes, t. r. 39°,5, défécation liquide, coliques, puis nouvelle défécation d'un mucus épais, jaunâtre ; 15 minutes après, nouveau vomissement renfermant un peu de sang. 15 minutes après, t. r. 39°,8. Trente minutes plus tard le chien est très souffrant ; l'urine contient de l'albumine.

On ouvre le vaisseau, au bout d'un nouveau quart d'heure, soit 2 heures environ après la ligature ; *le sang est liquide et ne se coagule pas à l'air.*

Le lendemain matin, on trouve l'animal mort ; il a perdu pendant la nuit une petite quantité de sang provenant de la plaie du cou.

Le sang du vaisseau lié, conservé depuis la veille, est resté liquide ; il a laissé déposer de petits grumeaux analogues à un sédiment ; ils sont composés de globules rouges déformés, mûriformes, et de quelques globules blancs retenus entre eux par une masse visqueuse.

Autopsie. — L'épiploon et le mésentère présentent quelques taches ecchymotiques (purpuriques) ; petites nappes sanguines disséminées sur leur surface.

Foie congestionné ; vésicule revenue sur elle-même.

Reins congestionnés ; nombreuses taches purpuriques et coloration rouge à la surface de la muqueuse vésicale. Liquide brunâtre dans l'estomac par mélange de sang et de bile. Muqueuse rouge, nombreuses petites taches purpuriques dans le voisinage du pylore.

Ecchymoses sous séreuses, au niveau du rectum seulement. Le gros intestin contient un mucus rougeâtre et du sang pur.

Dans les dernières parties de l'intestin grêle, petites taches ecchymotiques. Toute la surface du gros intestin depuis le cæcum jusqu'au rectum est d'un rouge vif, la muqueuse est gonflée, turgescente et sur le fond rouge se détachent des petites taches purpuriques en nombre infini.

La rate paraît d'un volume normal, on y voit à la surface un grand nom-

---

(1) Nous avons dans nos nombreuses études expérimentales, rencontré plusieurs cas d'anaphylaxie.

bre de points saillants qui sont autant de petits infarctus. Poumons sains ainsi que les plèvres.

Le cœur droit contient un caillot fibrineux ainsi que l'oreillette correspondante ; le cœur gauche est vide. Cerveau et moelle non examinés.

L'examen microscopique a fait reconnaître dans les reins, la rate et l'intestin des infarctus hémorragiques nombreux.

Les symptômes et les lésions produites par l'introduction d'un sérum étranger dans le sang en circulation sont déterminés par une quantité innombrable d'embolies microscopiques. Ces embolies sont formées par la précipitation dans le sang de l'animal injecté d'éléments figurés conglomérés.

L'examen microscopique de ces amas prouve que le noyau en est constitué par des hématoblastes altérés. Ces derniers forment une masse hyaline très réfringente, extrêmement visqueuse, autour de laquelle adhèrent quelques globules blancs et un grand nombre de globules rouges, de telle sorte que les plus grands des amas ressemblent à des grumeaux rouges. Quand les préparations microscopiques sont légèrement desséchées, on voit souvent apparaître des cristaux d'hémoglobine.

Le sérum de bœuf est donc capable de provoquer chez le chien un genre particulier de coagulation du sang. J'ai proposé de désigner cette variété de coagulation sous le nom de *coagulation par précipitation grumeleuse.*

Ce genre de coagulation (la troisième que nous venons d'indiquer) peut être déterminée par des procédés divers que nous énumérerons simplement pour arriver ensuite à la deuxième variété de coagulation qu'on peut obtenir dans le sang circulant.

Diverses injections produisant une coagulation par précipitation grumeleuse. — Il est probable qu'il existe un nombre considérable de sérums et de sangs étrangers capables de provoquer ce genre de coagulation.

Nous ne pouvons mentionner que ceux dont nous avons fait usage dans nos études. Pour les sérums, citons le sérum de chien injecté au chevreau. On obtient dans ce cas des concrétions remarquablement volumineuses.

Un moyen de se rendre compte d'une manière très frappante de l'altération du sang consiste à faire au chevreau, immédiatement après l'injection, une saignée (par une artère par exemple) et à recevoir le sang sur une plaque de verre inclinée. Le jet de sang se répand en nappe qui laisse apercevoir une quantité innombrable de grumeaux de tailles très diverses, parfois assez gros.

Nommons encore le sérum de cheval injecté au chien.

— Quand au lieu de sérum on emploie du *sang étranger*, les faits sont plus complexes parce qu'il y a action réciproque d'un sang sur l'autre. Néanmoins, dans nombre de cas, le sang étranger ne détermine chez l'injecté qu'une coagulation par précipitation grumeleuse.

Il en a été ainsi dans les expériences qui nous occupent de l'injection du sang de bœuf au chien, du sang de chien au chevreau, du sang de cheval au chien (signalons à ce propos que le chien supporte ce sang à forte dose).

— Quels que soient les agents de la coagulation par précipitation grumeleuse, les symptômes et les lésions sont sensiblement les mêmes. Les expérimentateurs qui ont fait des transfusions de sang étranger ont fait connaître les uns et les autres et nous venons d'en donner la description à l'occasion des injections de sérum de bœuf faites au chien.

Nous n'ajouterons à ce tableau qu'un détail sur lequel nous reviendrons plus tard à propos des modifications de la coagulabilité du sang. Il s'agit d'une diminution de cette coagulabilité.

Dans les injections faites chez le chien avec le sang du cheval, les modifications de la coagulabilité ont été observées avec soin. Dès la seconde saignée, suivie de transfusion avec le sang de cheval, le sang du chien transfusé pouvait rester presque indéfiniment sans se coaguler.

Etant donnée la constitution particulière des concrétions par précipitation, ce fait est des plus intéressants. Il est d'autant plus significatif que dans les cas où, au contraire, les globules rouges sont rapidement dissous (par exemple injection de sang de chevreau au chien), la coagulabilité du mélange sanguin est augmentée.

Rappelons-nous ces particularités ; elles trouveront leur application à propos des maladies hémorragipares.

PRODUCTION DE CAILLOTS MASSIFS. — On a encore réalisé expérimentalement la production d'un autre genre de coagulation dans le sang circulant.

Divers expérimentateurs l'ont obtenu à l'aide de manipulations particulières du sang ou des tissus. De notre côté, nous avons pù la réaliser en opérant la transfusion avec un sérum ou un sang d'une certaine espèce.

Injections de sang dissous. — Naunyn a provoqué la formation de thrombus massifs en injectant dans le sang une solution d'hémoglobine ou mieux de sang dissous, obtenu à l'aide de congélations successives de sang emprunté à un animal de la même espèce ou d'une espèce différente (1). Lorsque l'injection est faite dans le système veineux (par la jugulaire), la coagulation pénètre dans le cœur droit et la mort est presque subite.

Schoff et Hőgyes, Plősz et Győrgyai ont obtenu des résultats variables, souvent négatifs.

Nous avons également, dans des expériences de contrôle, observé des faits différents de ceux de Naunyn. Si nous en parlons, c'est qu'un des résultats constants des injections de sang dissous par divers procédés consiste en une poussée d'hémoglobinurie passagère, ce qui est intéressant à remarquer au point de vue du mode de production de cette maladie.

Injections de ferment et de fibrinogène. — Edelberg prétend avoir provoqué des thromboses massives en se servant de solution aqueuse de ferment de la fibrine préparée par le procédé d'A. Schmidt.

Il est plus intéressant peut-être de noter des faits analogues provoqués par des *extraits de tissus.*

P. Foà et Pellacani (en 1883) ont vu qu'en injectant dans les veines des solutions aqueuses faites avec des viscères frais (cerveau, capsules surrénales, testitules, reins, glandes lympathiques, foie) on produit souvent la mort des animaux par suite de la coagulation du sang dans le cœur et dans les vaisseaux de la petite circulation (2). Ils ont rapporté l'action coagulatrice de ces macérations d'organes au ferment de la fibrine.

On sait, d'ailleurs, que, déjà un peu antérieurement, Rauschenbach s'était efforcé de démontrer la possibilité d'extraire du ferment de la plupart des cellules (3).

Plus récemment, Wooldrige, dans le cours d'intéressantes recherches sur la coagulation du sang, est parvenu à isoler la matière productrice des thromboses massives. Il a retiré de divers tissus, par-

---

(1) NAUNYN. Untersuchungen ū. Blutgerinnung in lebenden Thiere u. ihre Folgen. (Arch. f. experim. Pathol. u. Pharmacol. T. I, n° 1, S. 1-17, 1873).

(2) P. FOA et PELLACANI. Sur le ferment fibrinogène et sur les actions toxiques exercées par quelques organes frais. (Arch. ital. de biologie, T. IV, part. I. 1883).

(3) F. RAUSCHENBACH. Ueber die Wechselwirkungen zwischen Protoplasma u. Blutplasma. (Dorpat, 1882).

ticulièrement du thymus, des testicules, une matière albuminoïde à laquelle il donne le nom de *fibrinogène des tissus* et il en prépare une solution qu'il injecte dans les vaisseaux d'un animal. Cette injection a déterminé presque instantanément des coagulations intravasculaires. Le siège et l'étendue de ces coagulations dépendent de l'état de l'animal. Lorsque celui-ci est mal nourri et affamé, l'injection faite par la jugulaire externe ne fait coaguler que le sang de la veine-porte. Au contraire, lorsqu'il est bien nourri et en pleine digestion, les caillots pénètrent jusque dans le cœur droit et les veines pulmonaires. L'injection est-elle poussée rapidement, elle amène la mort avant que la solution arrive jusque dans le système porte (1).

Wooldrige prépare sa solution coagulatrice de la manière suivante. On divise finement des testicules ou du thymus de veau et l'on fait macérer ces organes dans de l'eau pendant plusieurs heures. Le liquide de macération est alors séparé à l'aide du centrifuge et, en l'acidifiant avec de l'acide acétique, on obtient un précipité que le centrifuge permet de recueillir; on le fait dissoudre dans une solution étendue de carbonate de soude.

Injections de sang et de sérum étrangers. — Nous avons obtenu des précipitations massives avec le sérum de cheval chez le chien, mais d'une manière occasionnelle. Le chien opéré avait été rendu anémique par des saignées multiples. A l'autopsie, on trouva des coagulations massives dans les grosses veines du mésentère et dans la première partie de la veine porte; dans la dernière portion de la veine cave inférieure, caillot pénétrant dans le cœur; dans le ventricule droit et l'oreillette droite et jusque dans l'artère pulmonaire ; dans les cavités cardiaques gauches et enfin dans la veine cave supérieure un caillot énorme se prolongeant jusque dans la veine sous-clavière droite.

— Le procédé nous ayant permis d'obtenir régulièrement des thromboses massives a consisté dans l'injection *de sang de chien au lapin.*

Nous poursuivions l'étude des transfusions sanguines entre animaux d'espèce différente lorsque J. Héricourt et Ch. Richet attirèrent l'attention, à propos de recherches d'un autre ordre, sur la faible

---

(1) L. C. WOLDRIGE. Beitraege zur Lehre von der Gerinnung. (Arch. f., Anat. u. Phys. phys. Abtheil., S. 174, 1888). — Ueber intravasculaere Gerinnungen. (Arch. f. Anat. u. Phys. phys. Abth., S. 397, 1886).

résistance qu'opposent les lapins aux injections de sang de chien (1).

Nous avons fait alors l'étude de ces injections.

Le sang complet, le sang défibriné et le sérum possèdent à peu près au même degré la propriété de faire succomber en peu de temps les lapins transfusés. Il suffit d'une dose de 5 à 7 c.c. par kilogramme de lapin pour entraîner la mort rapide.

Après l'injection, on observe les phénomènes suivants : Au bout d'une à deux minutes, l'animal se met en boule, poils hérissés; puis il s'étend à plat ventre en même temps qu'il est pris de dyspnée; bientôt celle-ci devenue extrême s'accompagne de cyanose, et la terminaison a lieu dans des convulsions asphyxiques avec dilatation des pupilles. Toute cette scène se déroule en 5 à 15 minutes.

Quand la dose est insuffisante pour déterminer la mort immédiate, on observe simplement de la dyspnée avec ou sans extension des pattes.

Quelques-uns des animaux rendent plus tard une urine rouge renfermant des hématies et surtout de l'hémoglobine dissoute. D'autres sont pris simplement de polyurie et excrètent une urine contenant parfois pendant un ou deux jours des pigments biliaires et de l'urobiline ou seulement de l'urobiline.

L'autopsie des animaux, faite immédiatement après la mort, permet de constater, dans tous les cas, sans exception, une distension des cavités droites du cœur par du sang coagulé. Ces concrétions par précipitation massive sont entièrement cruoriques et remplissent exactement l'oreillette et le ventricule. Elles se prolongent également, dans tous les cas, dans l'artère pulmonaire et dans ses premières grosses divisions. Chez quelques animaux, on trouve, en outre, des thromboses plus ou moins volumineuses et étendues dans les veines caves et parfois aussi dans la veine-porte. Les poumons sont exsangues; dans quelques cas, ils contiennent de petits infarctus. Le cœur gauche est vide; on peut y trouver, cependant, un très petit caillot rouge.

La constance de ces résultats permet d'affirmer que la mort est la conséquence de l'arrêt du sang dans le cœur droit. Les animaux succombent comme si on leur avait jeté une ligature sur l'artère pulmonaire.

---

(1) J. Héricourt et Ch. Richet. (*C.R. de l'Acad. des Sciences*, 5 nov. 1886).

Conclusions générales. — Mode de production des diverses concrétions par altération du sang. — Nous avons dit que tous les sérums altèrent le sang et il paraît démontré qu'ils provoquent des modifications multiples. Les plus importantes portent visiblement sur les éléments anatomiques et sont très certainement la cause principale des coagulations que nous venons de démontrer expérimentalement.

Pour éclaircir les effets des sérums, il nous faut examiner avec plus de détails les altérations qu'ils font éprouver aux éléments du sang.

Il n'est pas nécessaire que le sérum ajouté à un sang déterminé soit d'une espèce étrangère; le sérum de la même espèce, voire même du même individu sur lequel on fait l'examen détermine des altérations déjà sensibles des éléments du sang. Ainsi du sang humain délayé avec du sang humain subit de la part de ce liquide des altérations qui portent sur les éléments figurés. De même les éléments du sang du chien sont altérés dans le sérum de chien.

Les éléments figurés les plus sensibles sont les hématoblastes. Il est tout à fait impossible de compter ces éléments en employant le sérum de la même espèce; ils sont pour ainsi dire indistincts dans le mélange du sang avec du sérum. Après eux viennent les globules rouges : ils se déforment et quelques-uns tendent à perdre leur hémoglobine.

Pour nous rendre compte de l'action des sérums sur le sang de la même espèce ou sur un sang étranger quelconque, nous avons employé souvent la numération des éléments en nous servant du sérum comme liquide de dilution et en comparant les résultats obtenus par la méthode ordinaire qui consiste à mélanger le sang avec un de nos liquides fixateurs, le liquide A par exemple. Et bien, la numération des globules rouges fournit toujours un déficit quand elle est pratiquée avec du sérum.

Les globules blancs sont toujours, comme nous avons déjà eu plusieurs fois l'occasion de le faire remarquer, les plus résistants des éléments du sang. Ils sont pourtant impressionnés, même par le sérum de la même espèce, et s'ils ne sont pas détruits, il est de règle que la vitalité en soit amoindrie à en juger par la diminution ou la perte des mouvements amœboïdes.

C'est en raison de ces altérations que les injections de sérum de la même espèce, tout en laissant en apparence intact le sang circulant, provoque des coagulations par stase.

Les sérums d'espèces étrangères sont beaucoup plus nocifs que celui de la même espèce.

Ce point particulier a fait l'objet d'études déjà anciennes de la part des expérimentateurs qui ont fait des essais de transfusion entre animaux d'espèce différente.

Landois et Creite faisaient un mélange de sang avec du sérum d'espèce différente et variaient la combinaison (1).

Landois s'est servi particulièrement de sérum de chien et à constaté qu'il possède une action dissolvante très énergique; après lui, viennent, en suivant un ordre décroissant, les sérums de chat, de porc, d'homme, de mouton, des bêtes à corne, de lapin, de cheval, enfin de cobaye.

L'action dissolvante ne fait jamais défaut, mais s'exerce avec une intensité très variable suivant les espèces.

Les évalutations données par Landois sont sujettes à caution parce qu'il a employé un procédé d'étude trop sommaire. Mais les faits généraux qu'il avance sont exacts, et cela suffit pour la compréhension des résultats concernant nos expériences.

Creite et Landois ont suivi au microscope les altérations que présentent les hématies lorsqu'on les place dans un sérum étranger : ils changent de forme, deviennent mûriformes ou vésiculeux, polyédriques, se gonflent; puis ils tendent à se réunir en amas dans lesquels les globules sont fortement accolés, d'où la possibilité d'embolies globulaires.

Les globules perdent peu à peu leur hémoglobine qui se dissout dans le plasma; mais les stromas albuminoïdes des hématies persistent et Landois, qui leur a donné le nom de stromas-fibrine, admet qu'ils peuvent agir à la façon de bouchons de fibrine et, eux aussi, produire des oblitérations vasculaires. Il pense également, avec Naunyn, que l'hémoglobine dissoute dans le plasma de l'animal récepteur sollicite la coagulation du sang et provoque la formation de thrombus.

— Nos propres recherches ont confirmé et précisé les résultats obtenus par Landois.

Dans tous les cas il y a tendance à des dissolutions d'éléments et à la formation de précipités. Les résultats varient suivant les espèces considérées. Avec le sérum de bœuf chez le chien, ce sont les altéra-

---

(1) Landois. Divers travaux en 1867, 1873 et Die Transfusion des Blutes, Leipzig, 1875.

Creite. Versuche über die Wirkung des Serumeiweisses nach Injection in das Blut. (Zeïts. f. rat. Med., Bd XXXVI, S. 90, ff.)

tions des hématoblastes qui dominent et les caillots qui se forment sont des précipitations grumeleuses à noyau hématoblastique, telles que nous les avons décrites. Il est probable que ce sont celles que Landois considérait comme des amas de stromas d'hématies, sous le nom de stromas- fibrine.

Nous avons obtenu des précipitations analogues en injectant du sérum de chien au chevreau et il n'est pas douteux que d'autres combinaisons pourraient déterminer les mêmes effets. Bientôt, nous verrons que ces faits ont leur application en pathologie, notamment en ce qui concerne le purpura.

Avec le sérum de chien, nous avons obtenu chez le lapin une prédominance de l'effet hémolytique et dans ce cas il s'est produit brutalement une coagulation massive, phénomène qui a pu être reproduit expérimentalement, on l'a vu, avec du sang dissous et avec une solution de fibrinogène des tissus.

— Il reste maintenant à se demander quels sont les principes qui, dans le sérum, exercent une action si manifeste et parfois si intense sur le sang vivant et circulant; question d'autant plus intéressante que les faits pathologiques tendent à faire admettre la production de substances analogues par le simple jeu des mutations intraorganiques.

Nous n'avons pas pu résoudre la question, qui est d'ordre chimique, mais nous lui avons fait faire, croyons-nous, un certain pas en découvrant la possibilité de rendre le sérum en quelque sorte inerte en le soumettant à la température critique dont nous avons parlé souvent dans nos études, celle de 56-59° (XXX ; XXXIII).

Voici la conclusion de nos recherches.

Le chauffage du sérum du sang jusqu'à la température de 56 à 59° c. (il faut aller jusqu'à 59° pour le sérum du chien, bien que déjà à 56-57° l'effet du chauffage soit très prononcé) fait perdre à ce liquide, sans y déterminer de modification apparente, les propriétés qu'il manifeste lorsqu'on l'introduit dans le sang d'un animal vivant.

Ainsi le sérum de la même espèce n'est plus apte, après le chauffage, à produire une coagulation du sang stagnant; le sérum de bœuf, après chauffage, ne précipite plus le sang du chien; enfin le sérum de chien perd, après chauffage, la propriété de tuer rapidement le lapin, c'est-à-dire de donner naissance à des thromboses massives au niveau même du centre circulatoire.

Ajoutons, pour terminer, quelques considérations sur la nature probable des substances impressionnées par la température de 56-59°.

La plupart des auteurs ont admis l'existence d'un principe coagulateur auquel on a donné le nom de ferment de la fibrine. Ce ferment peut être évidemment modifié par le chauffage à cette température. On pourrait donc penser au premier abord que la différence d'action entre le sérum non chauffé et le sérum chauffé tient simplement à la destruction dans ce dernier du ferment de la fibrine. Cette hypothèse n'expliquerait pas pourquoi, pour un même animal, les effets des injections de sérum varient — et souvent d'une manière prononcée — suivant la provenance de ce sérum. On ne comprendrait pas pourquoi, par exemple, on peut, chez le lapin, injecter impunément une forte proportion de sérum de lapin — malgré la richesse de ce sérum en ferment de la fibrine — tandis qu'une faible quantité de sérum de chien entraîne la mort.

Il faut de toute nécessité que le sérum renferme, à côté de ce qu'on a appelé le ferment de la fibrine, une ou plusieurs autres substances très actives, variables d'une espèce à l'autre, et en quelque sorte *spécifiques*, et que cette matière ou ces matières soient susceptibles de se modifier par le chauffage à 56-59°. Or, nous avons établi, à l'aide d'autres expériences (XXX), que toutes les variétés de fibrinogène, qu'elles soient coagulables ou non à la température de 56-59°, perdent à cette température la propriété de fournir de la fibrine. Ces faits tendent à établir qu'il existe dans les sérums des matières albuminoïdes variables d'une espèce à l'autre et voisines par certaines propriétés physico-chimiques des substances fibrinogéniques des plasmas. Ce sont probablement des matières provenant de la désassimilation cellulaire.

Anaphylaxie.

Depuis l'époque déjà ancienne où nous avons fait nos recherches expérimentales sur les injections intravasculaires et la formation des concrétions sanguines, il a paru un grand nombre de travaux qui s'y rattachent assez directement pour qu'il nous semble utile de les signaler comme complément de nos propres expériences.

Nous voulons parler des faits compris par les auteurs contemporains sous le terme d' « anaphylaxie ». Mais nous devons immédiatement faire remarquer que les phénomènes dits anaphylactiques se rapportent à deux catégories de faits distinctes. Il y a là une confusion qui nous paraît regrettable.

Les premiers observateurs (Ch. Richet et depuis un grand nombre d'autres) ont rapporté à l'anaphylaxie les accidents produits par des agents très divers (alimentaires ou toxiques, voire même physiques), intervenant dans des conditions particulières. On suppose que ces agents déterminent une sorte de sensibilisation de l'organisme de telle façon que, lors d'une seconde intervention à petite dose, ils déchaînent les accidents en question.

Plus tard, on a rattaché à l'anaphylaxie les désordres déterminés par les sérums (accidents sériques) et on a pu chez les animaux les susciter expérimentalement et en étudier le mode de production.

Les faits de la première catégorie nous paraissent être tout simplement ceux qui sont rapportés depuis fort longtemps à l'*idiosyncrasie*.

C'est ainsi que l'anaphylaxie alimentaire, la migraine, l'asthme des foins, l'asthme dit essentiel, l'hémoglobinurie provoquée par le froid, etc. (voir les travaux de Widal et de ses collaborateurs) ne peuvent se réaliser que chez des individus entachés d'une constitution particulière. C'est là ce qui constitue l'idiosyncrasie.

On a beau se servir de noms nouveaux, invoquer d'ingénieuses hypothèses, ce qu'il faudrait connaître c'est la disposition constitutionnelle qui permet à ces effets singuliers de prendre naissance.

Pour nous, l'idiosyncrasie (genre particulier d'anaphylaxie) est un stigmate de dégénérescence (voir traité des maladies de l'estomac, chap. des grastro-névroses). Evidemment, nous ne savons pas er quoi consiste ce stigmate; mais nous relions ainsi des faits particuliers à une conception clinique générale qui en comprend beaucoup d'autres.

— Dans la seconde catégorie des faits dits anaphylactiques, l'individualisme ne joue plus qu'un rôle effacé; il est probablement nul dans la majorité des cas. Aussi peut-on en faire l'étude expérimentale en se servant de nos animaux de laboratoire.

Nous avons vu que dans nos expériences faites avec le sérum de bœuf chez le chien, nous avions observé un fait remarquable d'anaphylaxie de la deuxième catégorie. Depuis, on a signalé un grand nombre de faits semblables. D'après les remarquables travaux de Widal et de son école, la première intervention de sérum produirait une action sensibilisatrice, la seconde une action déchaînante. Dans certaines circonstances, l'action première serait tout aussi violente et grave que la déchaînante.

Les troubles de déchaînement constituent le choc dit *hémoclasique* ou *colloïdoclasique*. Sans entrer dans les détails énoncés par les auteurs que nous venons de citer, nous dirons simplement que les principaux phénomènes de choc forment une sorte de triade symptomatique : chute rapide, plus ou moins forte, de la pression artérielle; leucopénie avec inversion de la formule leucocytaire et modifications de la coagulation sanguine.

Ces faits nous intéressent particulièrement parce qu'il nous semble bien que les hématoblastes sont aussi intéressés que les leucocytes dans ces phénomènes. D'ailleurs, quelques observateurs ont noté leur diminution de nombre. Aussi nous est-il impossible de ne pas considérer l'ensemble des accidents sériques actuellement décrits sous le nom de *choc* comme absolument analogues aux effets que nous avons obtenus dans nos expériences sur la production des concrétions sanguines et que nous venons de relater.

Ainsi que nous l'avons vu, toute introduction dans le sang de liquides albumineux ou même d'eau et de solutions salines produit des désordres qui peuvent être assimilés à un choc.

Dans une première série de faits (injection de sérum de la même espèce, ou de sang de la même espèce, de solution saline, etc.), le choc ne se traduit expérimentalement que par la production d'une coagulation dans le sang en stagnation. C'est en quelque sorte le premier degré du choc.

Les injections de sérum étranger sont plus nocives. Dans les cas où elles sont le mieux supportées (certains sérums, surtout sérums chauffés), il n'y a qu'une légère agglutination passagère des hématoblastes. Dans d'autres (injection de sérum de bœuf chez le chien, de sérum de chien chez le chevreau, etc.), il se produit des coagulations par précipitation grumeleuse, représentant un choc déjà beaucoup plus grave (production artificielle de purpura).

Enfin, certains sérums (injection de sérum de chien au lapin), déterminant des coagulations massives rapidement mortelles, représentent un choc colloïdoclasique porté au plus haut degré.

Mais ce qui constitue l'anaphylaxie, c'est ce fait que lorsque le premier choc a été léger au point de passer le plus souvent inaperçu, le second, intervenant après un certain intervalle de temps, devient redoutable et parfois mortel.

Or, pourquoi cette seconde intervention est-elle beaucoup plus active que la première ? Il ne nous semble pas que, malgré l'emploi de mots tirés du grec et ayant le cachet de la nouveauté, on en ait fourni l'explication.

Celle-ci reste aussi obscure que la cause profonde de l'idiosyncrasie.

Pour ne pas laisser dans ce court exposé une lacune sensible, nous dirons encore que A. Lumière et H. Couturier ont, dans ces dernières années, tenté d'expliquer les faits dits d'anaphylaxie par des modifications dans ce que ces auteurs appellent la « floculation ». des plasmas.

La question est à l'étude.

III. ANATOMIE PATHOLOGIQUE
DES CONCRETIONS SANGUINES

Après l'étude expérimentale que nous venons de terminer, il reste à décrire les concrétions sanguines dont nous connaissons maintenant le mode de formation.

Les concrétions par précipitation ne peuvent être reconnues chez l'homme dans le cours des états morbides auxquels on suppose qu'elles peuvent donner naissance; de même, des thromboses massives se produisent peut-être chez l'homme sans qu'il soit possible, quant à présent, de les découvrir et de les invoquer pour expliquer certaines causes de morts rapides, telles qu'il pourrait en survenir dans le cours d'intoxications ou d'injections faites dans un but thérapeutique.

Nous n'avons donc à décrire que les concrétions par battage et les caillots ou concrétions par stase.

A. — Concrétions par battage ou hématoblastiques.

CONDITIONS PATHOLOGIQUES. — Ces concrétions s'observent dans les maladies du cœur et des valvules, entraînant des lésions limitées ou parfois un peu diffuses, portant plus ou moins profondément sur l'endocarde et sur les tissus sous-jacents : endocardite exfoliatrice ou bourgeonnante, endocardite ulcéreuse, lésions athéromateuses.

L'endocardite dite végétante n'est souvent qu'une endocardite aiguë, proliférante, dans laquelle les parties irritées de l'endocarde se recouvrent de caillots par battage.

Viennent ensuite les mêmes altérations développées sur les gros troncs artériels : aorte et grosses branches qui en partent.

Dans les anévrysmes, il ne peut guère se former de caillots par battage que sur la surface altérée de la paroi dilatée ou sacciforme et sur les aspérités du collet du sac.

Mais à l'intérieur du sac, ces caillots par battage ne tardent pas

à être noyés pour ainsi dire dans ceux qui proviennent de la stagnation du sang. Les altérations des gros troncs veineux peuvent également déterminer des caillots par battage. Mais les lésions circonscrites des veines sont rares et, comme le cours du sang se ralentit
facilement dans ces vaisseaux, dès qu'ils sont malades, les concrétions sanguines des veines se complètent rapidement par la production d'une coagulation massive par stase.

Il faut citer encore, comme causes des concrétions par battage,
les caillots de stase qui vont être décrits.

Une fois formés, ces caillots coustituent de véritables corps étrangers qui sollicitent le dépôt des hématoblastes et, par suite, des coagulations par battage, toutes les fois que leur extrémité libre ou leur
surface sont balayées par le sang circulant. Que l'extrémité d'un
caillot vienne, par exemple, se placer au débouché d'une collatérale,
elle sera bientôt surmontée d'un caillot par battage plus ou moins
volumineux, répondant à la tête de clou ou de serpent des caillots
veineux prolongés.

Toutes les thromboses et embolies artérielles peuvent par le même
procédé s'étendre plus ou moins loin de leur siège primitif.

Enfin les plaies vasculaires ne parviennent à s'obturer qu'à l'aide
d'un caillot hématoblastique. Ce processus important sera étudié plus
tard à propos de la médication hémostatique.

CARACTÈRES ANATOMIQUES. — Les concrétions formées au niveau
des lésions pariétales ont exactement la même constitution que celles
qui ont été obtenues dans nos expériences (p. 115 et suiv.).

Mais lorsqu'elles datent d'un certain temps, elles sont plus ou
moins modifiées.

Dans les vaisseaux d'un petit calibre ou d'un calibre moyen, la
concrétion obture le vaisseau, arrête le sang par stase et se trouve
noyée au sein d'un caillot mixte dont la constitution n'est pas toujours
aisée à reconnaître.

Dans le cœur et les gros vaisseaux, les concrétions ne dépassent
pas un certain volume. Il est probable qu'après avoir atteint un maximum de développement, elles reviennent plus ou moins notablement
sur elles-mêmes.

On peut se demander comment et pourquoi prend fin le dépôt
d'hématoblastes. Voici ce qu'il y a de plus vraisemblable.

Les caillots pariétaux ont habituellement pour point de départ des
altérations circonscrites à une partie restreinte de la paroi vasculo-

cardiaque. Ils ont donc un point d'implantation relativement étroit et il leur faudrait acquérir des dimensions énormes pour arriver à remplir l'aire vasculaire.

Ce développement ne pouvant se faire que par l'adjonction de couches nouvelles d'hématoblastes, on peut admettre qu'à un certain moment l'influence de la partie malade de la paroi est amortie par un revêtement suffisamment épais d'éléments et que les derniers hématoblastes déposés perdent la propriété d'en retenir d'autres au passage. La surface du caillot deviendrait ainsi, au bout d'un certain temps aussi inactive que la paroi vasculaire saine.

Quoi qu'il en soit, les caillots par battage sont pendant un certain laps de temps en évolution, pour ainsi dire, et susceptibles, en raison de leur constitution fragile et en chou-fleur, de leur conflit incessant avec le sang circulant, de donner naissance par fragmentation à la production d'embolies.

Il en est particulièrement ainsi dans les lésions valvulaires, dans les lésions athéromateuses de l'aorte et des gros troncs artériels.

Les embolies sont capillaires lorsqu'elles sont dues au détachements de petits amas, lâchement unis à la surface de concrétion hématoblastiques plus ou moins volumineuses; elles sont plus grosses et capables d'obturer des troncs d'un certain calibre quand elles proviennent du morcellement de la masse principale.

Quand les concrétions pariétales cardio-vasculaires cessent de se développer, elles tendent à se rétracter et à devenir lisses à la surface. Dans le cœur, elles paraissent à un moment donné se recouvrir d'une couche épithéliale émanant de la membrane interne et à se transformer en une masse assez régulière qui, au bout d'un certain temps, devient kystiforme par ramollissement central. Elles contiennent alors une sorte de bouillie due à la dégénérescence granulo-graisseuse de la masse. Dans quelques cas des kystes de ce genre ont peut-être fourni en se rompant la matière de petites embolies.

B. — Concrétions ou caillots par stase.

CONDITIONS PATHOLOGIQUES. — Les conditions qui donnent naissance aux caillots qui obturent complètement un vaisseau (veine ou artère) sont multiples et le plus souvent complexes.

Nous verrons, en effet, que les *caillots* sont souvent *mixtes*, ce qui veut dire qu'ils sont constitués en partie par une concrétion par battage et en partie par un caillot dû à la stase.

La *compression* (artère ou veine), par une tumeur par exemple, amène rarement un arrêt de la circulation dans les vaisseaux; d'ailleurs cet arrêt ne pourrait être complet que lorsqu'il y a adhérence du vaisseau et de la tumeur et alors il y a une altération de la paroi et production d'un caillot mixte.

L'altération du sang de nature indéterminée, mais que nous savons maintenant rattachée à la production de matières albuminoïdes, telles par exemple que les fibrinogènes des tissus, paraît être la cause principale des véritables coagulations par stase, c'est-à-dire se montrant sous forme de caillots occupant tout un segment veineux et semblables aux coagulations s'opérant *in vitro*.

On sait que ces caillots (thromboses marastiques, phlegmatia alba dolens) se montrent presque exclusivement dans les membres inférieurs, que par conséquent le ralentissement du cours du sang sous l'influence de la pesanteur joue un rôle important dans leur production. Il est probable qu'il n'est pas nécessaire que la stagnation du sang soit absolue pour que la coagulation ait lieu. Un ralentissement marqué et prolongé de la circulation semble être suffisant.

Il est d'ailleurs fréquent que ces thromboses se forment progressivement et aient pour origine soit quelques-unes des veinules des extrémités dans lesquelles on peut supposer que le sang reste tout à fait stagnant, soit encore les nids d'origine valvulaire où le sang peut rester immobile pendant un certain temps.

Ces conditions ne sont probablement pas toujours suffisantes et l'on peut admettre que dans nombre de cas la coagulation par stase a été précédée et comme préparée par une altération pariétale ayant donné naissance à un caillot hématoblastique.

Dans ces derniers cas, les caillots sont *mixtes*. La portion hématoblastique est généralement limitée et souvent perdue dans la masse principale du caillot par stase.

Tel est le mécanisme de l'oblitération des vaisseaux dans la phlébite, dans l'artérite et l'on sait que la « phlegmatia alba dolens » considérée autrefois comme ayant une origine dyscrasique, a des rapports étroits avec les états infectieux qui peuvent déterminer des localisations dans les parois vasculaires, notamment dans les veines.

On observe encore la production de caillots mixtes dans les poches anévrysmales. Les premiers caillots directement en rapport avec la paroi sont hématoblastiques, les secondaires ou complémentaires sont des coagulations par stase. C'est ce genre de caillots que l'on tend à provoquer lorsqu'on traite les tumeurs par la compression indirecte amenant un grand ralentissement dans le cours du sang.

Caractères anatomiques. — Lorsque le sang se coagule en masse dans un vaisseau, le caillot se comporte exactement comme le cruor du sang d'une saignée, c'est -à-dire qu'il se rétracte en laissant trans- suder son sérum.

L'obturation complète du vaisseau n'est donc que temporaire. Bientôt décollé de la paroi, le caillot permet l'apport d'une nouvelle quantité de sang.

Dans les veines non enflammées, le décollement du caillot est le plus souvent complet; le sang nouvellement amené dans le vaisseau entoure le premier caillot à la façon d'un manchon, et, en se coagulant à son tour, il forme un caillot engaînant. Le même fait peut se re- produire plusieurs fois à des intervalles plus ou moins longs, de sorte que la thrombose veineuse ressemble bientôt, sur une coupe trans- versale, à une sorte de tronc d'arbre à couches superposées et emboî- tantes qui, plus tard, pourront subir diverses transformations bien connues.

Dans les artères, les caillots par stase sont exceptionnels. On ne peut citer à coup sûr que ceux qui sont suscités par des procédés thé- rapeutiques dans les poches anévrysmales.

Ici encore ces caillots se comportent à la façon du sang coagulé *in vitro*. Sous l'influence de la pression du sang, ils ne tardent pas à prendre une forme laminée.

IV. PROCESSUS PHLEGMASIQUE

Les hématoblastes jouent un rôle très important dans ce proces- sus.

Les nombreux travaux que nous leur avons consacrés en témoi- gnent. Ils sont résumés et complétés dans un des chapitre de notre livre *Du sang* qui mériterait d'être reproduit en entier. Nous en don- nerons simplement un résumé où nous insisterons spécialement sur ce qui concerne les hématoblastes (X ; XII ; XIV : XV ; XXVIII ; XXX).

A. — Rôle du sang dans le processus local.

On sait depuis longtemps que les exsudats inflammatoires, notam- ment ceux qui contiennent de la fibrine, sont fournis par les vaisseaux rouges et blancs de la partie enflammée. Mais la théorie cellulaire, acceptée jusqu'à une époque relativement récente par la majorité des anatomo-pathologistes, faisait provenir des éléments des tissus les formes cellulaires contenues dans ces exsudats. Les faits révélés par A. Waller, précisés et étudiés en détail par Cohnheim sont venus montrer que les éléments figurés du sang sortent des vaisseaux pour concourir à la formation des exsudats inflammatoires, que le pus a pour origine une diapédèse des globules blancs. La suppuration s'est trouvée ainsi ramenée à l'une des formes de l'inflammation exsudative.

La diapédèse des globules blancs, que nous avons vérifiée en 1869, sur le mésentère de la grenouille, se produit à travers les parois des capillaires et des veinules dans le cours de phénomènes vasculaires qui peuvent s'énoncer comme suit :

1° Contraction et état moniliforme des artérioles;

2° Dilatation des capillaires;

3° Dilatation des veinules beaucoup plus prononcée que la contraction des artérioles;

4° Ralentissement plus ou moins marqué du cours du sang à travers la partie enflammée.

5° Autour du point irrité tous les vaisseaux sont élargis, la circulation est très active et probablement accélérée.

Dans ces conditions il se produit dans la zone enflammée une accumulation de globules rouges et blancs dans les capillaires et une stagnation des globules blancs le long de la paroi interne des veinules.

En vertu de cet état de la circulation et de la disposition des éléments à l'intérieur des vaisseaux, un très grand nombre de globules blancs ne sont plus soumis qu'à une seule impulsion; complètement arrêtés et comprimés latéralement, ils tendent à traverser la paroi vasculaire. Ils y parviennent effectivement et l'issue en est puissamment facilitée par les mouvements amœboïdes (1).

Ainsi donc, la suppuration paraît liée à certaines conditions de la circulation dans la partie malade. Il faut que le sang éprouve une difficulté notable à traverser le réseau capillaire sans être complètement arrêté dans son cours, auquel cas il y aurait non pas suppuration, mais œdème hydropique.

---

(1) GEORGES HAYEM. Consulter pour les détails : Etudes sur le mécanisme de la suppuration. Trois notes réunies en broch. Paris, 1870.

Il faut que la circulation languissante entraîne la formation d'une zone torpide de globules blancs dont quelques-uns franchiront la barrière qui les retient, tandis que le plasma s'exosmosera pour constituer la partie liquide de l'exsudat hydro-phlegmasique.

Parmi ces faits, la condition la plus essentielle, celle qui tient le plus directement sous sa dépendance la formation de l'exsudation inflammatoire, consiste dans la difficulté que le sang éprouve à traverser le réseau capillaire. Cette difficulté est constituée, à un certain moment du processus, par de petits thrombus blancs qui forment des obstacles dans les capillaires, thrombus qui peuvent se désagréger, de sorte que certains vaisseaux, un moment obturés, peuvent redevenir libres pour s'obturer de nouveau plus tard.

Ce sont ces obstacles qui produisent la stase inflammatoire, stase incomplète, limitée, fluctuante, ralentissant le cours du sang à travers l'ensemble du réseau capillaire, rendant pénible et presque impossible le passage des globules blancs dans le torrent circulatoire, passage toujours plus difficile que celui des hématies et entraînant par suite l'accumulation de ces globules le long de la paroi interne des veines.

On est ainsi conduit à se demander quelle est la cause de la formation des petits thrombus ?

A l'époque de nos premières observations sur les membranes transparentes de la grenouille, nous ne soupçonnions pas l'existence des hématoblastes, que nous confondions alors, comme tous les autres observateurs, avec les globules blancs. Depuis, nous avons vu que, dans le mésentère exposé à l'air, les hématoblastes s'altèrent assez rapidement à l'intérieur même des vaisseaux; ils se déforment légèrement, deviennent adhésifs et se portent dans la couche torpide externe au lieu d'être entraînés avec les globules rouges. En roulant ainsi le long de la paroi des veinules et des capillaires, ils ne tardent pas à se réunir plusieurs ensemble et à former de petits amas qui se bloquent dans un capillaire. Telle est l'origine des thrombus. Dès que les petits amas hématoblastiques sont constitués par la confluence d'un nombre variable d'éléments, quelques globules blancs et rouges arrêtés au passage viennent compléter et étendre l'obstruction.

Les amas hématoblastiques ne subissent pas les transformations complètes que nous avons appris à connaître à propos du processus de coagulation; les éléments qui les composent, quand on peut les apercevoir nettement, paraissent être devenus simplement irréguliers et visqueux. On comprend dès lors pourquoi les bouchon obturateurs qui restent dépourvus de fibrine et n'ont pas cessé d'être cellulaires peuvent être désagrégés par le sang, pourquoi ils n'obturent les vaisseaux que d'une manière partielle et souvent temporaire.

Ces observations sont délicates à faire sur la grenouille, car, dès qu'un hématoblaste est déformé, il ressemble beaucoup à un globule blanc amœboïde. Il n'en est pas de même chez les mammifères dont les hématoblastes, alors même qu'ils sont réunis en amas, ne peuvent être confondus avec les leucocytes.

Or, chez les petites mammifères — le chat nouveau-né se prête fort bien à cette étude — il est facile de voir que dans le mésentère exposé à l'air, le sang ne tarde pas à charrier des hématoblastes déformés et conglomérés qui, en s'arrêtant dans les capillaires, deviennent la cause principale de la stase inflammatoire.

Les hématoblastes paraissent pouvoir être incriminés, en outre, dans la formation des exsudats auxquels ils communiqueraient des qualités particulières.

Les sérosités hydro-phlegmasiques diffèrent effectivement d'une manière notable du plasma sanguin; elles sont constituées par un plasma altéré.

Elles diffèrent de la sérosité hydropique simple, par ce fait qu'elles donnent de la fibrine et l'on peut se demander si cette particularité n'est pas due aux altérations que subissent les hématoblastes dans les petits vaisseaux. Cependant, il est certain qu'on ne peut reconnaître les hématoblastes dans les liquides hydrophlegmasiques. Ils ne traversent pas les parois vasculaires; mais il est fort probable qu'ils laissent transsuder des matières solubilisées provenant de leur altération.

B. — Modifications du sang général
pendant le cours de l'inflammation.

Dans tous les états phlegmasiques bien caractérisés, le sang général est altéré. Cette altération porte sur le nombre et sur les qualités des éléments anatomiques, ainsi que sur le processus de coagulation.

Laissons de côté les variations numériques des globules blancs (leucocytose inflammatoire) et des hématies.

Modifications des hématoblates. — VARIATIONS QUANTITATIVES. — Pendant le cours des phlegmasies aiguës, dites franches, les hématoblastes sont un peu plus nombreux qu'à l'état normal. Dans les cas graves et de longue durée, leur nombre tend, au contraire, a diminuer, et c'est au moment où la phlegmasie touche à son terme qu'il atteint son minimum. Alors apparaît une augmentation rapide des hématoblastes, fait capital et constant que nous aurons à étudier plus tard à propos de la crise hématique consécutive aux diverses maladies aiguës.

Dans les cas où la lésion inflammatoire suit une évolution sub-aiguë ou lente, les fluctuations dans le nombre des hématoblastes sont irrégulières. En général, ces éléments sont plus nombreux que dans le sang normal.

. ALTÉRATIONS QUALITATIVES. — *Les altérations qualitatives* des hématoblastes sont notables. Elles consistent en une augmentation de la matière périphérique qui les rend plus volumineux et plus visqueux, plus adhésifs les uns aux autres.

De là résulte la production d'amas plus étendus qui, au lieu d'avoir à l'état ordinaire 10 à 20 µ de diamètre au maximum, atteignent jusqu'à 40 à 50 µ.

On trouve d'ailleurs toujours dans une préparation de sang tous les intermédiaires entre l'hématoblaste resté isolé et les accumulations volumineuses, constituées par la confluence d'éléments nombreux et souvent gonflés.

— Tout en négligeant les modifications des autres éléments, il est impossible de ne pas faire observer que les hématies subissent une altération analogue à celle des hématoblastes. C'est encore là une preuve de parenté.

Cette altération qui est — comme pour les hématoblastes — l'exagération d'un fait normal, se traduit par l'augmentation de la confluence et de la cohésion des hématies pendant le court espace de temps qui précède la coagulation.

Dans une préparation convenablement faite dans la cellule à rigole, les globules rouges forment des piles plus compactes qu'à l'ordinaire et ont une plus grande tendance à se souder entre eux. Il s'ensuit une transformation des mers plasmatiques en lacs.

En pratiquant une compression douce (avec une pointe mousse) sur la lamelle, au niveau de la rigole, on voit que le réseau formé par l'ensemble des globules rouges présente une cohésion et une ductilité remarquables jusqu'au moment où apparaissent les premiers filaments de fibrine. Dès que la coagulation est effectuée, à la moindre pression exercée par la lamelle, les piles se rompent, se désagrègent et laissent leurs éléments dessoudés s'éparpiller au milieu du réseau épais du caillot.

Les globules rouges semblent donc perdre pendant la coagulation la matière visqueuse superficielle qui les fait adhérer les uns aux autres. Comme cette matière paraît être aussi une variété de fibrinogène, on peut admettre l'existence d'une altération phlegmasique des hématies comme une des causes de l'augmentation de la fibrine.

Il se peut aussi qu'il n'y ait pas de perte de substance des hématies, mais une sorte de coagulation de la couche périphérique détruisant la viscosité.

Modifications du processus de coagulation. — Les altérations qualitatives des globules rouges et des hématoblastes coexistent avec une altération du plasma et donnent lieu concurremment à une augmentation plus ou moins notable de la fibrine.

Les médecins — surtout les phlébotomistes — ont depuis longtemps reconnu cette augmentation dans les maladies appelées « phlegmasies ».

Maintes fois, à l'aide de l'analyse chimique, on a pu rattacher à une proportion surabondante de ce principe les caractères particuliers présentés par le caillot du sang extrait par phlébotomie. Aujourd'hui, on sait que les phlegmasies sont presque toujours des maladies spécifiques qui doivent prendre rang parmi les maladies microbiennes.

L'augmentation de fibrine n'est pas un des caractères d'un groupe de maladies; elle dépend de la nature de la lésion. Cependant, il ne serait pas tout à fait exact de dire que toute lésion inflammatoire, qu'elle soit primitive ou secondaire, détermine une augmentation dans la proportion de fibrine. Mais les exceptions sont peu nombreuses et tiennent à l'état général des sujets (pneumonie typhoïde, certaines formes de broncho-pneumonie tuberculeuse).

La proportion de fibrine est particulièrement prononcée lorsque l'exsudat est abondant et d'origine franchement inflammatoire. Au contraire, elle est modérée ou relativement faible dans les inflammations dites parenchymateuses et dans les néoplasiques. Elle est prononcée dans le rhumatisme articulaire aigu, bien que l'exsudat ne tende pas, dans ce cas, vers la suppuration.

L'altération phlegmasique du sang débute d'une manière précoce et suit la marche de la lésion. Elle atteint d'emblée un degré marqué, de sorte qu'elle peut, dans nombre de cas, servir au diagnostic.

L'état fibrineux du sang persiste ensuite pendant toute la durée de la période d'évolution de la lésion pour s'atténuer progressivement lorsque le processus atteint la phase de déclin. Il ne s'éteint qu'avec lenteur, et dans les processus aigus, il reste encore accusé pendant un temps assez long après la chute de la fièvre, suivant en cela plutôt la décroissance de la lésion que la chute thermique et la disparition des autres phénomènes réactionnels.

Quand cette lésion passe à l'état chronique, il persiste tout en s'atténuant, ce qui peut encore servir à préciser l'état anatomique des organes atteints d'inflammation.

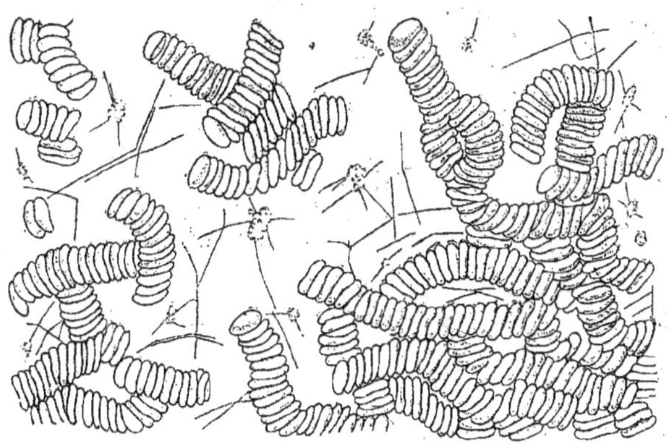

Fig. 30. — Sang normal coagulé. Examen dans la cellule à rigole.

— L'examen du sang pur dans la cellule à rigole, fait d'une manière convenable, permet de suivre pas à pas les fluctuations dans l'état du sang, c'est-à-dire dans l'évolution de la lésion inflammatoire. Il sert à pratiquer un véritable dosage de la fibrine, et cela à l'aide d'une seule goutte de sang.

Ce procédé est donc extrêmement précieux en clinique.

On remarquera tout d'abord que le sang normal, étalé en couche mince, ne laisse apercevoir, après la coagulation, que de rares fibrilles ne dessinant pas un réseau complet (fig. 30).

En prenant ce sang comme terme de comparaison et en tenant

còmpte des principaux caractères du sang, on peut admettre trois principaux types de sang fibrineux.

TYPE N° 1, FIBRINEUX FRANC. — Le premier est nettement caractérisé. Nous allons en prendre connaissance en examinant le sang de la pneumonie franche à sa période d'état.

Au moment où la préparation vient d'être faite, on constate une disposition particulière des amas de globules rouges et des espaces plasmatiques (fig. 31).

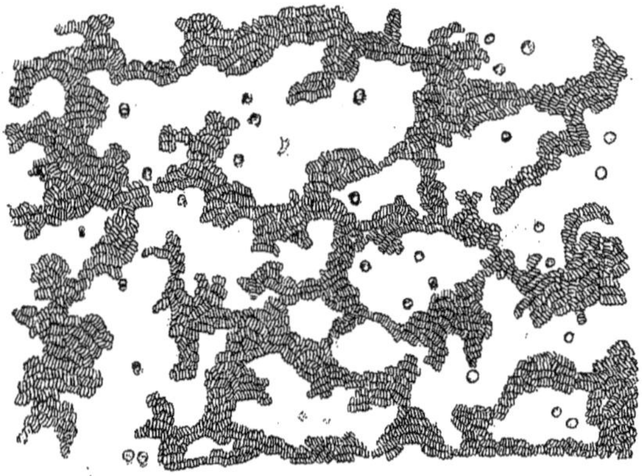

Les hématies sont réunies sous la forme de piles serrées les unes contre les autres de manière à constituer des amas compacts dont le bord est relativement peu sinueux. Ces amas volumineux, reliés presque tous entre eux, circonscrivent des espaces plasmatiques irréguliers, moins nombreux que ceux du sang normal et disposés de telle sorte qu'ils ont l'apparence de lacs quand on se sert d'un faible grossissement. Dans ces lacs, on remarque d'abord un nombre insolite de globules blancs.

FIG. 31. — Pneumonie (période d'état). — Disposition des piles et des lacs, leucocytes. Examen dans la cellule à rigole, à un faible grossissement. Vue d'ensemble.

En prenant alors un fort grossissement, l'attention est attirée par les hématoblastes qui forment, en général, des amas plus volumineux qu'à l'état normal.

Au bout d'un temps variable, mais dépassant toujours très sensiblement celui qui est habituellement nécessaire à la coagulation, on voit apparaître çà et là, dans un des angles des lacs, des fibrilles entre-croisés formant une sorte de treillis; puis, des fibrilles de plus en plus nombreuses, de plus en plus nettes, qui bientôt constituent par leur ensemble un réseau filamenteux occupant toute l'étendue des espaces plasmatiques et comprenant tous les hématoblastes (fig. 32).

Le réticulum plegmasique est constitué par des fibrilles à la fois très nombreuses et très volumineuses, certainement bien plus grosses que les fibrilles normales, épaisses au centre et effilées aux deux bouts. Lorsque les filaments partent des hématoblastes, ils ont l'apparence d'épines, épaisses à la base, fines au sommet et allant se perdre dans le reste du réticulum.

Au niveau des espaces où les filaments sont le plus abondants et forment les treillis, ainsi que dans quelques autres portions

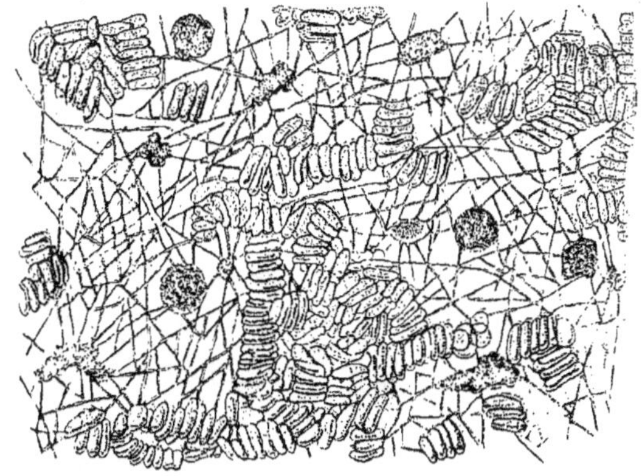

FIG. 32. — Pneumonie, même cas. — Préparation examinée à un plus fort grossissement. — Réticulum phlegmasique n° 1.

du réseau, on aperçoit des points brillants, cerclés d'ombre. Ce sont des apparences dues aux endroits où se fixent sur le verre les filaments qui, se portant d'une lame à l'autre, sont aperçus de champ ou à peu près.

Les globules rouges offrent aussi des particularités dignes d'être mentionnées. Dès le début de la coagulation, leur bord devient plus net ; en partie confondus entre eux pendant les premières minutes de l'examen, ils semblent pour ainsi dire s'individualiser. Puis, après la formation du réticulum,

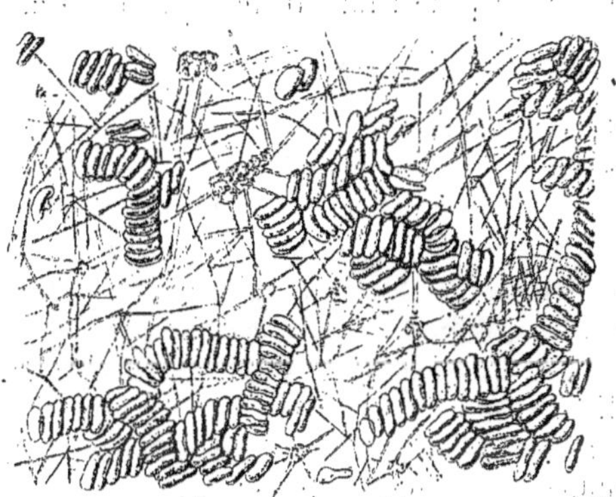

FIG. 33. — Embarras gastrique chez une chloritique. — Exemple de réticulum phlegmasique n° 2.

si on imprime une légère pression sur la lamelle, on voit les globules rouges se dessouder, se séparer les uns des autres aussi facilement qu'ils le font dans le sang normal après la coagulation.

On peut compléter cette étude en soumettant le réticulum au lavage suivi de coloration (Technique, p. 31).

Rappelons encore qu'on met en évidence un caractère important du sang phlegmasique en le mélangeant avec le liquide A dans la proportion d'une partie pour 200 à 500 du réactif. On voit ainsi se former les grumeaux décrits à propos des altérations qualitatives des hématoblastes et que nous avons dénommées *plaques phlegmasiques*.

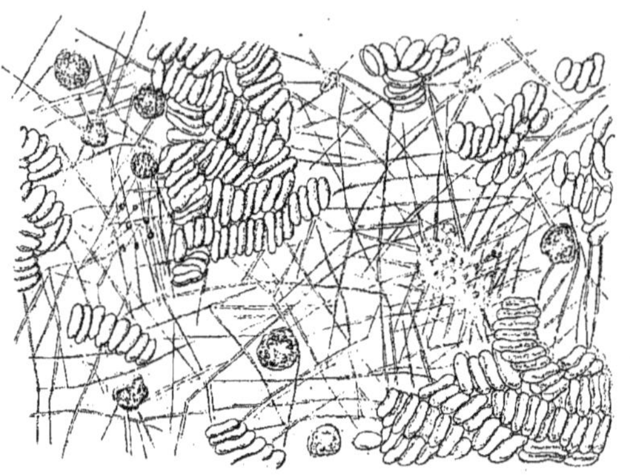

Fig. 34. — Pleuro-pneumonie à la période de défervescence. — Exemple de réticulum fibrineux n° 2. On remarquera une boule épineuse formée par un amas d'hématoblastes d'où partent des aiguilles fibrineuses.

Le type fibrineux franc se rencontre dans la pneumonie fibrineuse à la période d'état, dans le rhumatisme articulaire aigu et dans les inflammations suppuratives.

Type n° 2, fibrineux atténué. — Le second type a pour caractère un réticulum à fibrilles épaisses, mais moins nombreuses et moins serrées que dans le précédent, une diminution moins notable de la coagulabilité du sang (fig. 33 et 34).

On l'observe dans le décours des phlegmasies franches, à la période d'état des phlegmasies peu étendues et de quelques phlegmasies symptomatiques ou secondaires.

Type n° 3, fibrineux a fibrilles grêles. — Le troisième type se distingue par l'abondance insolite de filaments de fibrine, moins épais que ceux des types précédents (fig. 35). Il appartient surtout aux phlegmasies parenchymateuses et se montre également dans quelques cas de phlegmasies symptomatiques ou secondaires.

V. HÉMORRAGIES PAR ALTÉRATION DU SANG

Les pertes de sang qui surviennent en apparence spontanément, c'est à-dire sans qu'il y ait lésion sensible des vaisseaux, sont dues

presque toutes à une altération du sang. Evidemment, d'autres facteurs peuvent intervenir en même temps, par exemple des troubles

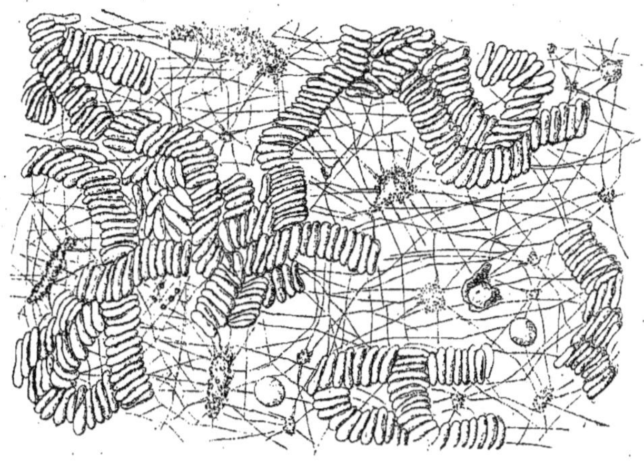

Fig. 35. — Scorbut (période d'état). Exemple de réticulum
phlegmasique n° 3.

du système nerveux; mais, même dans les cas complexes, l'état du
sang paraît avoir le premier rôle.

Les modifications chimiques subies par le sang nous échappent,
de sorte que nous ne pouvons avoir de renseignements sur les causes
des hémorragies dyscrasiques chez l'homme qu'en mettant à exécu-
tion une technique clinique relativement simple.

Nous aurons à décrire successivement les phénomènes qui se remarquent au moment de la prise de sang; les particularités relatives
à la coagulabilité et au caillot; les altérations des divers éléments du
sang révélés par les procédés connus, y compris la numération.

Nous verrons que les altérations des hématoblastes paraissent
prendre part, et parfois une part prépondérante, aux phénomènes que
nous aurons à faire connaître. Mais nous ne restreindrons pas notre
étude au point de nous occuper exclusivement des hématoblastes. Il
peut se faire d'ailleurs que ces éléments soient impliqués d'une manière indirecte dans un certain nombre de modifications des propriétés du sang, sans que nous en ayons la preuve.

A. — Phénomènes relatifs à la prise du sang.

Mode d'écoulement.— Le sang pris par ponction de la pulpe d'un doigt s'écoule généralement facilement dans les hémorragies, trop facilement parfois à la suite de grandes pertes ayant amené une fluidité anormale. Au contraire, quand il y a un fort degré d'anémie *ad vacuum*, peu de temps après une hémorragie grave, l'écoulement peut être difficile.

D'une façon générale, il y a une certaine indépendance entre la manière dont le sang s'écoule et celle dont il se coagule. Ainsi, avec un écoulement difficile, la coagulation peut être tantôt rapide, tantôt, au contraire, lente. De même, avec un écoulement facile, la coagulabilité peut être normale ou exagérée.

Mode d'arrêt.— Dans la plupart des cas, malgré l'existence d'hémorragies, parfois importantes, le sang ne tarde pas à s'arrêter spontanément. Dans d'autres cas, l'arrêt tarde à se faire et cette circonstance peut, mais non toujours, être liée à une diminution de la coagulabilité. Alors même que celle-ci est extrêmement tardive, la piqûre nécessaire pour l'examen du sang n'expose pas à une véritable hémorragie. On obtient par des moyens extrêmement simples la cessation du petit écoulement sanguin.

B. — Troubles de la coagulabilité.

C'est dans les maladies hémorragiques qu'on observe les plus grandes variations de la coagulabilité. Celle-ci peut être augmentée (hypercoagulabilité) ou, au contraire, diminuée (hypocoagulabilité).

Les causes de ces variations sont généralement obscures. Celles qui sont révélées par nos expériences sur les segments vasculaires, sur les émissions sanguines, et sur les transfusions, ne s'accordent pas toujours avec les particularités observées dans les cas cliniques.

On ne peut s'adresser pour en avoir l'explication qu'aux éléments du sang ou au plasma.

Parmi *les éléments du sang*, les hématoblastes sont les premiers à mettre en cause.

On devrait, en se fondant sur les expériences multiples que nous venons de mentionner, trouver un rapport entre le nombre de ces

éléments et les modifications de la coagulabilité : une hypercoagulabilité quand les hématoblastes sont nombreux, de l'hypocoagulabilité quand ils sont déficients. Il n'en est rien.

Dans les maladies hémorragipares, quel que soit l'état apparent
ou réel du sang, on observe soit une coagulabilité normale, soit de
l'hypercoagulabilité, soit encore de l'hypocoagulabilité.

La coagulabilité peut être normale malgré une diminution notable
des hématoblastes; elle peut même être augmentée dans ces conditions. C'est ce qui a souvent lieu dans le purpura hémorragique.

Cependant, quand les pertes de sang sont importantes, il se produit, comme dans les hémorragies vasculaires multiples et abondantes, une hypocoagulabilité, conforme aux faits expérimentaux et
caractéristiques de la pseudo-hémophilie.

— En ce qui concerne *le plasma*, le seul fait incontestable qui
puisse lui être attribué concerne le retard considérable de la coagulation en cas d'hémophilie vraie. Et, en effet, dans cette maladie, les
éléments du sang paraissent normaux.

L'état du sang est donc sous l'influence d'une action d'ordre chimique ayant une certaine analogie avec les effets de la peptone ou de
l'extrait de sangsues.

On peut encore incriminer un état particulier du plasma dans
certains cas rares d'hypercoagulabilité qu'il est possible de rencontrer dans le cours de diverses maladies hémorragipares.

En somme, il existe une certaine indépendance dans ces maladies
entre l'état anatomique du sang et les modifications de la coagulabilité, probablement en raison de l'intervention dans ce phénomène
d'altérations d'ailleurs non précisées du plasma.

Caractères du caillot. — En nous inquiétant maintenant des particularités relatives au caillot, nous allons relever des phénomènes
qui paraissent être plus spécialement en relation avec les hématoblastes.

Au bout d'un certain temps, le caillot subit spontanément une
rétraction qui aboutit à la séparation de la masse en deux parties :
une cruorique solide, le *caillot*, une partie liquide, le *sérum*.

Il est extrêmement intéressant, au point de vue de la pathologie,
de suivre pas à pas la marche de ce phénomène (voir : p. 55 et suiv.)

MODIFICATIONS DE LA RÉTRACTILITÉ. — Le premier fait anormal qui
frappe dans certaines circonstances est la diminution ou la *perte complète de la rétractilité du caillot* et, par suite, l'absence de sérum.

Quand la perte de la rétractilité est complète, le caillot reste adhérent à la paroi du vase, c'est à peine s'il se creuse légèrement en cupule et s'humidifie à la surface. On peut retourner le vase sans voir s'écouler la moindre goutte de sérosité; le caillot conservé plusieurs jours reste tel jusqu'à putréfaction.

Le défaut de rétractilité peut être relatif et non absolu. Quand il est très prononcé et que, par exemple, un caillot de 2 cc. ne donne que 2 à 3 gouttes de sérum, il est facile à apprécier. Mais on comprend que les faibles degrés échappent. Du moment qu'il se forme du sérum en quantité notable, il devient difficile d'estimer si cette quantité est normale ou non, c'est-à-dire si le caillot s'est **rétracté** autant qu'il doit le faire ou seulement incomplètement.

Dans certains cas, cependant, cette appréciation est possible; il suffit de faire la numération des éléments, ce qui a lieu quand on prend une observation quelque peu complète. La quantité de sérum, en effet, est non seulement proportionnelle au degré de rétractilité du caillot, mais encore inversement proportionnelle à la richesse globulaire.

Quand le caillot possède l'intégrité de son pouvoir de rétraction, moins il y a de globules, plus le sérum est abondant.

Alors donc que, dans un cas d'anémie, le sérum n'est pas plus abondant que si le sang était normalement constitué (environ un tiers de sérum et deux tiers de caillot en volume), **on en peut conclure** que la rétractilité est diminuée. Les faibles nuances restent forcément inappréciables.

— Le caillot présente encore d'autres particularités qui doivent être prises en considération.

FORME. — La *forme* peut donner des indications d'une certaine valeur.

Supposons que le sang se prenne très rapidement en masse après être sorti des vaisseaux, la constitution anatomique du caillot sera sensiblement homogène; il en résultera une rétraction à peu près uniforme.

Dans un vase cylindrique, le caillot restera cylindrique et simplement plus étroit et plus court que le vase, mais légèrement creusé en cupule à la surface.

Au début, il prend la forme d'une poulie à gorge, parce que la surface et le fond adhèrent plus fortement à la paroi que le milieu du cylindre où le sérum commence à apparaître. Cette conformation peut persister jusqu'à la fin. Plus souvent, le fond ou la surface parviennent à se décoller; le caillot est alors cylindrique. Seule, l'extrémité restée adhérente est plus évasée, plus large. C'est généralement la partie supérieure.

Quand, contrairement au cas précédent, la coagulation tarde à se faire (diminution plus ou moins sensible de la coagulabilité), les globules rouges tombent au fond, surmontés par une couche de globules blancs et d'hématoblastes. La répartition des éléments n'étant plus égale, la rétraction du caillot cesse d'être uniforme. La couche des globules blancs et des hématoblastes se rétracte plus que l'autre; le caillot devient conique à sommet supérieur, cupuliforme.

Dans la pneumonie, par exemple, la coagulation ayant lieu avec lenteur, le caillot est surmonté d'une cupule blanchâtre, plus rétractée que la portion cruorique; c'est la *crusta phlogistica* des anciens phlébotomistes.

Quand un caillot présente ces caractères, on peut en conclure que la coagulation s'est faite lentement. En général, dans ces cas, le sang renferme un nombre exagéré de globules blancs et d'hématoblastes.

Lorsqu'il existe un *retard considérable de la coagulabilité*, le caillot prend des caractères tout à fait spéciaux, et d'autant plus prononcés que le nombre des globules rouges est moins élevé.

On peut voir alors une couche cruorique non rétractée, surmontée d'un long cylindre en gorge de poulie, complètement incolore. Cette variété de caillot est caractéristique de l'hémophilie vraie.

Coloration. — *La coloration* du caillot offre des particularités dignes d'être rappelées. Elle dépend presque exclusivement de celle du sang.

Depuis le sang épais, fortement coloré, rouge foncé, jusqu'au sang pâle, fluide, ressemblant à du sirop de groseille dilué, on peut voir tous les intermédiaires. L'aspect et la coloration varient avec le degré d'anémie. Parfois existent des caractères spéciaux : le sang est noirâtre dans la cyanose, l'asphyxie simple, l'algidité. Il a une coloration sale, violacée, grisâtre, dans la leucocythémie; une teinte brun sépia dans les empoisonnements par les substances méthémoglobinisantes, etc.

Lorsqu'on conserve le caillot, la couleur s'en modifie. Elle devient rose dans les parties supérieures en contact avec l'oxygène de l'air, noirâtre violacée dans les couches profondes, par suite de la réduction de l'hémoglobine. Le sang brun dû à la méthémoglobine fournit un caillot chocolat.

CONSISTANCE. — La consistance donne lieu à des considérations plus intéressantes pour notre sujet.

Normalement, le caillot rétracté est plus ferme que le caillot frais. Cela se conçoit puisqu'il subit une condensation par perte de liquide. Il reste donc résistant, difficile à fragmenter jusqu'à putréfaction. Ces caractères peuvent varier de façons assez diverses : défaut plus ou moins marqué de consistance; fragmentation plus ou moins facile.

La modification la plus remarquable de ce genre consiste en une *redissolution* plus ou moins rapide, plus ou moins complète.

Dans les premières heures, le caillot se comporte en apparence comme un caillot normal : la séparation du sérum est régulière et peut même être très rapide. Puis, après un temps variable, le caillot se redissout et le sang redevient tout à fait liquide. Il se sépare alors en deux couches, l'une supérieure plasmatique, l'autre inférieure formée par les globules déposés.

La redissolution peut avoir lieu au bout de quelques heures (4 heures dans un cas) ou beaucoup plus tard (24 à 48 heures et plus). Elle peut être plus ou moins complète : tantôt absolue et, dans ce cas, si l'on ne suit pas le phénomène dès le début, on peut croire que le sang est resté liquide; tantôt imparfaite : le caillot est alors friable, et, par agitation, il se résout en grumeaux qui se désagrègent plus ou moins entièrement et ne tardent pas à se liquéfier.

Dans quelques cas, la fonte du caillot est visiblement précédée de la *résorption du sérum préalablement formé.* Et, dans ce cas, la production de sérum est généralement peu abondante.

C. — Altérations des éléments.

Les altérations des différents éléments du sang sont nombreuses, mais très variables. Elles ne paraissent nulles que dans l'hémophilie.

Cependant, nous aurons à signaler des faits dans lesquels le sang paraît sensiblement normal.

Globules rouges. — Ces éléments ne sont pas lésés primitivement. Ils le deviennent consécutivement aux hémorragies. On peut voir alors toutes les lésions des hématies qu'on trouve dans les anémies aiguës ou chroniques. Au point de vue quantitatif, les variations vont de l'état normal jusqu'à l'anémie extrême.

Dans certaines observations de maladies hémorragipares, par exemple dans le purpura, la numération des globules rouges a montré, au moment des premier symptômes d'hémorragie, un nombre élevé d'hématies, un véritable état pléthorique.

Globules blancs. — Les globules blancs sont certainement modifiés d'une manière plus particulière que les hématies, car ils présentent, en outre des altérations qu'on peut trouver dans toutes les anémies, des pourcentages spéciaux et des mélanges divers avec des éléments provenant des organes hématopoiétiques.

Dans nombre de cas, sans parfois qu'il y ait des signes évidents d'infection, notamment sans élévation de la température, il y a leucocytose. Le chiffre des éléments peut s'élever aussi haut que dans les maladies phlegmasiques et atteindre 20.000 et au-dessus. C'est exceptionnel. Et, dans ce cas, il y a généralement en même temps une augmentation de la fibrine, visible quand on observe la coagulation dans la cellule à rigole.

Dans d'autres cas, plus rares, le nombre des globules blancs est diminué; il y a leucopénie.

N'insistons pas sur les modifications de la formule leucocytaire que nous aurons à faire remarquer à propos de diverses maladies.

Les éléments blancs qui peuvent être en surabondance sont les lymphocytes, les éosinophyles, les myélocytes, les globules blancs à granulations basophiles, etc.

Hématoblastes. — Les hématoblastes sont presque invariablement altérés tant au point de vue qualitatif que quantitatif.

Quand les hémorragies ont une marche un peu rapide et cessent au bout d'un certain temps, ou bien lorsqu'elles procèdent par poussées, on observe après chaque hémorragie une crise hématoblastique d'autant plus nette que la perte de sang a été plus abondante.

Dans le *purpura hemorragica*, la règle est de trouver une diminution sensible, parfois considérable, du nombre des hématoblastes.

Cette diminution coïncide avec la poussée hémorragique.

Lorsque celle-ci est passagère, à cette diminution succède une crise hématoblastique, à moins que les malades soient tombés dans un état d'anémie extrême.

Réaction médullaire. — Les éléments blancs anormaux qui viennent d'être signalés sont déjà la conséquence d'une réaction de la moelle des os.

A ces éléments blancs s'ajoutent — dans un certain nombre de cas — exceptionnels d'après nos propres observations, assez fréquents selon divers auteurs — des globules rouges nucléés. Ce sont généralement des normoblastes.

D. — Description de l'état du sang
dans les principales maladies hémorragiques.

Purpura. — Nous plaçons en tête le purpura parce que c'est lui qui a le plus de rapports avec les hématoblastes.

Le mot purpura désigne un genre. Sous le même nom, on trouve diverses maladies plus ou moins bien déterminées et des manifestations hémorragiques liées à des maladies diverses, telles que la variole, par exemple, ou à des états constitutionnels souvent mal définis.

Il y a donc un purpura protopathique ou plutôt divers *purpuras primitifs* et des *purpuras symptomatiques* ou *deutéropathiques*. Ces derniers peuvent, à notre point de vue être négligés.

Les purpuras protopathiques peuvent être distingués, en ce qui concerne les lésions hématiques, en *purpura simple* et en *purpura hémorragique*.

Le premier, simple, est d'une symptomatologie restreinte; il se montre comme manifestation passagère, exanthématique, mais aussi parfois chronique.

Dans les divers cas que nous avons rencontrés, il n'y avait pas de lésion du sang reconnaissable.

Le purpura hémorragique est donc le seul dont nous ayons à nous occuper. C'est le purpura proprement dit, faisant figure de maladie. On le nomme souvent maladie de Werlhof.

Il se présente sous des formes cliniques variées et parfois assez distinctes, bien qu'on puisse leur reconnaître des traits communs, tout au moins au point de vue de l'état du sang.

D'après nos observations, on peut distinguer :

1° Une forme *aiguë*, avec fièvre, dite *infectieuse* ou septicémique. de nature indéterminée; il n'est pas rare qu'elle s'accompagne de lésions viscérales (grosse rate, lésions rénales, lésions hépatiques):

2° Une *forme aiguë*, ne paraissant pas infectieuse, pouvant être cependant très grave en raison de l'abondance des pertes de sang. Dans quelques cas, la maladie est aiguë simplement parce qu'il s'agit d'une poussée passagère, sans grande gravité.

3' Une forme *subaiguë* ou *chronique*, qu'on peut appeler *pseudo-hémophilique* parce que les malades ont des antécédents de famille et saignent avec une facilité rappelant l'hémophilie;

4° Une *forme chronique simple*, sans pseudo-hémophilie.

— Nous possédons sur ce groupe morbide des renseignements multiples qui doivent être passés en revue.

Modifications des éléments. — a) *Globules rouges*. — Au moment où l'on examine les malades, pour la première fois, on trouve un nombre d'hématies extrêmement variable. Cela dépend de l'abondance et de la multiplicité des pertes de sang antécédentes.

Quand il s'agit de sujets vigoureux qui sont au début de la maladie ou de l'épisode hémorragique, on peut trouver un nombre très élevé de globules rouges. Mais souvent, même dans ces conditions, la valeur globulaire est diminuée.

Généralement, les chiffres élevés coïncident avec une faible teneur en hémoglobine.

Voici un malade atteint de la forme chronique pseudo-hémophilique. A l'époque d'une poussée, après un certain laps de temps passé sans hémorragie, le nombre des hématies est de 4.854.000; mais la valeur globulaire n'est que 0,62.

Chez un autre malade atteint aussi d'une forme chronique (sans pseudo-hémophilie), on trouve, à l'époque d'une poussée, 6 millions d'hématies. C'est beaucoup. Mais la valeur globulaire est de 0,58.

On voit par là que la production des globules rouges n'est probablement pas atténuée. Le sang revêt au point de vue des hématies les caractères de l'anémie chronique que nous décrirons dans un prochain chapitre. Les pseudo-parasites se rencontrent fréquemment, peut-être plus souvent que dans les anémies chroniques d'autre origine.

Quand les hémorragies sont à la fois abondantes et multiples, le nombre des hématies diminue comme dans tous les cas analogues. Il peut tomber à 1 million et au-dessous.

Nous trouvons, dans un cas de purpura infectieux avec fièvre,

11

1 million et demi, et quelques jours plus tard, un peu avant le décès, 1 million.

Chez un malade atteint de forme hémorragique grave, pseudo-hémophilique, le nombre des hématies tombe à 970.000.

Dans un autre cas de ce genre, sans pseudo-hémophilie, les hématies tombent à 490.000. C'est le chiffre le plus faible signalé dans nos observations personnelles.

b) *Globules blancs.* — Le nombre des globules blancs est remarquablement variable. Il peut être normal, exagéré ou diminué.

Dans nos observations, il est rarement normal. Nous l'avons trouvé diminué dans un cas de forme commune chronique, dans une forme grave avec pseudo-hémophilie, sans fièvre, et surtout dans deux cas de forme hémorragique grave; le plus faible chiffre était de 1.650.

Les cas d'augmentation ont été les plus nombreux; ils ont varié de 12.000 à 22.000. Ce dernier chiffre concerne un fait de purpura aigu infectieux avec fièvre, terminé par décès.

Relativement aux lésions qualitatives des globules blancs, nous n'avons relevé, pour notre compte, que les altérations analogues à celles qu'on constate dans les anémies chroniques, par exemple dans la chlorose accentuée. Telles sont la surcharge granuleuse, l'augmentation dans la proportion des grandes formes mononucléaires, des lymphocytes de diverses tailles, la présence de quelques cellules à granulations basophiles.

c) *Hématoblastes.* — Pendant la période d'état du purpura hémorragique, quelle qu'en soit la variété clinique, le nombre des hématoblastes est diminué : voilà une proposition nette et importante. C'est J. Denys qui, en 1887, reconnut le premier — sans toutefois faire le dénombrement de ces éléments — « l'absence presque absolue » des hématoblastes (1). Ce fait anatomique coïncidait avec une coagulabilité normale.

Peu de temps après, nous eûmes l'occasion de constater chez des malades cette diminution des hématoblastes (dans le premier cas, le chiffre en était de 69.900) et nous reconnûmes qu'en coïncidence avec cette particularité importante le caillot ne donnait pas de sérum.

La diminution notable dans le nombre des hématoblastes est bien un fait d'ordre pathologique.

____

(1) J. DENYS. *La Cellule*, t. III, fasc. 3.

Il existe à l'état normal, chez des individus qui paraissent sains, d'assez grandes différences dans le nombre de ces éléments; mais une rareté extrême ou seulement très prononcée est un fait anormal indéniable. Nous ne l'avons rencontré jusqu'à présent que dans les anémies extrêmes, notamment dans l'anémie dite pernicieuse, et dans le purpura.

Dans nos observations, le plus petit chiffre est de 40.000. Mais le fait n'est observable que pendant la période des hémorragies. Dès que celles-ci cessent, surtout lorsque l'arrêt du sang est net et d'une certaine brusquerie, les hématoblastes ne tardent pas à augmenter de nombre et parfois même à dépasser le chiffre normal; en d'autres termes, il se produit après les poussées hémorragiques une véritable crise hématoblastique.

Au point de vue qualitatif, on n'observe rien de bien net dans nombre de cas. Dans d'autres, particulièrement dans ceux où l'anémie est intense, du 2ᵉ degré fort et du 3ᵉ, les hématoblastes peuvent être hypertrophiés. Parfois aussi ils sont d'une vulnérabilité exagérée et comme en voie de dissolution.

RÉACTION MÉDULLAIRE. — Dans les cas que nous avons observés la réaction des organes hématopoiétiques (moelle des os, rate peut-être) ne nous a pas paru plus marquée dans le purpura hémorragique que dans les cas de très forte anémie.

Aux modifications des éléments blancs que nous avons signalées s'ajoutent la présence de quelques rares globules rouges nucléés, sous forme de normoblastes. D'après nous, le purpura ne présenterait donc aucune réaction médullaire (myéloïde) particulière. Mais nous n'ignorons pas que divers observateurs ont publié postérieurement à nos études, notre ancien élève Lenoble en tout premier lieu, des cas avec plus ou moins forte réaction médullaire, ce qui l'a conduit à considérer le purpura hémorragique comme une maladie de la moelle des os. Il se peut qu'à l'époque de nos études nous ayons laissé échapper quelques myélocytes et quelques normoblastes en examinant nos préparations, et que la réaction médullaire soit particulièrement marquée dans certains cas. S'il en était ainsi, il serait néanmoins excessif de faire du purpura une maladie de la moelle des os.

COAGULATION, COAGULABILITÉ, ETC. — L'arrêt du sang au niveau de la petite plaie faite pour l'examen du sang est facile même quand l'écoulement est copieux, ce qui peut arriver chez des malades atteints de pseudo-hémophilie ou d'un degré considérable d'anémie. La coagulation a lieu dans un laps de temps variable comme dans tous les cas cliniques en général, parfois très rapidement, en 5 à 10 minutes. Quand elle est un peu tardive, elle se fait en 20 à 30 minutes, ce qui est assez fréquent, en cas de phlegmasie par exemple.

Par conséquent, sous ce rapport, rien de particulier.

Examiné dans la cellule à rigole, le sang laisse apercevoir le plus souvent un réticulum légèrement phlegmasique des types n° 2 ou 3, mais parfois aussi le réticulum n'est pas visible.

Quand le réticulum est constitué par des filaments épais, quoique peu nombreux, ou nombreux et fins, on obtient avec le liquide A (bichloruré) des plaques phlegmasiques plus ou moins volumineuses.

— A côté de ces diverses particularités d'une banalité notoire, on observe un fait bien autrement caractéristique : le caillot ne se rétracte pas; il ne se forme pas de sérum.

Le phénomène de l'*irrétractilité*, que nous avons observé dans tous nos cas de purpura hémorragique, coïncide avec les poussées hémorragiques et cesse après elles.

Il a été retrouvé par Bensaude et par L. Rivet, dans divers cas de purpura deutéropathique, notamment chez des tuberculeux qui, cependant, n'avaient en apparence que du purpura exanthématique.

Conclusion. — Il résulte de cette étude qu'au point de vue anatomique, les deux seuls caractères constants et pathognomoniques sont la rareté des hématoblastes et l'absence de transsudation de sérum après la coagulation du sang.

Scorbut. — Bien que certains auteurs aient fait du scorbut une variété de purpura, il est certain que cette affection en diffère par des caractères multiples. Non seulement l'étiologie du scorbut est spéciale, mais la lésion hématique est nettement différente de celle du purpura hémorragique. Pour parler plus exactement, le scorbut se distingue du purpura hémorragique par l'absence presque complète d'altérations anatomiques du sang.

A l'époque où nous avons pu en observer d'assez nombreux exemples (1871, après le siège de Paris), nous n'étions pas en possession d'une technique capable de dévoiler les lésions hématiques.

Depuis, de loin en loin, nous avons recueilli des cas de scorbut dit sporadique et voici les renseignements que nous avons recueillis

Les hématies montrent les mêmes altérations que dans l'anémie aiguë ou chronique.

Les globules blancs sont en nombre normal ou augmenté, en coïncidence, dans ce dernier cas, avec des lésions phlegmasiques légères.

Les hématoblastes ne sont modifiés nettement ni au point de vue quantitatif, ni au point de vue qualitatif.

Le sang s'écoule facilement par la petite plaie du doigt; il se coagule rapidement.

Le caillot est rétractile et donne une proportion de sérum qui paraît normale.

Dans la cellule à rigole, on obtient un réticulum n° 2 ou n° 3. Dans un cas, quelques préparations ont permis de voir sur les lames de sang sec soumis aux colorants, de rares normoblastes.

On peut donc dire que les caractères anatomiques du sang paraissent être négatifs.

Hémophilie. — Cette affection singulière est nettement distincte du purpura et du scorbut.

On sait qu'elle en diffère par la gravité des pertes de sang occasionnées par les plaies, voire même les petites, c'est-à-dire, en d'autres mots, par la difficulté de l'hémostase et que cette sorte d'état est constitutionnel et familial.

Au point de vue hématologique, nous en avons signalé le seul et unique caractère anatomo-physiologique. Il consiste en un retard considérable de la coagulation faisant prendre au caillot une forme particulière.

Ce retard est tel que le sang reste plusieurs heures, jusqu'à 10 à 12 heures, avant de se solidifier, et malgré ce fait très anormal la constitution anatomique du sang ne paraît en rien altérée.

Les hématoblastes sont nombreux et, le sang se coagulant lentement (comme s'il était conservé à une température voisine de 0°), ils restent pendant longtemps isolés ou réunis en très petits amas et se modifient peu.

Hémoglobinurie. — L'hémoglobinurie est comme le purpura un phénomène bien défini, mais générique. Il en existe diverses variétés.

Celle qui a le plus d'importance en clinique est la *paroxystique.*

Les caractères du sang offrent à considérer :

1° Les lésions des globules rouges communes à toutes les anémies et proportionnelles à l'intensité et à la répétition des accès. Pas de modifications appréciables des globules blancs ni des hématoblastes;

2° La production pendant l'accès, après une coagulation qui paraît normale, d'un sérum laqué **rouge-cerise**..

Nous n'avons pas, chez une malade que nous avons bien étudiée, trouvé le sérum plus coloré pendant la crise qu'en dehors d'elle; au contraire, le sérum nous a paru parfois plus coloré en dehors des accès que pendant leur cours.

La coloration rouge-cerise du sérum peut d'ailleurs s'observer dans un assez grand nombre de circonstances, notamment dans certaines maladies infectieuses. Toutefois, cette coloration constitue un fait nettement anormal quand il n'y a pas **d'autre** état morbide.

3° Le fait le plus particulier consiste en la *redissolution du caillot dans le sérum*. Elle se produit au bout d'un temps variable, mais ne dépassant pas, en général, 24 heures.

Voici, comme exemple, un des examens faits chez un de nos malades :

Avant l'accès. Le sang pris par piqûre du bout du doigt s'écoule en bavant. La coagulation a lieu en 7 minutes. Après 24 heures, il y a une rétraction complète du caillot qui est normal. Le sérum est légèrement coloré, laqué.

Pendant un accès provoqué par refroidissement. Une heure après le début. Le sang s'écoule en bavant. La coagulation se fait en 5 minutes à 18°. Après une demi-heure, le sérum commence à transsuder. Il est déjà plus coloré que normalement. Après 7 heures, il présente une coloration rouge-cerise, laquée, assez foncée. Le caillot est irrégulièrement rétracté. **La surface en est tomenteuse.** Après 24 heures, le sérum est franchement laqué et assez abondant. Le caillot se désagrège facilement quand on agite l'éprouvette.

Dans d'autres cas, la redissolution du caillot s'est faite en 3 à 4 heures. D'autre part, le laquage du sérum, allant jusqu'à la coloration rouge-cerise, s'est produit incontestablement, dans certaines observations, d'une manière progressive pendant le cours de la rétraction du caillot et de la transsudation sérique.

V. — Pathogénie des hémorragies dyscrasiques.

Malgré bien des efforts, le mode de production des hémorragies dites dyscrasiques est resté obscur. Il est probable que l'altération du sang n'est jamais ou presque jamais seule en cause : divers troubles du système nerveux, des perturbations particulières de la constitution ou de la nutrition générale doivent, dans nombre de cas, se joindre à elle et il en résulte des états pour ainsi dire complexes.

A côté du mécanisme même de l'hémorragie, il y a la cause de la mise en œuvre de ce mécanisme, c'est-à-dire un double problème à résoudre.

L'expérimentation nous a servi à obtenir une sorte de purpura artificiel; elle nous permettra également d'émettre des vues plus ou moins vraisemblables sur l'origine de certaines altérations humorales.

Purpura. — On se souvient de l'expérience ayant consisté à injecter à un animal du sérum d'une espèce étrangère choisi de telle sorte qu'il en résulte une coagulation par précipitation grumeleuse (par exemple, injection de sérum de bœuf au chien). Ainsi est réalisé un état morbide aussi ressemblant que possible au purpura hémorragique (p. 124).

On peut affirmer que la diminution des hématoblastes est la conséquence de cette précipitation et, en tout cas, l'expérimentation semble l'établir.

Il est également logique d'expliquer la non-rétractilité du caillot formé dans un vase et l'absence de sérum par la diminution des hématoblastes, et, effectivement, le plasma de cheval, filtré (p. 58), ne fournit qu'une quantité minime de sérum.

Mais quelle est la cause de la précipitation des hématoblastes et des hémorragies ?

Il résulte des études que nous avons poursuivies sur les sérums étrangers que l'action dite toxique est due à la spécifité des matières albuminoïdes.

Il suffit, avons-nous dit, de chauffer ces sérums à 57-59° pour leur faire perdre la propriété d'adultérer le sang des animaux transfusés.

Tous les sérums ayant la même constitution générale, et étant équimoléculaires, nous sommes conduits, d'après les faits expérimentaux, à conclure très légitimement que les matières albuminoïdes normales du sang sont susceptibles d'acquérir des propriétés nouvelles par l'introduction dans le sang de produits capables de les modifier, même légèrement.

Ces produits peuvent avoir pour origine des infections ou des toxi-infections ou même des troubles de la nutrition générale avec ou sans lésions viscérales.

En résumé, comme conclusion, le purpura hémorragique paraît être la conséquence d'une *toxémie* analogue à celle qu'on peut provoquer artificiellement par certaines injections de sang étranger, toxémie attaquant particulièrement les hématoblastes en les précipitant et en en faisant le centre de coagulations spéciales.

Scorbut. — Bien qu'il survienne dans cette maladie des hémorragies spontanées, dont quelques-unes sont analogues à celles du purpura, le mécanisme de ces lésions est différent. D'ailleurs, la formule hématologique n'est pas, non plus, celle du purpura hémorragique. La question est restée très obscure.

Le seul fait qui paraisse avéré, c'est que le plasma est adultéré d'une manière propre, qu'il ne se forme pas de coagulation par précipitation grumeleuse, mais que peut-être la lésion sanguine provoque une certaine fragilité des capillaires sanguins dans des points d'élection : gencives, membres inférieurs.

Ici, l'expérimentation ne nous vient pas en aide. Il faut nous en tenir aux enseignements de la clinique. Celle-ci a montré depuis longtemps que l'altération du sang est due à un *genre particulier d'inanition.*

A l'époque où nous avons fait des recherches sur ce sujet, on a surtout incriminé le manque de certaines substances minérales et, entre autres, avec Garrod, de potasse.

Depuis, on a trouvé d'autres perversions d'origine alimentaire.

Pour notre part, nous avons fait remarquer, dès 1871, que le vice d'origine alimentaire aboutit à une désagrégation des tissus, à une sorte particulière d'autophagie dont nous avons donné des preuves anatomiques, et il nous a semblé que les produits de cette désintégration des tissus (particulièrement des muscles) devaient être les principaux agents de la toxémie scorbutique (1).

---

(1) Relation clinique de l'épidémie de scorbut observée à la Charité en 1871. (*Gaz. Hebd. de Méd. et de Chir.*, et broch. 1871). — Note sur l'anatomie pathologique du scorbut. (*Mém. de la Soc. de Biologie*, p. 3, 1871).

Le point de départ de la maladie serait donc un vice d'alimentation par *carence*, ayant pour conséquence l'introduction dans la circulation de produits nuisibles d'origine autophagique.

Hémophilie. — Nous voici encore dans le champ des hypothèses. Mais nous possédons pour les étayer quelques faits expérimentaux.

Les éléments du sang n'éprouvant pas d'altérations primitives reconnaissables, nous sommes obligés pour expliquer les symptômes de nous en prendre au plasma ou aux tissus.

Le plasma, avons-nous dit, se comporte comme s'il avait été impressionné par de la peptone ou de l'extrait de sangsues et il n'est pas impossible, étant donnée la nature de ces substances, qu'il puisse renfermer, sous l'influence d'un trouble constitutionnel, des albumines modifiées par des produits analogues à ceux qui empêchent ou retardent artificiellement la coagulation *in vitro*.

D'autre part, on peut supposer pour comprendre la difficulté de l'hémostase au niveau des plaies, que les tissus divisés ne fournissent pas comme à l'état normal le principe qui provoque l'altération des hématoblastes et par suite la coagulation.

Dans l'une et dans l'autre de ces hypothèses, la nature chimique de la toxémie reste indéterminée.

Hémoglobinurie. — Nous avons eu l'occasion d'étudier avec soin diverses formes d'hémoglobinurie. La pathogénie en est obscure et probablement complexe. Comme elle ne paraît pas impliquer une altération primitive ni même probablement secondaire des hématoblastes, il nous paraît inutile de reproduire nos publications antérieures sur ce sujet. Il s'agit encore d'une toxémie; mais dans plusieurs des formes de cette manifestation, l'état des reins et celui du système nerveux jouent un rôle important.

VI. PROCESSUS COMPORTANT DES TROUBLES DE FORMATION ET D'ÉVOLUTION DES HÉMATOBLASTES.

Les processus et maladies dont nous avons maintenant à nous occuper pour compléter les notions que nous possédons sur l'histoire pathologique des hématoblastes se divisent en deux sections distinctes.

Dans la première la formation des hématoblastes est conservée et souvent même activée; dans la seconde, le pouvoir de régénération hématoblastique est annihilé.

A. — *Première Section*. — Pertes et usures du sang avec conservation de la fonction hématoblastique.

a) **Anémies par pertes de sang** — Dans le chapitre concernant la physiologie des hématoblastes (p. 68) nous avons eu recours aux pertes de sang spontanées ou effectuées à l'aide de saignées chez divers vertébrés pour mettre en lumière les phénomènes ressortissant à la régénération du sang en globules rouges à l'aide des hématoblastes.

Chez divers animaux nous avons produit dans nos expériences de l'anémie aiguë plus ou moins intense, consécutive à une perte de sang d'intensité variable ou à des saignées coup sur coup équivalant dans leur ensemble à une perte unique un peu forte. Il nous reste à décrire les effets de pertes prolongées ou très multipliées donnant lieu à un état d'anémie chronique (XII ; XXX).

— Dans les conditions les plus normales chez l'homme (il en est de même chez le chien), les pertes de sang temporaires sont suivies au bout d'un temps variable, suivant l'importance des pertes et l'état du sujet, d'un retour complet à la normale.

Mais lorsque les pertes se renouvellent avant l'achèvement de la réparation, les modifications dans les hématoblastes et dans les hématies persistent et vont en s'accentuant. On observe surtout de grandes modifications dans la forme, dans le diamètre et dans la coloration des globules rouges.

A l'état normal les petits éléments, que nous dénommons *globules nains* et qui sont pour nous des éléments jeunes et encore incomplètement développés, sont très peu nombreux.

A la suite des pertes de sang ils se multiplient, surtout quand ces pertes continuent pendant un certain temps, et on peut se rendre compte qu'ils sont d'un volume très variable. Les plus petits ne dépassent pas le diamètre moyen des hématoblastes, les plus gros se rapprochent de celui des hématies et, entre les deux extrêmes, on voit toutes les dimensions intermédiaires. Ces petits éléments sont peu colorés et déformés.

Comme les globules rouges eux-mêmes n'ont pas acquis leur

charge normale en hémoglobine, la valeur que nous appelons richesse globulaire (G) tombe au-dessous de la normale.

Elle arrive assez communément aux environs de 0,50, parfois au-dessous, ce qui signifie par exemple qu'un sang renfermant 3 millions de globules rouges n'a qu'une valeur d'un million et demi en hémoglobine.

Quand les hémorragies ont lieu chez des individus malades (anémies symptomatiques dont il sera question bientôt), la décoloration des hématies est si forte que la valeur G peut s'abaisser jusqu'à 0,40 et encore plus bas.

Il est intéressant de faire remarquer que ce n'est pas au moment où les globules rouges diminuent de nombre par suite de l'hémorragie que leur richesse en hémoglobine s'abaisse le plus; ce n'est pas au moment de l'anémie maximum qu'on observe la plus forte chute de la valeur G. Tout au contraire, c'est alors que le sang est en pleine voie de réparation, au moment où se fait une poussée globulaire intense, que ces éléments, hâtivement produits, sont à la fois plus petits et moins colorés. Ils sont en somme plus jeunes. Il semble que l'économie ne puisse leur fournir immédiatement les matériaux nécessaires à leur développement parfait, notamment l'hémoglobine, de sorte qu'en cas d'hémorragies multiples, chaque nouvelle perte de sang est suivie d'abord d'un abaissement dans le nombre des globules sans modification sensible de la valeur G, puis d'une multiplication des hématies, coïncidant avec un abaissement plus ou moins notable de leur richesse en hémoglobine.

Les globules nouveaux et petits accumulés dans le sang en voie de réparation sont toujours plus ou moins déformés. Ces déformations rappellent les formes des hématoblastes.

On observe de semblables éléments chez les ovipares largement saignés dont la réparation sanguine est restée imparfaite, par exemple chez la grenouille (p. 78). Il s'agit là d'un fait général.

Dans les pertes répétées s'acheminant à l'anémie chronique, les hématoblastes offrent à considérer les modifications quantitatives et qualitatives déjà décrites à l'occasion de la physiologie.

Le nombre en est variable suivant les circonstances : faible au moment des pertes de sang, il se relève rapidement dès qu'elles cessent, et lorsque les malades ne sont pas complètement épuisés, on observe dans cet intervalle de véritables crises hématoblastiques.

— Quand les hémorragies sont continues ou subcontinues, ces crises ne sont plus sensibles et, d'une manière générale, le nombre des hématoblastes tend à décroître. Alors, l'état s'aggrave, l'anémie devient excessive et prend au point de vue anatomique des caractères particuliers.

La production de nouveaux éléments étant très ralentie, le nombre des petits globules diminue tandis que celui des grands éléments s'accroît. Quelques-uns acquièrent de telles dimensions que nous leur avons donné le nom de *géants*. Les globules grands et géants peuvent être, dans certains cas, assez nombreux pour que, malgré la faible coloration de la plupart des hématies, la valeur individuelle des globules (G) — qui est une moyenne — se rapproche de la normale ou la dépasse.

Il semble que, dans ces faits caractérisés par une extrême diminution du nombre des hématies, ces éléments aient une survie plus longue et atteignent par suite un plus grand diamètre.

A ce degré d'anémie, on voit encore, dès que les pertes cessent, les hématies se multiplier par formation hématoblastique, ce qui donne immédiatement naissance à des éléments petits faisant diminuer la valeur G. Il y a donc des cas où cette valeur ne donne pas la mesure exacte de l'altération du sang.

— Les faits que nous venons de décrire sont les mêmes chez les animaux que chez l'homme, de sorte qu'il est facile de produire par l'expérimentation l'état d'anémie chronique du sang.

Il est extrêmement intéressant, au point de vue de la physiologie générale, de se rappeler qu'il en est ainsi chez les grenouilles qui sont restées anémiques après de fortes saignées, mais peut-être plus frappant pour les médecins de considérer les éléments du sang de chien rendus anémiques après des saignées multiples assez rapprochées pour empêcher la réparation de s'opérer complètement entre chaque perte (fig. 42). Il sera fort instructif de comparer cette figure à celle que fournissent les éléments du sang dans une anémie spontanée chronique, telle que la chlorose (fig. 43; voir les fig. plus loin).

— En opposition avec ces faits, que se passe-t-il du côté de la fonction régénératrice du sang par la moelle des os ?

Beaucoup d'observateurs ont prétendu qu'une simple saignée était suivie chez l'homme de l'introduction dans le sang de globules rouges nucléés. Pour notre compte, nous n'avons jamais observé pareil fait.

Les observateurs qui en ont vu, même après des saignées multiples, n'ont pu en apercevoir qu'un petit nombre. Or, pour la réparation d'une perte de sang, il faut une production d'éléments relativement considérable, de sorte qu'on doit admettre, dans cette doctrine, que les globules introduits dans le sang par le jeu des éléments de la moelle des os y pénètrent tous ou presque tous après avoir perdu leur noyau.

Un tel mode de réparation du sang ne pourrait expliquer aucune des lésions de l'anémie chronique qui viennent d'être décrites : accumulation de petits globules déformés et décolorés, etc.

Ce n'est qu'après des pertes répétées, lorsque l'anémie est chez l'homme du 3° ou du 4° degré, que nous avons vu quelques normoblastes dans nos préparations de sang. Si ces éléments représentent un effort de réparation, il doit être à notre avis singulièrement minime, car rien ne prouve — ainsi que nous l'avons dit — que les cellules rouges nucléées ne conservent pas leur noyau dans le sang de l'adulte aussi bien que dans celui du fœtus.

En tout cas, ces éléments, qui pour nous sont plus pathologiques que physiologiques, sont d'autant plus nombreux que l'anémie est accentuée et bientôt ils disparaissent, dès que les hémorragies cessent et que la fonction hématoblastique détermine la formation de nouveaux globules rouges. Leur disparition serait paradoxale s'ils contribuaient à la réparation sanguine.

En règle générale, ainsi que nous avons eu l'occasion de le faire remarquer dans les précédents chapitres, les globules rouges à noyau désertent le torrent circulatoire dès qu'une amélioration se produit dans l'état du sang et nous retrouverons le même phénomène, si significatif, dans les diverses manifestations pathologiques qu'il nous reste à décrire.

b) Réparation du sang après les maladies aiguës. — Une maladie aiguë, comme une pneumonie, comme une fièvre typhoïde, est suivie, dès qu'elle touche à sa fin, dès le début de la convalescence, d'une poussée d'hématoblastes destinés à former de nouveaux globules rouges.

C'est la *crise hématique de la convalescence.*

Elle constitue un phénomène analogue à celui que nous avons appris à connaître à propos des pertes de sang. Cela tient à ce qu'une maladie de ce genre équivaut à une forte saignée ou plutôt à une série de petites saignées faites coup sur coup.

La régénération du sang par les hématoblastes s'opérant toujours par le même procédé, quelle que soit la cause de l'usure du sang,

constitue un fait considérable ayant une haute signification tant physiologique que pathologique.

Bien que nous l'ayons publié pour la première fois en 1879 (il y a
43 ans), aucun observateur ne s'est donné la peine de la vérifier. Il

No 18 — St.-Louis. — Pneumonie aiguë franche, très bénigne, Mars 1880.

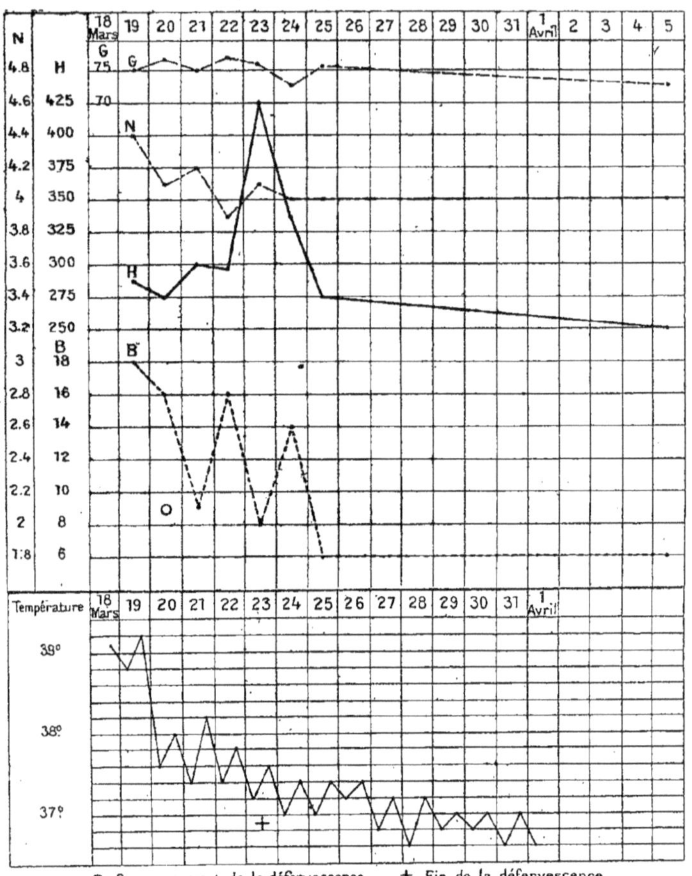

O Commencement de la défervescence.   + Fin de la défervescence.

Fig. 36. — Les chiffres de la colonne N représentent des millions ;
ceux de la colonne H et B, des milliers ; ceux de la colonne G, des cen-
tièmes.

est vrai qu'il a exigé de notre part et de celle de nos élèves un travail
très important (XI ; XII ; XIX ; XXX).

Maintenant que nous connaissons la signification des courbes re-
présentées dans nos graphiques antérieurs (p. 69 et suiv.), rien ne peut

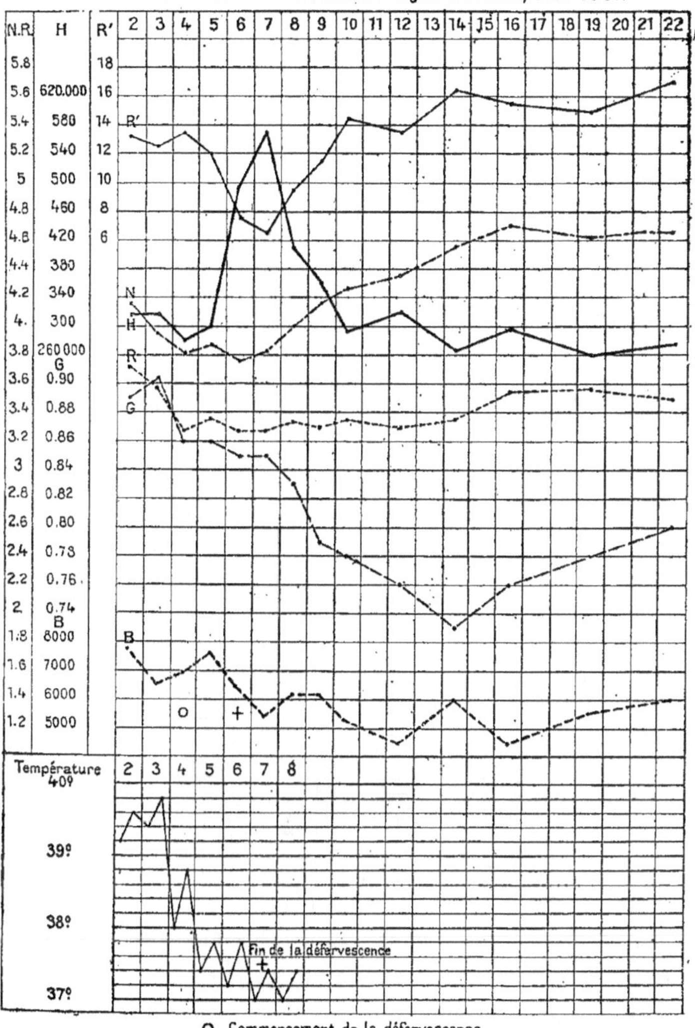

Fig. 37. — Les chiffres de la colonne NR représentent des millions.

faire mieux ressortir les caractères de la crise hématique que les
tracés résumant les résultats de nos observations.

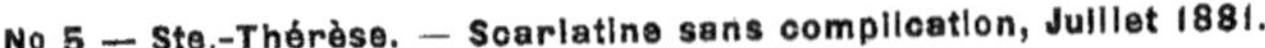

No 5 — Ste.-Thérèse. — Scarlatine sans complication, Juillet 1881.

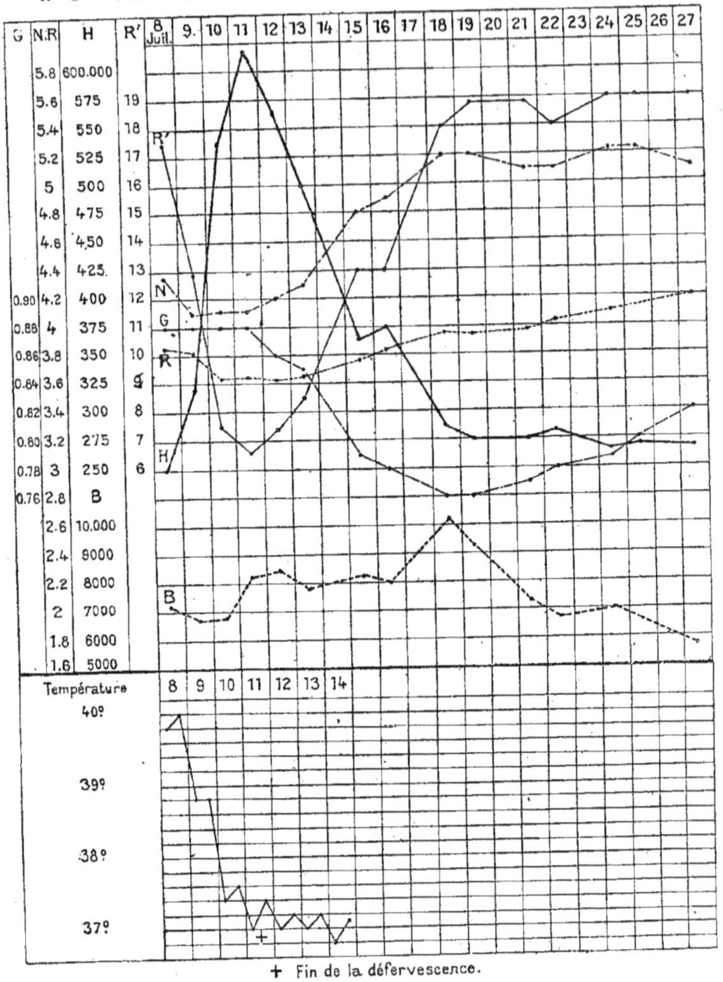

+ Fin de la défervescence.

FIG. 38. — Les chiffres de la colonne NR représentent des millions.

Les figures 36, 37, 38, 39, 40, 41 permettent de distinguer deux types de crise hématique (1).

---

(1) Quelques-uns de ces tracés sont empruntés à l'excellente thèse d'un de nos élèves, REYNE : *De la crise hématique dans les maladies aiguës à défervescence brusque*, 1881.

N° 22 — Ste-Thérèse. — Rougeole sans complication, Juillet 1881.

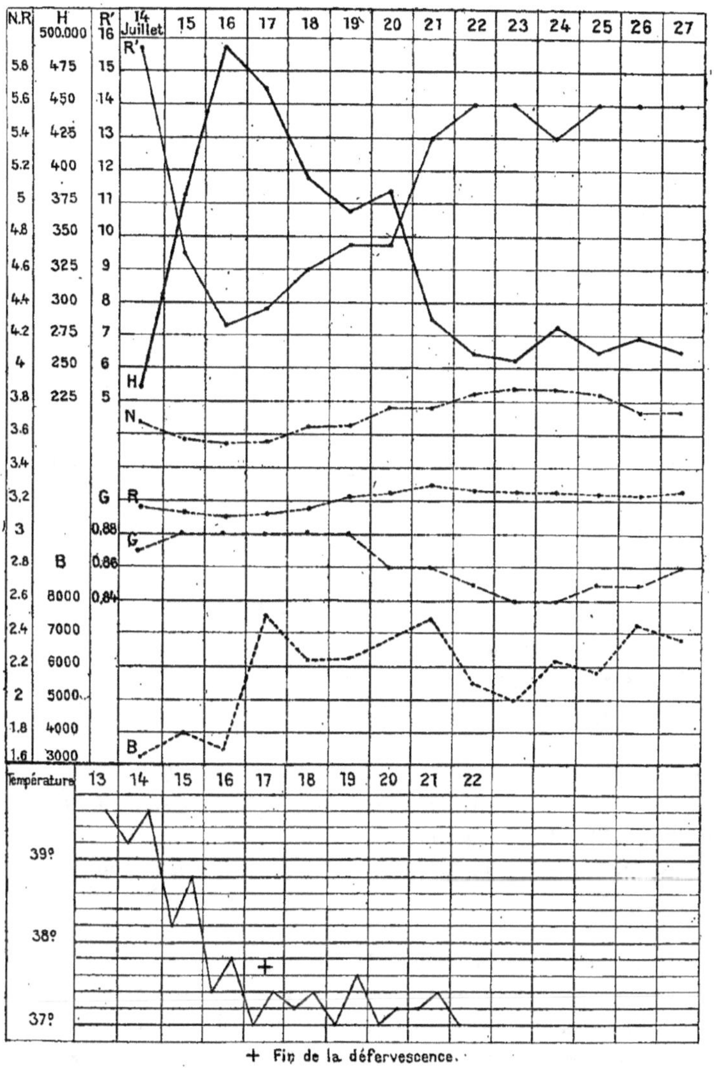

Fig. 39. — Les chiffres de la colonne NR représentent des millions.

Le premier concerne les maladies à défervescence brusque, c'est la crise aiguë, passagère; le second se rencontre à la fin des maladies à défervescence par *lysis*, dont le type est la fièvre typhoïde; c'est la crise traînante, marquant lentement le début d'une réparation sanguine pénible, dont l'achèvement ne se fait qu'après une longue convalescence.

Les tracés 36, 37, 38, 39 représentant la crise aiguë se ressemblent d'une manière frappante. Ils permettent par suite de préciser les caractères communs de ce mode critique.

Remarquons d'abord que la crise hématique ne fait jamais défaut; de plus, elle est si régulière au point de vue de l'évolution qu'elle peut être mise à cet égard en parallèle avec la crise thermique.

Elle débute vers la fin de la maladie, en général au moment où la température fléchit, et elle atteint presque toujours le fastigium le jour où la température redevient pour la première fois physiologique, c'est-à-dire dès que la défervescence est complète.

Dans les fièvres éruptives, telles que la scarlatine, la rougeole, lorsque, après la défervescence qui suit la période d'éruption, les malades conservent une température fébrile, la crise hématique atteint son acmé à la fin de la défervescence relative qui suit l'éruption.

Quand on calcule le rapport N/H entre les hématies et les hématoblastes, rapport qui est en moyenne de 20 à l'état normal, on voit qu'au moment de la plus forte accumulation des hématoblastes, il est représenté par un chiffre très inférieur, presque toujours le même. Il est en moyenne de 7 et il n'oscille que dans d'étroites limites, comprises entre 8 et 6.

Ces fluctuations numériques présentent, on le voit, la plus grande analogie avec celles qui succèdent aux pertes de sang (comparez les fig. 36, 37, 38, 39 aux fig. 17, 18, 19, 20).

Les altérations qualitatives sont également les mêmes dans les deux cas.

En effet, l'élévation du chiffre des hématoblastes est suivie dans les maladies aiguës, comme après les pertes de sang, d'une augmentation notable des globules rouges. Ceux-ci atteignent, en général, le minimum au début de la crise hématique, à l'époque où les hématoblastes commencent à s'accumuler dans le sang; puis ils se multiplient progressivement pendant le cours même de la crise, et surtout au fur et à mesure que les hématoblastes retombent à leur chiffre initial.

Mais ces globules rouges de nouvelle formation sont moins riches en hémoglobine que les hématies normales et adultes. Aussi la valeur globulaire (G), peu influencée pendant le cours de la maladie, diminue-t-elle assez brusquement d'une manière notable sous l'influence de la néoformation d'éléments qui restent pendant un certain temps incomplètement développés.

Les altérations du sang répondent alors à celles de l'anémie légère ou de moyenne intensité et restent telles pendant toute la durée de la convalescence.

— Les caractères de la crise traînante sont sensiblement différents. Si nous prenons comme exemple le cas de fièvre typhoïde représenté par les courbes des figures 40-40 *bis*, nous remarquons les particularités suivantes.

Le nombre des hématies ne présente pas de variations très accentuées; après avoir atteint son minimum avant la chute de la fièvre, il se relève lentement pendant les premiers jours de la convalescence.

Les globules blancs tombent à un minimum de 3.600 quelques jours avant la fin de la défervescence. C'est là un fait constant dans la fièvre typhoïde non compliquée, cette maladie produisant, contrairement à ce qu'on croyait avant nos études, une diminution dans le nombre des globules blancs. L'élévation insolite de ces éléments les 8 et 9 juin a été occasionnée par une bronchite passagère.

La courbe des hématoblastes (H) est très intéressante. Les éléments diminuent d'une manière remarquable pendant la période d'état de la maladie; il semble y avoir un arrêt dans leur production. Dans le cas actuel, ils atteignent un minimum de 90.000 le 13ᵉ jour de la maladie et s'y maintiennent presque constamment jusqu'au début de la convalescence; ils arrivent à peine à 100.000 lorsque la fièvre est complètement tombée; leur courbe présente alors une marche ascendante assez régulière; mais elle n'arrive à son summum, 390.000, que douze jours après la fin de la défervescence. Vingt-deux jours plus tard, au moment où le malade quitte l'hôpital, la réparation sanguine est presque achevée.

Il résulte de ces profondes modifications dans la production des hématoblastes que la courbe R' exprimant le rapport N/H des rouges aux hématoblastes, offre des caractères tout particuliers. Au moment de la période d'état, il oscille de 45 à 52 (20 étant le chiffre normal) et à l'époque de la plus forte poussée d'hématoblastes, il n'arrive qu'à environ 12, tandis qu'il atteint en moyenne 7 dans les maladies aiguës.

Nº 5 — Magendie. — Fièvre typhoïde. — Entré le 31 Mai 1885.
N........Globules rouges.   H——Hématoblastes.   B ......Globules blancs.   G——Valeur individuelle des globules.   R'——Rapport des globules rouges aux hématoblastes.
(1)✕ Bronchite   ⊙ Fin de la bronchite.   ✚ Défervescence.

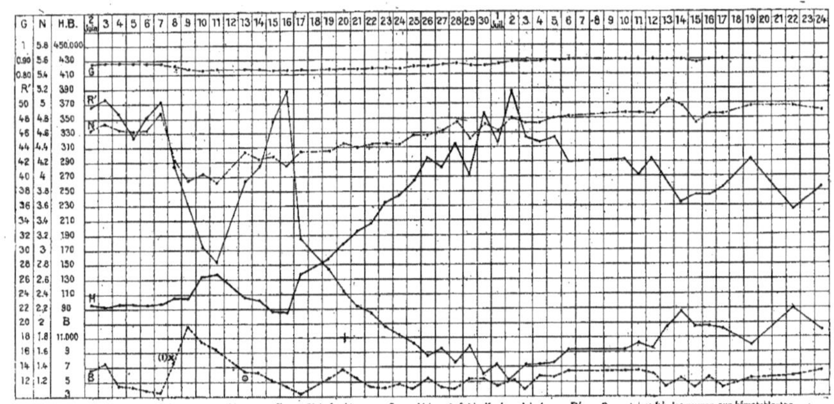

Fig. 40.

Enfin, il ne devient normal que 25 jours après la chute complète de la fièvre.

On remarquera que ce rapport descend tout à coup le 11 juin à 28,3, ce qui marque la crise aiguë déterminée par la bronchite. Ce fait intéressant correspond d'ailleurs à la chute dans le nombre des globules rouges occasionné par la complication inflammatoire.

Tous les cas de fièvre typhoïde et de pyrexies de longue durée donnent des résultats analogues.

L'organisme reste pour ainsi dire épuisé à la suite de ces maladies : le pouvoir de sanguification est amoindri, d'où il suit que le sang se reforme avec une extrême lenteur.

— La crise hématique étant sous la dépendance de la marche de la maladie, à côté des deux principaux types, on en trouve d'autres plus ou moins compliqués.

Dans tous, on observe le même fait : l'augmentation plus ou moins brusque et intense des hématoblastes au moment de la régénération du sang en hématies.

N° 6 — Magendie. — 31 Mai 1885. — Température.

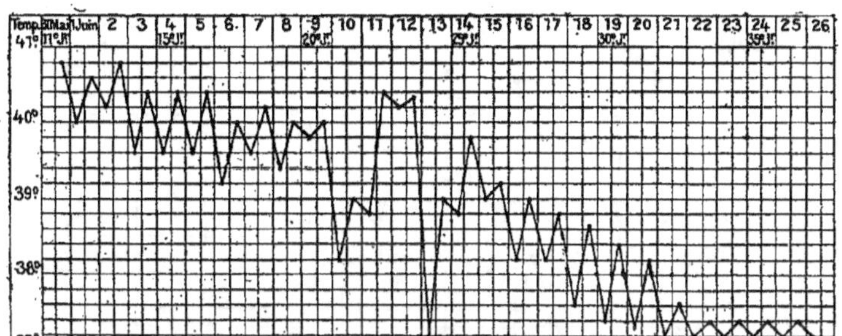

Fig. 40 bis.

Voici comme exemple un cas de fièvre intermittente simple qui est certainement remarquable.

Les résultats numériques rapprochés de la courbe thermique (fig. 41-41 bis) présentent à considérer deux phases bien distinctes. La première correspond à la période d'état de la maladie jusqu'à la cessation des accès; la seconde, à la période de convalescence.

Pendant les premières phases, les chiffres relatifs aux globules rouges indiquent une anémie progressive. Déjà notable au moment de l'entrée du malade à l'hôpital, elle s'accentue à chaque accès.

En même temps que le nombre des hématies diminue, il se produit un abaissement progressif et notable du chiffre des hématoblastes. Avant l'entrée du malade à l'hôpital, sous l'influence des premiers accès, la proportion des hématoblastes s'était déjà sensiblement
abaissée (le 28 avril, après 7 accès, on compte 150.000 hématoblastes
au lieu de 225.000, qui est la moyenne). A la fin de la maladie, après
le dernier accès (le 10 ou 11e), les hématoblastes atteignent un mini-

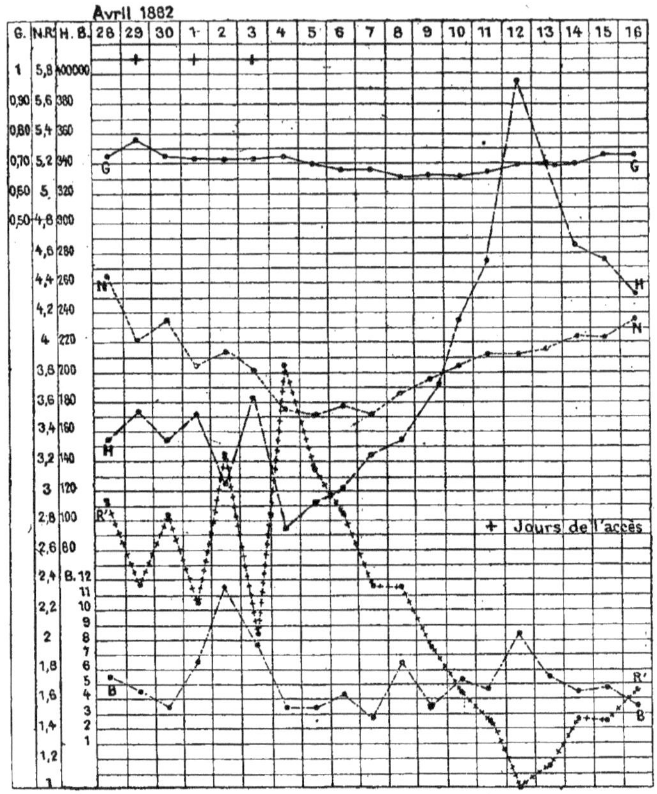

FIG. 41. — Fièvre intermittente tierce.

mum de 92.000 environ, fait analogue à celui qu'on observe dans les
pyrexies prolongées.

Mais, ce qui doit fixer l'attention d'une manière particulière, ce
sont les fluctuation régulières que subissent les hématies et les hématoblastes sous l'influence des accès.

Le jour de l'accès, le nombre des globules rouges est abaissé malgré la fièvre, tandis que le chiffre des hématoblastes est plus élevé; on note le contraire le jour de l'apyrexie. Ces fluctuations sont surtout mises en évidence par la courbe R', représentant le rapport N/H. Quelle en est la signification ?

Deux hypothèses sont possibles. Il peut se faire que le jour de l'apyrexie, la diminution dans le nombre des hématoblastes soit la conséquence d'une transformation d'une partie de ces éléments en

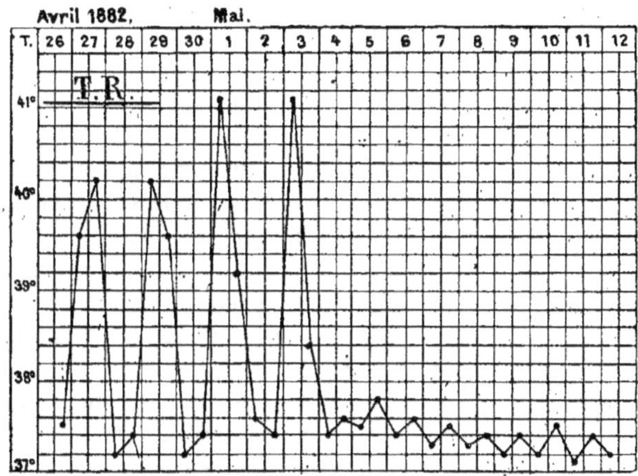

Fig. 41 *bis*. — Courbe thermique.

globules rouges; mais on peut prétendre également que chaque accès tend à entraver la formation de ces éléments destinés à la réparation sanguine.

Il est probable que ces deux causes coexistent : le jour de la fièvre, la destruction globulaire l'emporte sur la production, d'ailleurs faible, d'hématoblastes; le jour de l'apyrexie, la néoformation globulaire est plus active que la production des hématoblastes.

Le 4 mai, le lendemain du dernier accès, on note un chiffre d'hématoblastes peu élevé, malgré une diminution sensible des globules rouges, ce qui paraît bien prouver que la fièvre intermittente atteint l'hématopoïèse dans sa source même.

Mais dès que la maladie cesse, nous allons assister à une régénération du sang.

Continuons donc l'examen des graphiques.

Portons notre attention sur la ligne des hématoblastes (H). A partir du 4 mai, premier jour de l'apyrexie définitive, ces éléments se

multiplient sans secousse, d'une manière progressive, d'abord lentement, puis assez brusquement. En 8 jours, ils passent du chiffre de
92.000 à celui de 400.000 environ. Mais à peine le sommet de la
courbe a-t-il été atteint par un dernier saut brusque, accompli du 7^e
au 8e jour de la ligne ascendante, que déjà le nombre des hématoblastes diminue : la ligne H, en redescendant, dessine ainsi une sorte
de pic.

Pendant ce temps, que devient la ligne N des globules rouges ?

Trois jours durant, le nombre des éléments reste stationnaire ;
l'anémie ne fait plus de progrès, la reconstitution du sang se prépare. A partir de ce 3e jour, le nombre des hématies augmente d'une
manière continue et progressive, manifestement en rapport avec la
production des hématoblastes.

La fièvre intermittente imprime donc aux modifications du sang
un cachet spécial ; mais lorsqu'elle est simple et de courte durée,
comme dans le cas actuel, elle détermine à chaque accès une crise hématoblastique qui avorte à cause de la succession rapide des accès,
puis après guérison (ou tout au moins suspension de la maladie), une
crise hématique nette de convalescence absolument analogue à celle
qui succède aux maladies aiguës.

— Nous n'avons pas étudié nos préparations de sang dans ces maladies au point de vue de la présence possible, soit dans leur cours,
soit au moment de la convalescence, d'éléments provenant de la
moelle des os. Mais quand nous aurions trouvé dans ces conditions
quelques normoblastes et quelques myélocytes, qu'en aurions-nous
pu conclure comme preuve de processus régénérateur; quel appoint
ces éléments auraient-ils apporté à la régénération hématoblastique?

Les travaux qui ont paru sur la production de normoblastes dans
les infections expérimentales, notamment ceux de Dominici (1), montrent que ces éléments sont la conséquence d'une réaction pathologique de la moelle osseuse et non d'une régénération des globules
rouges.

c) **Anémie chlorotique**. — La chlorose est le type de l'anémie protopathique avec conservation de la fonction hématoblastique. Il paraît
même y avoir une excitation dans la production des hématoblastes.
En l'absence de toute perte sanguine (la grande majorité des malades
ont des règles faibles, peu abondantes ou sont aménorrhéiques),

______

(1) H. DOMINICI. Globules rouges et infection. (*Th. de Paris*, 1903).

l'anémie ne peut être due qu'à une usure globulaire, car les lésions des hématies ne peuvent s'expliquer par un manque de production des éléments (XXX).

Aussi l'analogie est-elle grande entre le type chlorotique du sang et celui que nous avons obtenu artificiellement en pratiquant à des chiens des saignées multiples convenablement espacées

Comparez la fig. 42 à la fig. 43.

Vous verrez que les altérations des globules rouges produites par les diverses anémies chroniques se ressemblent.

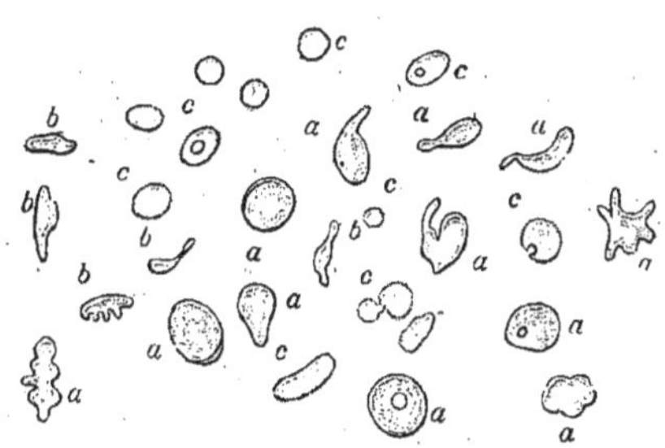

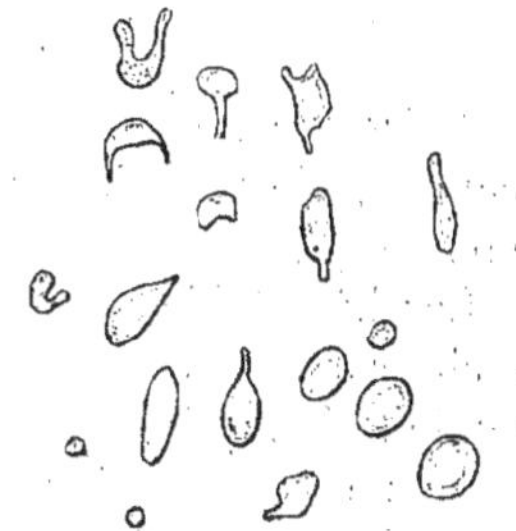

Fig. 42. — Sang d'un chien rendu anémique à l'aide d'hémorragies multiples. — Préparation sèche. On a rapproché ici les divers types d'éléments disséminés dans la préparation.

a, a, hématies plus ou moins déformées ; *b, b,* globules nains ; *c, c,* hématoblastes, la plupart hypertrophiés.

Fig. 43. — Chlorose. Préparation faite par dessiccation rapide. Déformation et décoloration des hématies. Les plus petits éléments sont des globules nains. Il n'y a pas d'hématoblastes représentés dans cette figure.

Dans la chlorose, maladie bien définie cliniquement, les altérations des éléments du sang sont les mêmes que dans toutes les anémies chroniques; ces altérations présentent néanmoins, quand on considère la manière dont elles se groupent et évoluent, des particularités propres.

Les globules rouges sont fortement altérés. Ils sont généralement petits et faiblement colorés, de sorte qu'il y a disproportion entre le nombre des hématies (N) et la quantité d'hémoglobine contenue dans chaque globule; en d'autres termes, il y a diminution de la valeur globulaire (G). C'est ce que nous avons vu déjà dans les anémies par pertes de sang et par maladies aiguës. Mais dans la chlorose, cette disproportion atteint souvent, on peut dire ordinairement, un plus haut degré que dans toute autre maladie.

De plus, la chlorose est la seule affection où l'on puisse voir la charge hémoglobique être très faible avec un nombre encore élevé d'hématies, parfois aussi élevé qu'à l'état normal.

Pour fixer les idées, prenons comme exemple un des cas publiés dans nos leçons (XL).

La numération des éléments du sang pratiquée par l'interne du service, M. G. Rosenthal, donne les résultats suivants :

$$N = 3.815.000.$$
$$R = 600.000.$$
$$G = 0,25.$$
$$B = 6000.$$

Malgré cette grande pauvreté en hémoglobine, on ne voit pas beaucoup de globules nains : il y a des globules petits et déformés, mais ce qui domine ce sont les éléments pâles et amincis.

Les hématoblastes, et c'est là un nouveau trait caractéristique de la chlorose, sont nombreux et de dimensions parfois exagérées, double lésion qui indique une tendance active à la rénovation du sang en même temps qu'une certaine difficulté à la transformation des hématoblastes en hématies et au perfectionnement des éléments formés.

Quand, par suite de fatigues excessives, de manque de soins, le chiffre des hématoblastes fléchit, il suffit de quelques jours de repos pour le faire remonter.

Sans entrer dans plus de détails, rappelons que les faits cliniques s'accordent avec les études d'anatomie et de physiologie pathologiques pour faire de la chlorose une anémie par déglobulisation.

Dans quelques cas, cette déglobulisation s'effectue rapidement et ressemble à celle que produiraient de larges saignées faites coup sur coup. Mais le siège de cette déglobulisation est inconnu (elle ne paraît pas se produire dans le plasma). Elle réside peut-être dans le foie et dans la rate où Quincke et d'autres auteurs ont trouvé un excès de fer.

Voici donc comment les lésions hématiques peuvent se comprendre :

Au début, il y a une destruction d'hématies équivalant à des pertes sanguines plus ou moins rapprochées, et, en même temps, un grand effort de réparation se traduisant par des poussées d'hématoblastes. Il survient ensuite un épuisement des réserves de fer et, cela, d'autant plus facilement que souvent l'alimentation en apporte peu : les types globulaires à faible charge hémoglobique apparaissent dans le sang. L'anémie chlorotique est alors constituée et on en peut reconnaître les principaux caractères. Elle persiste ainsi assez fréquemment, avec des accentuations diverses, pendant des années.

Lorsque l'anémie chlorotique parvient à un degré élevé (3° au moins), on voit apparaître dans le sang, comme dans les anémies intenses en général, des cellules rouges nucléées. Elles sont toujours peu abondantes, de taille moyenne et ne sont visibles dans le sang que d'une manière passagère. Elles disparaissent dès que les malades entrent dans la période de réparation sanguine, marquée par des poussées successives d'hématoblastes et de petits globules.

— L'étude de cette réparation accomplie sous l'influence d'un traitement convenable, va nous montrer qu'elle s'effectue, non par la multiplication des cellules nucléées, mais bien par formation hématoblastique, absolument comme après les pertes de sang, et nous aurons encore là un exemple du mode normal de la régénération des hématies (XXX).

Le processus comprend deux phases distinctes : la première est la période de *multiplication* des hématies, la seconde, celle de *perfectionnement* des éléments nouveaux.

a) Multiplication. — Dans la chlorose confirmée le sang renferme, en général, un nombre très élevé d'hématoblastes. Cette règle ne souffre guère d'exception que dans les cas où l'anémie atteint une intensité insolite. Chez quelques malades, nous avons pu compter deux ou trois fois plus d'hématoblastes qu'à l'état sain (jusqu'à 750.000 au lieu de 225.000).

Dès que, sous l'influence du traitement (repos, régime, fer assimilable), l'état des malades s'améliore, cette accumulation d'hématoblastes diminue.

Les résultats des numérations sont variables d'un jour à l'autre; mais en prenant des chiffres moyens, on voit que le nombre des hématoblastes tend à diminuer et à se rapprocher de la normale. Pendant cette période, il n'est pas rare d'observer des minima plus ou moins notablement inférieurs à la moyenne physiologique.

En même temps, les globules rouges se multiplient, soit d'une manière irrégulière, par poussées successives, soit, au contraire, d'une manière continue et assez régulière. Dans le premier cas, les chiffres les plus élevés de la courbe des hématies correspondent aux minima de celle des hématoblastes, de sorte que le sang paraît être le siège d'une série de petites crises hématiques, indiquant une activité formatrice des plus remarquables.

Le sang est alors rempli de formes jeunes à tous les degrés d'évolution et cette circonstance est particulièrement favorable à l'étude des transformations des hématoblastes en hématies.

Les nouveaux éléments formés sont petits, peu colorés, souvent déformés, un certain nombre restant à l'état de globules nains. Lorsque l'anémie est intense et que le sang renferme des globules grands et des géants, ces éléments disparaissent rapidement; il s'ensuit qu'au début la richesse globulaire reste stationnaire ou augmente relativement peu malgré l'accroissement notable du chiffre des hématies. Souvent même cette valeur diminue notablement dans le cours de cette première période.

a) PERFECTIONNEMENT. — Lorsque le nombre des globules rouges a augmenté déjà de un à trois millions et que, par suite, il commence à se rapprocher de la normale, les fluctuations numériques des hématoblastes et des hématies deviennent plus faibles, les globules se régularisent et acquièrent une plus grande richesse en hémoglobine, ce qui fait augmenter la valeur globulaire. On entre ainsi, sans transition brusque, progressivement, dans la seconde phase pendant laquelle, sous l'influence du fer, le sang va reprendre ses caractères physiologiques.

d) **Anémies symptomatiques.** — Dans les maladies en général graves, accompagnées de lésions viscérales, le sang est souvent lésé. Il présente notamment les mêmes altérations globulaires constituant l'anémie chronique que nous connaissons déjà. Cependant, dans les cas de grande accentuation de l'anémie, on relève quelques particularités qui doivent être signalées.

Le plus souvent, lorsque l'anémie n'est pas encore parvenue à un haut degré, les hématoblastes sont nombreux, le pouvoir de formation hématoblastique est conservé. C'est là le trait le plus caractéristique de ces sortes d'anémies, celui qui nous servira à les différencier de l'anémie dite pernicieuse progressive.

Dans quelques cas, nous avons pu compter jusqu'à 7 à 800.000 hématoblastes, l'état maladif rendant probablement plus difficile la transformation de ces éléments en hématies.

Plus tard, la maladie faisant des progrès, le nombre des hématoblastes diminue; mais il ne dépasse pas un certain minimum et dès que l'état des malades va en s'améliorant, le nombre des hématoblastes remonte. Voilà encore un des traits particuliers aux anémies symptomatiques, alors même que l'anémie est parvenue au 4° degré.

Du côté des hématies, les modifications des éléments sont toujours celles que nous avons déjà décrites dans les précédentes anémies. Dans quelques maladies dites cachectisantes (le cancer, par exemple), les globules rouges sont remarquables par l'intensité des déformations et par la diminution de la valeur globulaire (G).

Les lésions du sang sont alors très analogues à celles de la chlorose intense.

Enfin, lorsque la maladie principale est incurable, l'anémie atteint un degré extrême et peut devenir la cause de la terminaison funeste.

Les cas de ce genre entrent, d'après la plupart des auteurs, dans le cadre de l'anémie pernicieuse progressive. C'est une faute de pathologie dont nous allons bientôt donner la preuve.

Arrivée au 4° degré, parfois déjà au 3°, l'anémie symptomatique se complique de la présence dans le sang — comme nous l'avons déjà vu dans les autres anémies — d'un petit nombre de cellules rouges nucléées.

Les globules blancs subissent des modifications en rapport avec la maladie principale. Nous n'avons pas à entrer dans ces détails qui sont en dehors de notre cadre. Cependant il n'est pas inutile de rappeler que dans les cas d'anémie extrême ils subissent d'assez profondes modifications structurales en même temps qu'ils deviennent moins nombreux.

Il se produit *in extremis*, par le fait de l'épuisement de l'organisme, un phénomène analogue à celui que subissent les hématoblastes.

Malgré la diminution du nombre de ces éléments, le caillot laisse transsuder du sérum; mais lorsque l'anémie est extrême, la proportion de sérum peut être notablement affaiblie.

Il est très probable, d'ailleurs, que le plasma est altéré tout comme les éléments anatomiques. Mais nous ne pouvons mettre en usage pour nous renseigner que l'étude du processus de coagulation.

Dans le sang pur (dans la cellule à rigole), lorsqu'il n'y a pas de lésion inflammatoire, on n'aperçoit pas de filaments de fibrine, alors même que les hématoblastes sont très nombreux.

Dans les larges espaces plasmatiques qui séparent les piles de globules rouges, on remarque souvent des amas d'hématoblastes volumineux, renfermant des éléments intermédiaires qui s'altèrent à peine pendant le processus de coagulation. Ces amas deviennent granuleux et vacuolaires, et de leur bord de plus en plus sinueux partent quelques rares filaments de fibrine qui se perdent en s'effilant à une petite distance sans former entre eux de réticulum visible.

Dans d'autres cas, on voit seulement dans les espaces plasmatiques, rendus très larges par l'anémie, des amas d'hématoblastes volumineux qui se transforment après la coagulation en plaques granuleuses dépourvues de prolongements fibrillaires.

Dans ces divers cas, les hématoblastes éprouvent une altération qualitative qui se traduit par la production dans le sang, traité par le liquide A de grumeaux que nous avons désignés du nom de *plaques cachectiques* (p. 112).

Par exception, les anémies symptomatiques peuvent présenter exactement la formule hématologique de l'anémie pernicieuse protopathique.

Il en résulte une difficulté de diagnostic pouvant être considérable.

B. — *Deuxième Section.* — Anémie pernicieuse vraie.

Nous ne connaissons que deux types nettement·définis d'anémie protopathique, c'est-à-dire indépendante de lésions organopathiques capables par elles seules de produire une forte déglobulisation.

Ces deux maladies sont la chlorose et l'*anémie pernicieuse vraie.* Telle est, du moins, la conception nosologique que nous avons proposée. Elle n'a pas encore été acceptée par tous les auteurs. Cependant, elle repose sur des considérations de physiologie pathologique importantes. En effet, dans la chlorose et dans toutes les anémies décrites précédemment, quelque graves qu'elles puissent être, la fonction hématoblastique persiste et reste capable de régénérer les hématies, tandis que dans l'anémie pernicieuse essentielle, la réparation du sang par les hématoblastes est définitivement suspendue.

L'étiologie est nulle ou du moins ne laisse reconnaître aucune cause d'anémie. Cependant, l'anémie dite pernicieuse est la maladie la plus déglobulisante qu'on connaisse. Le chiffre des hématies tombe assez rapidement au-dessous d'un million et peut descendre jusqu'à environ 300.000.

Les hématies sont d'un diamètre très irrégulier; mais il y a une prédominance suffisante des éléments grands et géants pour que la valeur globulaire (G) soit égale à 1 ou même notablement supérieure.

Le nombre des hématoblastes descend plus bas que dans aucune autre maladie, jusqu'à 25.000 et même 15.000. Il faut se donner la peine de compter ces éléments, car cette chute constitue le principal caractère de l'état du sang. Elle coïncide avec l'absence de rétractilité du caillot et par suite de formation de sérum. Bien entendu, quand la maladie est encore au début, ou quand elle s'arrête dans son évolution, le nombre des hématoblastes est susceptible de se relever assez pour que le caillot puisse fournir encore un peu de sérum. Mais les rémissions admises par divers observateurs nous paraissent douteuses et, pour notre part, nous n'en avons observées que dans des cas d'anémies symptomatiques (par exemple, dans l'anémie puerpérale extrême).

Il faut encore mentionner d'autres caractères, bien qu'ils soient moins particuliers.

Les globules blancs sont toujours peu nombreux et altérés.

Cependant Litten a observé une leucocytose passagère, survenue sans cause.

Comme dans toutes les anémies très intenses, on trouve dans le sang quelques cellules rouges nucléées, les unes de petite taille, d'autres de grande taille.

La cause de la baisse énorme des hématies n'est certainement pas une destruction des éléments comme dans les anémies précédemment envisagées. Ici, la source même du sang est atteinte.

Les globules rouges à noyau provenant de la moelle des os ne représentent qu'un effort ultime et impuissant. Le processus de l'anémie est celui auquel nous avons donné le nom d'*anhématopoièse*.

S'agit-il d'un manque de formation des hématoblastes ou d'une destruction avant qu'ils aient évolué ?

Pour répondre à cette question, il faudrait savoir où et comment se produisent ces éléments. Jusqu'à présent, nous avons émis l'hypothèse d'une toxémie portant sur les hématoblastes, et voisine du purpura hémorragique qui a également pour caractère hématique principal la diminution du nombre des hématoblastes et l'absence de rétraction du caillot.

Dans cette dernière maladie, les hématoblastes — on s'en souvient — sont modifiés sans être détruits de manière à être précipités partiellement dans le sang.

Dans l'anémie pernicieuse, il y aurait destruction presque complète de ces éléments, peut-être par dissolution.

En tout cas, il semble y avoir une sorte de parenté entre ces deux maladies qui, l'une et l'autre, s'attaquent aux hématoblastes.

Il n'est pas impossible que la toxémie, cause prochaine des deux maladies, soit la même; qu'il s'agisse simplement d'une question de degré, d'intensité d'action. Mais il est plus logique et plus conforme à la clinique d'admettre la diversité des causes de toxémie et de supposer qu'il en est qui atteignent les hématoblastes sans les détruire; que d'autres exercent, au contraire, sur ces éléments soit une action d'arrêt de formation, soit un effet de destruction ou de dissolution.

— Nous avons dit que, d'une façon générale, la formule hématique des anémies symptomatiques du 4ᵉ degré diffère de celle de l'anémie pernicieuse essentielle, que c'est à tort par conséquent qu'on a confondu ces variétés d'anémie extrême. Mais nous avons ajouté qu'on peut rencontrer des exceptions; que l'anémie symptomatique peut présenter complètement les mêmes lésions hématiques que l'anémie dite pernicieuse progressive. Et, alors, si la lésion organique est douteuse ou latente, on ne peut guère éviter une erreur de diagnostic. C'est ce qui peut arriver en cas de cancer latent de l'estomac, par exemple. Dans la plupart des observations où le diagnostic d'anémie symptomatique était difficile, nous avons trouvé un caillot rétractile, parfois de rétractilité affaiblie, ne donnant que peu de sérum, mais, en somme, en en laissant transsuder un peu.

Nous n'avons rencontré qu'une fois un caillot tout à fait irrétractile et nous aurions pu commettre une erreur de diagnostic si nous n'avions pas pu relever des signes assez probants de cancer de l'estomac.

En semblable circonstance, avant de se prononcer, il faut attendre. Si, malgré le repos et un traitement approprié, il ne se produit pas de relèvement dans le nombre des hématoblastes et, par suite, dans les globules rouges, qu'au contraire ces éléments suivent une marche descendante, il faut écarter l'idée d'une anémie symptomatique.

Conclusions générales.

L'anatomie, la physiologie, l'expérimentation, l'anatomie pathologique et la clinique fournissent un ensemble de preuves des plus nettes et des plus convaincantes en faveur de la transformation des hématoblastes en globules **rouges**.

a) A l'état normal, les hématoblastes et les hématies sont des éléments rattachés les uns aux autres par des formes intermédiaires peu abondantes. Mais dès que l'évolution du sang est troublée, les formes intermédiaires pullulent et permettent de suivre l'évolution des hématies depuis l'hématoblaste le plus petit et le plus délicat jusqu'au **globule rouge adulte**.

Ce fait se retrouve chez tous les vertébrés, aussi bien chez ceux dont les globules rouges et les hématoblastes sont nucléés que chez les animaux à hématoblastes et à hématies corpusculaires.

b) Toutes les fois que le sang se répare, que le processus de sanguification acquiert une suractivité anormale, les hématoblastes se multiplient et s'accumulent dans le sang pendant un temps qui varie avec l'état de la nutrition générale.

Chez les individus dont l'organisme n'est pas épuisé (après les pertes de sang et les maladies de durée limitée), les hématoblastes trouvent facilement les matériaux nécessaires à leur développement complet; ils passent aisément à l'état de globules rouges. L'accumulation de ces éléments est donc passagère (crise hématoblastique) et marque le début d'une rénovation facile, bientôt complète, du sang.

Chez les malades fatigués par des pertes de sang multipliées et chez les convalescents de maladies de longue durée, le pouvoir de sanguification est affaibli, les hématoblastes sont produits plus lentement (crise hématoblastique par lysis), la transformation en hématies demande un temps plus long et parfois se fait d'une manière imparfaite; la rénovation du sang est par suite traînante et on observe pendant un temps souvent long les caractères qui appartiennent à l'anémie.

c) Dans les maladies chroniques, l'évolution des éléments du sang reste ralentie et entravée d'une manière indéfinie, les formes jeunes, les éléments incomplètement développés, deviennent persistants.

d) Lorsque les anémies atteignent le 3ᵉ et le 4ᵉ degrés, il se produit une réaction médullaire qui détermine l'apparition dans le sang de cellules nucléées le plus souvent de petite taille (normoblastes), beaucoup plus rarement et seulement dans des cas particulièrement graves. de grande taille (mégaloblastes). En plus de ces éléments, on voit souvent quelques rares myélocytes neutrophyles.

Cette réaction de la moelle osseuse ne concourt pas à la réparation du sang. En effet, au moment où elle se produit, l'anémie est persistante ou même en période d'accentuation, tandis que toute amélioration dans l'état anémique se traduit par la disparition dans le

13

sang des cellules rouges à noyau et par une poussée plus ou moins notable d'hématoblastes.

Ces éléments jouent un rôle considérable en clinique hématologique.

c) Les altérations du sang paraissent dues à des matières toxiques ou toxi-infectieuses ou à des substances albuminoïdes normales, mais modifiées et devenues nocives. Elles entrent, en somme, dans la classe des toxémies, si l'on donne à ce terme un sens très général.

Ces matières nocives d'origines diverses et encore obscures, soupçonnées plutôt que reconnues, s'attaquent, soit aux hématies pour produire l'usure du sang par une sorte d'hémolyse rarement plasmatique, le plus souvent intraorganique, avec conservation de la fonction hématoblastique et même excitation parfois très marquée de cette fonction, soit aux hématoblastes.

Les processus s'attaquant à ces derniers éléments sont au nombre de deux : dans le premier cas, la formation hématoblastique persiste, mais il se produit des précipitations de ces éléments; dans le second, cette fonction est anéantie soit par destruction des éléments, soit par manque de formation.

Enfin, en l'absence d'altération des hématoblastes, il faut admettre une modification de nature inconnue du plasma ou des tissus pour comprendre l'hémophilie, affection qui paraît sans rapport avec la pathologie des éléments du sang.

THÉRAPEUTIQUE

La pathologie des hématoblastes suscite un certain nombre d'importantes indications thérapeutiques. Nous résumerons celles de nos études qui s'y rattachent. Elles concernent particulièrement le traitement de certaines maladies hémorragipares et celui des anémies.

I. MÉDICATION HÉMOSTATIQUE

Occupons-nous d'abord des hémorragies par plaies.

Pour comprendre les moyens qui peuvent être utilisés, il faut au préalable se rendre compte de la manière dont s'effectue l'arrêt des hémorragies (XVII ; XVIII ; XXX ; Leçons de thérapeutique : cours de 1888, publié en 1890 : *Médication hémostatique*).

A. — Processus de l'hémostase.

Dans les cas de blessures non mortelles d'un vaisseau, l'hémorragie, rapide au début, se ralentit progressivement, puis s'arrête. Pour expliquer ce résultat favorable, on a invoqué la contraction de la paroi vasculaire. Elle est réelle et même énergique pour les artères de moyen et de petit calibres, moins intense pour les veines. Mais cette contraction ne peut à elle seule produire l'obturation de la plaie. Il a paru simple et naturel de faire intervenir la coagulation du sang. Cependant, un moment de réflexion montre qu'il y a dans cet arrêt du sang, par formation apparente d'un caillot, quelque chose de particulier, dont il faut déterminer le mécanisme. En effet, pendant l'hémorragie, le sang qui passe entre les lèvres de la plaie vasculaire est toujours nouveau; que l'on recueille ce sang dans un vase, il ne se transformera en une masse gélatineuse qu'au bout de plusieurs minutes.

Pourquoi donc se forme-t-il entre les bords de la plaie béante un bouchon solide qui est bientôt assez résistant pour s'opposer à l'issue de toute trace de sang ?

Il est facile de se rendre compte du mode de formation de ce bouchon à l'aide d'expériences très simples.

Après avoir mis à nu la jugulaire externe d'un animal, d'un chien par exemple, on fait au vaisseau une petite plaie et l'on attend que l'hémorragie s'arrête spontanément; puis immédiatement on place une ligature sur le bout périphérique du vaisseau. On peut alors faire sortir de la petite plaie un caillot en forme de clou dont la pointe pénètre jusque dans la lumière vasculaire, tandis que la tête s'étale sur la paroi externe de la veine.

En plongeant sans retard ce coagulum dans un liquide qui fixe les éléments du sang, on peut tout de suite en examiner, à l'aide du microscope, les différentes parties. La pointe et la portion centrale sont grisâtres, visqueuses et composées d'une matière en partie granuleuse, en partie amorphe. Les granulations sont constituées par des amas énormes d'hématoblastes déjà altérés, mais encore très distincts les uns des autres, tandis que la matière amorphe résulte de la confluence en une masse commune et cohérente des hématoblastes les plus altérés.

La tête du clou, qui est rouge à l'extérieur, contient au centre un prolongement de la matière visqueuse hématoblastique, et à la périphérie des mèches fibrillaires retenant une grande quantité de globules rouges. Dans toute la portion centrale, et à proprement parler obturante, on n'aperçoit que de très rares globules blancs (XVII).

Il est évident que la fibrine s'est surajoutée à un bouchon condensé, formé presque uniquement d'hématoblastes. On peut suivre au microscope la formation de ce bouchon en se servant du mésentère de la grenouille.

Après avoir amené dans le champ d'observation une veinule d'un moyen calibre et à paroi bien transparente, on pratique une section incomplète de ce vaisseau à l'aide de la pointe d'un fin scalpel. Il se produit immédiatement une hémorragie abondante, et, pendant quelques secondes, on n'aperçoit au niveau de la plaie qu'un tourbillon rouge. Bientôt le flot sanguin se rétrécit et s'écoule plus lentement; il est enserré par une couronne d'éléments fortement accolés les uns aux autres et adhérant à l'ouverture du vaisseau. Quelques instants après, l'orifice de la plaie est surmonté d'une sorte de champignon blanchâtre, à travers les éléments duquel les globules rouges s'insinuent péniblement. Loin d'être formé, comme l'ont dit divers observateurs par des globules blancs, ce champignon est composé par des hématoblastes qui ont été retenus au passage au fur et à mesure de l'écoulement du sang.

Au moment où l'hémorragie cesse, les hématoblastes sont déjà notablement altérés et, en continuant l'observation, on les voit subir toutes les modifications caractéristiques décrites dans le chapitre relatif à la formation du réticulum fibrineux (p. 47 et suiv.).

Le bouchon obturateur hématoblastique ne retient qu'un nombre insignifiant de globules blancs. Ceux-ci sont sphériques, lisses à leur surface, mollement adhésifs, isolés, et lorsqu'on prolonge l'observation après l'écoulement du sang, on remarque que, grâce à leur contractilité amœboïde, ils s'écartent de l'amas des hématoblastes. Ils ne paraissent donc participer en rien à l'arrêt du sang et ils possèdent encore leurs propriétés physiologiques et leurs caractères anatomiques normaux alors que les éléments formant le bouchon hémostatique sont déjà profondément altérés.

Les hématoblastes jouent, on le voit, un rôle actif et considérable dans le mécanisme de l'arrêt du sang. Ils sont à tel point altérables qu'en arrivant au contact des bords de la plaie ils deviennent agglutinatifs et y adhèrent. En s'accumulant au pourtour de l'orifice béant du vaisseau, ils y forment d'abord un obstacle insuffisant; puis les premiers arrêtés, retenant à leur tour ceux que l'issue du sang vient incessamment mettre en contact avec eux, l'orifice de la plaie se rétrécit de plus en plus, jusqu'à ce qu'un bouchon solide et bien fixé l'obture enfin.

Les autres éléments du sang et la formation de la fibrine ne participent à ce processus que d'une manière accessoire et secondaire.

L'hémostase n'est, en somme, qu'un cas particulier de production de concrétions sanguines par battage (p. 54).

B. — Moyens hémostatiques.

On a employé et on emploie encore aujourd'hui un nombre considérable de moyens contre les hémorragies. Nous n'avons à nous occuper ici que des procédés capables de susciter des modifications du sang.

a) **Hémorragies par lésions vasculaires.** — Un certain nombre de procédés d'ordre physique peuvent être rappelés parce que, sans agir sur le sang, ils produisent la diminution de la béance de la plaie, et, par suite, la formation plus rapide et plus facile du clou hémostatique.

Parmi ces procédés, l'emploi de la *chaleur* a pour effet non seulement de provoquer par action réflexe une contraction des petits vaisseaux, mais encore d'accélérer la coagulation par altération des hématoblastes. Nous nous souvenons, en effet, que les modifications de ces éléments se produisent avec une extrême rapidité à une température qui dépasse notablement celle du corps.

C'est empiriquement qu'on a préconisé, par exemple, les irrigations d'eau chaude à 50°, dans les hémorragies, notamment en cas de pertes utérines. Nos recherches sur les propriétés des hématoblastes fournissent l'explication de ce procédé d'hémostase et de tous ceux qui lui ressemblent.

Citons encore la pratique déjà très ancienne qui consiste à appliquer à la surface des plaies des corps spongieux ou pulvérulents. L'utilité s'en comprend aisément, puisque toute particule étrangère sert de point d'attache aux hématoblastes contenus dans le sang qui s'écoule au dehors et que les corps étrangers semblent même avoir une influence analogue sur les générateurs de la fibrine dissous dans le plasma.

— La véritable médication hémostatique par action sur le sang est celle que nous avons inaugurée (1882) en montrant que la transfusion produit l'arrêt des hémorragies, effet remarquable que nous avons expliqué à l'aide de nos expériences sur la production des caillots par stase.

Dans le chapitre IV, relatif à nos recherches sur les concrétions sanguines, nous avons fait voir que tous les liquides non nocifs, injectés dans le sang, ont les mêmes propriétés générales (p. 120 et suiv.). Le plus actif est le sérum. Mais comme il faut que ce sérum, pour ne pas déterminer de troubles pouvant être graves, soit emprunté à un autre être humain, nous avons fait usage tout simplement de solution chlorurée et sulfatée sodique préparée suivant notre formule ou de la chlorurée pure à 0,70 p. 100.

Ces diverses espèces d'injections intraveineuses (sang complet, sang défibriné, sérum, solution saline) produisent immédiatement une augmentation considérable de la coagulabilité du sang et ont la propriété importante de ne produire une coagulation qu'au niveau des points où le sang est stagnant, c'est-à-dire précisément dans les vaisseaux du tissu malade où la compression, les applications hémostatiques locales auront déterminé une stase plus ou moins étendue.

Il nous paraît utile — au point de vue historique de la sérothérapie — de reproduire la relation du fait clinique qui nous a permis, pour la première fois, de considérer la transfusion comme un puissant moyen d'hémostase.

Au mois de février 1882, je fus appelé à me joindre à mes collègues Gosselin, Périer et Dieulafoy, pour venir en aide à un malade qui, par suite d'épistaxis extrêmement multipliées et abondantes, était sur le point de mourir d'anémie.

Cet homme, âgé de 50 ans, était depuis 30 ans sujet à des accidents du même genre survenus à la suite d'un coup de poinçon dans la paroi du nez ; mais jusqu'alors les moyens hémostatiques généraux et locaux avaient réussi à arrêter les hémorragies.

Au moment où je le vis, la perte de sang durait depuis trois semaines et se renouvelait dès que le tamponnemnt des fosses nasales, devenu très douloureux, était suspendu pendant quelques heures. L'anémie était intense, le sang très pâle se coagulait lentement et donnait un caillot mou et imparfait ; on pouvait craindre à chaque instant, sous l'influence d'une nouvelle hémorragie, une syncope mortelle.

A l'examen du sang je fus frappé de la rareté des hématoblastes et de la lenteur de leur altération hors de l'organisme.

Dans l'espoir de modifier l'état du sang plus encore que de combattre l'anémie, je proposai la transfusion de bras à bras et l'opération fut décidée. Il était d'ailleurs urgent de prendre un parti.

On injecta au malade environ 120 gr. de sang complet, veineux, à l'aide de l'appareil Collin. Malgré cette faible dose l'épistaxis fut immédiatement et définitivement arrêtée. Quelques heures avant l'opération, il s'était encore produit un écoulement sanguin pour lequel on avait dû recourir au tamponnement. Après la transfusion, on put retirer les tampons, laisser de côté tous les moyens hémostatiques ; le malade ne perdit plus une goutte de sang. (XXX, p. 442.)

b) **Maladies hémorragipares.** — Dans le *purpura hémorragique*, le traitement varie suivant les variétés de cet état morbide. Nous croyons à l'existence d'altérations humorales dont les causes sont restées obscures. Il faudrait pouvoir s'y adresser et les combattre.

Lorsque l'étiologie indique l'existence de mauvaises conditions hygiéniques, de fatigues exagérées, de mauvaise alimentation, des soins hygiéniques peuvent suffire.

Dans d'autres cas, certaines indications peuvent être tirées de l'existence d'un état dyspeptique avec parfois retentissement hépatique, d'une affection rénale, d'une lésion tuberculeuse, d'une maladie de la nutrition, etc.

On est dans des conditions plus difficiles lorsqu'il s'agit d'une forme grave infectieuse.

Dans un cas de ce genre, nous avons tenté inutilement la transfusion du sang, en 1876, et cet échec très ancien, comme on le voit, ne nous a pas encouragé.

En somme le traitement ne repose pas encore sur une base scientifique.

— *L'hémophilie secondaire* ou *pseudo-hémophilie* n'est — on l'a vu — qu'une complication d'autres maladies. Elle survient surtout comme chez le malade dont nous venons de rappeler l'observation, à la suite des hémorragies répétées, par affaiblissement momentané de la fonction hématoblastique.

L'injection intraveineuse en est le remède le plus puissant. Mais, pour notre part, nous n'avons jamais osé employer un sérum d'espèce étrangère. Actuellement, on en fait usage grâce à certains modes relativement nouveaux de préparation.

— Nous avons eu également l'idée d'utiliser la transfusion dans l'*hémophilie vraie*. Dans nos leçons de thérapeutique, nous disions qu'elle serait probablement suivie d'effets remarquables, mais ne produirait, sans doute, dans cette singulière maladie, qu'un résultat temporaire. Nous savons que, depuis, on a obtenu des succès.

Nous avons proposé également l'action de la chaleur qui vient d'être indiquée tout à l'heure dans le traitement des pertes de sang.

Nous pensions que l'application de la chaleur à la médication hémostatique était appelée à prendre de l'extension et nous engagions les chirurgiens à essayer ce moyen chez les malades ayant des hémorragies interminables à l'occasion de la plus modeste intervention chirurgicale.

On pourrait, par exemple, employer l'étuve sèche, où il est facile de supporter une température de 50 à 55° ou bien, suivant les circonstances, soumettre dans une boîte spéciale, tout un membre ou une partie du corps à l'action de l'air chaud.

— Comme *moyen médicamenteux*, capable d'agir efficacement sur le sang dans les hémorragies, peut-être par influence sur les hématoblastes, nous signalerons un agent dont il n'est pas question dans nos études anciennes.

Nous avons rapporté (p. 65) les expériences établissant que la peptone est apte à rendre dans certaines conditions le sang incoagulable ou tout au moins à en diminuer dans une grande proportion la coagulabilité.

Des travaux relativement récents nous ont appris qu'à petite dose cette substance produit un effet inverse; que, par suite, elle augmente la coagulabilité du sang.

C'est surtout prise chez l'homme *per os* que nous en avons reconnu les propriétés hémostatiques.

Chez un de nos malades soumis pendant 3 semaines à deux doses quotidiennes de 0 gr. 50 de peptone sèche, *per os*, nous avons prescrit une injection intraveineuse de solution saline. L'opération a été impossible : le sang s'est coagulé dans la canule et a laissé dans la veine, au point ponctionné, un caillot pariétal.

Depuis, j'ai employé la peptone comme antihémorragique dans des cas de règles profuses, de ménorragies, avec plein succès.

C. — Application de l'étude expérimentale de la formation des concrétions sanguines au traitement des poches anévrysmales.

C'est en quelque sorte un complément de la médication hémostatique.

Nos expériences sur la formation des concrétions par stase nous ont donné l'idée de traiter certaines poches anévrysmales en y provoquant des caillots de ce genre.

A cette époque, mon collègue Périer avait dans son service un homme atteint d'anévrysme poplité. Il voulut bien faire l'essai du traitement que nous lui proposions, traitement qui consistait à amener la coagulation dans le sac anévrysmal en y injectant du sérum stérilisé.

Le manuel opératoire a consisté à comprimer l'artère au-dessus et au-dessous avec une bande d'Esmarch. Le courant sanguin ainsi arrêté, on injecta dans le sac, avec une seringue de Pravaz, une petite quantité de sérum.

Cette opération fut recommencée à trois reprises; la 3ᵉ fois, le sérum injecté n'avait pas, par négligence, été stérilisé. Il survint une inflammation du tissu cellulaire du creux poplité, et le chirurgien, qui suppléait alors Périer, jugea nécessaire d'extirper le sac anévrysmal.

Nous avons pu examiner la pièce et nous avons nettement reconnu un dépôt pariétal formé par 3 caillots superposés et épais, correspondant aux trois injections qui avaient été pratiquées.

Il nous a paru évidènt que le traitement avait donné un résultat favorable (XL, p. 447).

— Actuellement, les effets produits par les cachets de peptone nous suggère l'idée d'un autre genre de traitement qui pourrait être essayé dans les grands anévrysmes sacciformes, voire même dans ceux de l'aorte.

L'opération consisterait à enfoncer des aiguilles dans le sac (acupuncture) après avoir fait prendre au malade pendant environ 3 semaines 2 cachets par jour, 1 heure avant les repas, de 0 gr. 50 de peptone sèche.

Nous croyons que ces aiguilles détermineraient rapidement la formation de caillots pariétaux qui, si les aiguilles étaient suffisamment rapprochées, pourraient rester adhérents et s'adjoindre des plaques de fibrine qui tapisseraient la paroi malade.

C'est une simple suggestion qui mériterait probablement d'être mise à l'essai.

II. TRAITEMENT DES ANÉMIES

Le traitement des différentes variétés comprend celui des *anémies aiguës ad vacuum* où il est indiqué de faciliter la reconstitution de la masse totale du sang : le traitement des *anémies chroniques* qui comporte, à notre point de vue, tantôt uniquement le perfectionnement des éléments nouvellement produits, tantôt les moyens capables de susciter la production d'éléments nouveaux.

Le traitement de l'anémie aiguë n'est pas aussi étranger qu'on pourrait le croire à la fonction hématoblastique. Nous ne sortirons pas de notre cadre en nous en occupant et en résumant les travaux que nous avons accomplis, il y a déjà bien longtemps, sur les transfusions et sur les injections intravasculaires (XII ; XXV ; Leçons de thérapeutique, cours de 1888, publié en 1890 : médications, 2e série.)

A. — Anémie aiguë.

Le type est la perte de sang provenant d'une plaie ou d'une lésion intéressant un vaisseau d'une certaine importance (faits concernant l'ulcère de l'estomac, plus rarement le syphilome ou le cancer de cet organe) et capable dé se terminer d'une manière fatale.

En 1880, à l'occasion de notre cours de thérapeutique expérimentale, nous avons fait l'étude des diverses espèces de transfusion. Quelques-unes d'entre elles sont applicables au traitement des anémies : transfusion de sang complet, de sang défibriné, de sérum (les trois de la même espèce), de solution saline.

Il ne serait pas opportun de reproduire ici les expériences qui s'y rapportent (XII); mais il nous paraît utile de résumer nos principales conclusions.

Nous avons distingué les pertes de sang provoquées chez nos chiens saignés en : 1° pertes de sang assez importantes pour déterminer immédiatement la mort; 2° pertes de sang pouvant mettre simplement la vie en danger.

1° Chez le chien, la mort n'est immédiate que lorsque l'émission sanguine s'élève de 1/20 à 1/14 du poids du corps.

Le dénouement fatal est presque toujours annoncé (saignée faite sur une grosse artère, la fémorale) par les grandes convulsions que P. Bert a considérées comme le critérium de la mort imminente.

Nous avons — pour procéder d'une manière rigoureuse — prolongé la saignée jusqu'à l'apparition de ces convulsions et pratiqué la transfusion, préparée à l'avance, au moment où elles se produisaient.

Voici les résultats obtenus :

Avec du *sang défibriné* nous avons pu plusieurs fois ranimer les animaux; mais seulement d'une manière passagère : la survie n'a pas été longue.

Le *sérum artificiel* (solution saline) a la même efficacité relative que le sang défibriné. Ici encore le rétablissement est possible, mais passager; la mort est prompte.

Au contraire, avec du *sérum naturel*, emprunté à un animal de la même espèce, on peut faire survivre les animaux; mais la réussite n'est pas constante.

Seul le *sang complet*, injecté en proportion relativement faible, amène à coup sûr un rétablissement durable, définitif de l'animal.

2° Dans les cas où, après une saignée abondante, les animaux sont affaiblis, plus ou moins résolus, mais non condamnés à une mort certaine immédiate ou prochaine, le sang perdu, chez le chien, s'élève en moyenne à un taux variant de 1/25 à 1/20 du poids du corps. En faisant subir de telles pertes aux animaux, on n'arrive pas à la production de grandes convulsions et les chiens peuvent revenir rapidement et définitivement à eux à la suite d'une quelconque des transfusions précédemment citées : sang complet ou défibriné, sérum, solution saline.

Le résultat est donc tout autre que dans les conditions où l'hémorragie est immédiatement mortelle.

Depuis que nous avons formulé ces conclusions, Kronecker a repris l'étude des transfusions salines et a fait voir que l'eau salée peut ramener définitivement à la vie des chiens sur le point de succomber par hémorragie.

Nous avons répété les expériences de cet auteur et obtenu quelques résultats montrant que cela est possible, tout au moins chez le chien (Leçons de thérapeutique).

Il est probable qu'il en est de même chez l'homme, qui est remarquablement résistant aux pertes de sang, et, de fait, les injections salines ont probablement sauvé bien des malades et des blessés qui auraient pu succomber sans leur secours. Mais il est impossible d'apprécier chez l'homme, comme on le fait chez les animaux soumis à des expériences, la quantité de sang perdue.

Laissons donc, sans aller plus loin, les données expérimentales et énonçons la manière dont on devra remplir les indications en cas d'anémie aiguë.

Supposons en premier lieu une hémorragie unique assez importante pour menacer l'existence et admettons, en outre, qu'il s'agisse de sujets sains. Ces conditions sont celles qui peuvent se rencontrer à la suite de grandes plaies vasculaires, des hémorragies puerpérales, etc. Dans ce cas, les données expérimentales prouvent que le sang complet constitue le procédé le plus efficace et le plus sûr. Mais cette opération est impraticable chez l'homme dans les conditions habituelles. La transfusion saline est seule d'usage courant.

Les chirurgiens et les accoucheurs doivent avoir constamment sous la main, préparés à l'avance, les instruments très simples appropriés à cette opération.

Quelle solution devra-t-on employer ?

Pour le chien, la solution utilisée par Kronecker (0,73 p. 100 de NaCl paraît convenable. Nous recommandons pour l'homme la solution, qui nous a servi dans le choléra. Nous en reproduisons la formule bien connue depuis longtemps :

Eau distillée ....   1 litre
Chlorure de sodium pur ....   5 gr.
Sulfate de soude ....   10 gr.

Elle a l'avantage de conserver parfaitement les globules rouges.

Reste la question de quantité. Elle ne laisse pas d'être un peu embarrassante.

Les expériences de Kronecker montrent qu'il faudrait injecter une quantité de solution au moins égale à celle du sang perdu. En supposant donc que les choses se passent chez l'homme comme chez le chien, la quantité qu'il faudrait injecter dans les cas urgents s'élèverait au moins au 1/19 du poids du corps, c'est-à-dire, pour un homme de 65 kilogr. à la quantité vraiment forte de 3 litres 421. cmc.

Une pareille quantité d'eau salée n'ayant jamais été injectée chez l'homme, il faut croire que l'on n'est jamais intervenu dans des conditions d'urgence aussi extrême. Le cas échéant, il ne faudrait pas craindre de se comporter suivant les indications fournies par l'expérimentation.

Mais nous répéterons encore qu'en employant du sang complet on atteint le but avec 100 à 150 gr. de sang, ce qui montre bien la grande différence existant entre la transfusion proprement dite et les injections de sérum artificiel.

— Nous arrivons, en second lieu, à l'anémie consécutive à une hémorragie non immédiatement mortelle, mais ayant fait perdre assez de sang pour que la vie soit en danger sérieux. C'est là surtout — nous pouvons dire presque toujours — l'éventualité qui se présente dans la pratique.

Dans ces faits, l'état d'anémie *ad vacuum* se complique assez souvent de choc traumatique, c'est-à-dire de dépression du système nerveux, phénomène qui augmente les dangers d'une perte de sang qui, par elle-même, ne serait pas mortelle.

La quantité de sang perdue ne pourra presque jamais être déterminée même approximativement et, dans ces circonstances, l'état des patients sera apprécié surtout par la constatation des phénomènes dits de collapsus.

Aussi voit-on réussir souvent les excitants alcooliques, les injections sous-cutanées d'éther, d'huile camphrée, etc...

Mais, lorsqu'après l'essai de ces moyens, le collapsus se prolonge ou devient plus profond, il faut songer sans plus tarder à la transfusion.

L'indication de cette opération sera surtout formelle lorsqu'on redoutera une nouvelle perte de sang qui, en quelques minutes, pourrait devenir mortelle.

En pareil cas, nous avons donné la préférence à la transfusion sanguine, mais, ainsi que nous l'avons dit précédemment, l'injection saline peut suffire.

Si l'on choisit ce dernier procédé, il ne sera pas nécessaire d'injecter une quantité d'eau salée aussi considérable que dans les faits de la précédente catégorie. Cependant, d'après nos expériences sur le chien, nous estimons qu'il faut injecter de 1.500 à 1.700 cmc. d'eau salée chez l'homme, lorsque la perte de sang est assez importante pour qu'il y ait vraiment danger de mort par anémie. Ces chiffres ont leur intérêt, car dans les observations qui sont parvenues à notre connaissance, il est question de doses sensiblement inférieures, de sorte qu'on peut penser que, dans les cas couronnés de succès, les malades auraient pu se relever sans le secours d'une transfusion saline.

B. — Anémie chronique.

I. **Moyens de perfectionnement des hématies.** — *a*) Lorsque l'anémie est due à des hémorragies répétées qui la rendent progressive et en font un type particulier d'anémie chronique, la transfusion est indiquée.

Elle remplit un double rôle. Nous avons vu à propos du traitement des hémorragies qu'elle exerce une action hémostatique, ce qui est d'une importance capitale.

En outre, quand la transfusion est pratiquée, non avec une solution saline, mais avec le sang humain, l'opération facilite la réparation sanguine préparée par la suractivité de la fonction hématoblastique.

Dans ce cas, le sang défibriné paraît avoir à peu près la même valeur que le sang complet.

Nos expériences sur les transfusions ont démontré que les éléments du sang (sauf les globules blancs) sont frappés à mort par la défibrination. Il ne peut donc se produire avec le sang défibriné une sorte de greffe. Mais les résultats de cette variété de transfusion permettent de considérer les éléments hémoglobinifères comme des principes de reconstitution globulaire.

b) Les anémies chroniques indépendantes des hémorragies, idiopathiques ou symptomatiques, sont justiciables d'un traitement à peu près univoque toutes les fois que la fonction hématoblastique est conservée.

C'est le traitement ayant pour but de faciliter la transformation des hématoblastes en hématies. On pourrait l'appeler le traitement alimentaire des globules rouges.

Nous l'avons formulé il y a déjà longtemps à propos de la chlorose, et la notion s'en est tellement vulgarisée qu'il nous paraît inutile de revenir sur ce sujet. (Etude clinique sur le ferrocyanure de potassium, en commun avec le professeur J. Regnauld. — *Bulletin général de Thérapeutique*, 30 mars 1878). (XII ; XXX ; XL.)

On sait que ce traitement repose sur une sorte de trépied : le repos, le régime, l'usage d'un protosel de fer facilement assimilable, tel que l'oxalate de protoxyde de fer.

Le régime devra être en rapport avec l'état du tube digestif, qui est très variable, surtout dans les cas d'anémie symptomatique de l'adulte.

Lorsqu'il existe des lésions d'une certaine importance de l'estomac, de l'intestin, du foie, des reins, la question du régime devient prépondérante et a parfois plus d'effet que l'administration du fer.

En général, le repos et le régime préparent la multiplication des éléments et le fer intervient pour leur faire acquérir un développement aussi complet que possible.

II. **Traitement de l'anhématopoièse.** — Nous avons dit à propos de diverses anémies symptomatiques que le nombre des hématoblastes fléchit parfois lorsque la lésion hématique arrive au 4ᵉ degré. Mais il s'agit simplement dans ces cas d'une diminution du nombre des éléments formateurs du sang par affaiblissement général de l'organisme, sans annihilation complète de la production hématoblastique. Dès que l'état général peut s'améliorer, le nombre de ces petits éléments ne tarde pas à augmenter.

Nous ne connaissons pour le moment qu'une seule maladie où la fonction hématoblastique disparaisse d'une manière presque absolue et définitive. C'est l'anémie pernicieuse progressive vraie.

Il y a lieu de chercher un moyen de rétablir cette fonction et on conviendra que jusqu'à présent on ne pourrait le découvrir que par voie empirique, la cause de cette grave maladie étant encore inconnue.

Le seul agent thérapeutique qui paraisse avoir une certaine action sur la production des hématoblastes est l'arsenic.

Un certain nombre de praticiens considèrent les arsenicaux comme aussi utiles que le fer dans les anémies.

Nous n'approuvons pas une telle proposition. Mais nous avons reconnu que dans les cas où les anémies sont du 4ᵉ degré, alors que la charge hémoglobique des hématies est suffisante et qu'il est indiqué de provoquer un processus de formation, le fer est inefficace tandis que les arsenicaux exercent un certain effet.

Divers médecins, parmi lesquels on peut citer Warfwinge et Willcoks, ont publié des cas de guérison ou de grande amélioration de l'anémie pernicieuse qu'ils ont rapportés à l'arsenic. Nous croyons que la guérison n'est possible que dans les anémies extrêmes symptomatiques confondues par nombre d'auteurs avec l'anémie pernicieuse vraie. Toutefois, quand il s'agit incontestablement de cette dernière maladie, l'arsenic est le seul médicament capable, dans l'état de nos connaissances, de déterminer une certaine amélioration.

ANNOTATIONS
rédigées par le Dr L. RIVET

I. — TECHNIQUE.

Examen dans le sang circulant. — C'est cet examen seul, ainsi que la fixation immédiate des éléments à la sortie des vaisseaux, qui pouvait établir de façon indiscutable la préexistence des hémato-blastes dans le sang circulant.

Après les observations fondamentales de Georges Hayem sur le mésentère de la grenouille, il faut signaler celles de Bizzozero sur le mésentère de petits mammifères (1882) et sur l'aile de la chauve-souris 1884). Ces expériences furent reprises avec succès par Georges Hayem, puis par un certain nombre d'auteurs, notamment par Eberth et Schimmelbusch (1885), par Laker (1889), et, plus récemment, en France, par Jolly dans l'aile de la chauve-souris (1909), par Aynaud sur l'épiploon de jeunes mammifères (1).

Examen dans le plasma. — Le grand obstacle à l'étude des héma-toblastes dans le sang pur étant la coagulation, on s'est proposé d'empêcher celle-ci hors des vaisseaux, ou du moins de la retarder, et l'on a proposé dans ce but deux ordres de techniques différents :

1° *Techniques visant à préserver le sang du contact de corps mouil-lables.* — Bürker (1903-1904) recueille une grosse goutte de sang sur une lame paraffinée et place le tout en chambre humide : une fois la sédimentation effectuée dans la goutte elle-même, il touche avec une lamelle bien nettoyée la partie supérieure de la goutte et enlève ainsi une gouttelette de plasma très riche en plaquettes et presque entiè-rement privée de globules rouges et blancs. Il convient, d'ailleurs, de

---

(1) Aynaud. Le globulin des mammifères. — *Thèse de Paris*, 1909. (Stein-heil).

signaler que la vaseline avait été employée dans le même but par divers auteurs, depuis Freund (1886).

Opérant de même, *Achard et Aynaud* recueillent directement le sang obtenu par ponction vasculaire à l'aide d'un trocart paraffiné dans un vase également paraffiné, où le sang est soumis à la centrifugation ou à la sédimentation : à l'aide d'une pipette paraffinée, on prélève une petite goutte du plasma qu'on dépose à la face inférieure d'une lamelle enduite d'huile de paraffine ou mieux d'huile de vaseline. Cette lamelle est posée sur l'anneau d'une chambre humide et la *goutte pendante* est examinée au microscope, sur platine chauffante. L'âne est, pour Aynaud, l'animal de choix.

Cette méthode est intéressante, mais les hématoblastes n'y sont plus étudiés dans leurs rapports avec les autres éléments du sang, comme dans la méthode de G. Hayem qui envisage réellement le sang pur et complet. De plus, en goutte pendante, les hématoblastes sont déformés sous l'influence de la pesanteur et prennent de ce fait un aspect spécial (Georges Hayem).

2° *Méthode des anticoagulants.* — Parmi les divers anticoagulants employés, les plus en faveur actuellement sont l'oxalate de potasse et les citrates (Le Sourd et Pagniez ; Achard et Aynaud); le fluorure de sodium, qui est déjà un fixateur, altère les hématoblastes.

Voici la technique indiquée par *Mouzon* (1) pour l'étude des hématoblastes dans le sang humain citraté : on fait une prise de sang à la veine, à l'aide d'une aiguille d'assez fort calibre, dans une seringue contenant une petite quantité d'une solution concentrée de citrate de soude (par exemple : 1 cc. de citrate de soude à 10 p. 100 pour 9 cc. de sang, selon la technique d'Achard et Aynaud). On obtient ainsi un sang incoagulable, dont on peut examiner une goutte au microscope, avec un éclairage modéré, qui permet de bien voir les hématoblastes. L'examen est particulièrement instructif si on le pratique dans la chambre humide de Malassez, après avoir dilué le sang citraté dans une solution fixatrice telle que le liquide de Marcano dont la composition est la suivante :

Solution de sulfate de soude à 5 0/0............ 100 cmc.
Formol du commerce à 40 0/0................. 1 cmc.

En quelques minutes, les globules rouges, puis les globules blancs

---

(1) J. Mouzon. Les plaquettes du sang humain. *Revue Critique et Etudes Cliniques.* — Th. de Paris, 1921.

atteignent le plancher de la cellule, alors que les couches supérieures
du liquide conservent en suspension les hématoblastes. A vrai dire,
Georges Hayem estime que cette méthode altère les hématoblastes.
Il n'y a d'ailleurs pas d'anticoagulants n'altérant pas le sang : toutes
les solutions altèrent plus ou moins les éléments, surtout les hématies
et les hématoblastes.

L'hématoblaste peut également être étudié à l'*ultra-microscope* en
sang pur ou plasma citraté (Aynaud, thèse, p. 213).

3° *Etude des hématoblastes dans le sang liquide à l'aide des colorants dits vitaux.* — Préconisés par Ehrlich, ces colorants ont été
appliqués par Levaditi (1901), Rosin et Bibergeil (1904) à l'étude des
hématoblastes : ce sont surtout le *neutralroth* et le *brillant crésylblau* (Césaris Demel).

On peut ajouter le colorant directement au sang sur la lame.
Pagniez fait évaporer sur une lame une solution de brillant crésylblau
dans l'alcool absolu et recueille au centre de cette tache une goutte
de sang pur ou incoagulable, qu'il recouvre d'une lamelle.

Etude des hématoblastes sur lames a l'état sec, après coloration. — Les auteurs ont surtout employé le Giemsa. Voici, par exemple, la technique de *Vallet* (1) : les lames de sang sont fixées dans
l'alcool méthylique absolu pendant une heure, puis colorées pendant
deux heures par le mélange de Giemsa étendu (1 goutte de Giemsa
pour 1 cc. d'eau distillée); lavage et séchage. Mais la fixation par
l'alcool absolu altère profondément les hématoblastes, dont elle ne
respecte que la partie centrale.

Preisich et Heim (1904) ont employé un procédé dérivé de la méthode de Romanowsky.

Pagniez a employé également le mélange de Leishmann et celui
de Huissmann (dérivé du Romanowsky).

On peut fixer avant ou après dessiccation. On peut d'autre part
fixer le sang avant de l'étaler, mais les résultats obtenus sont différents.

Rappelons seulement que le *colorant de Romanowsky* est un mélange de bleu de méthylène et d'éosine doué d'une affinité spéciale
pour la chromatine : en laissant d'abord le bleu de méthylène s'oxyder

---

(1) *C.R. Soc. de Biol.*, 6 janvier 1906, p. 21 ; 20 janvier 1906, p. 132.

en milieu alcalin, il se développe un nouveau colorant, l'azur de bleu de méthylène, qui se combine à l'éosine en donnant un éosinate d'azur.

On trouve aujourd'hui dans le commerce des colorants tout préparés qui ont beaucoup simplifié l'emploi de la méthode de Romanowsky : les plus usités sont le Leischman et le Giemsa.

Le colorant de Leischman se trouve dans le commerce sous forme de petites tablettes rondes ou soloïdes : il suffit de dissoudre un soloïde dans 10 cc. d'alcool méthylique pur, pour obtenir une solution servant à la fois de fixateur et de colorant.

Le colorant de Giemsa se trouve dans le commerce en solution dans la glycérine et l'alcool méthylique. En diluant cette solution dans son volume d'acétone ou d'alcool méthylique, on obtient une solution dite *Giemsa rapide*, qui doit être employée fraîche, et qui peut servir à la fois à la fixation et à la coloration des préparations. Avec ce colorant, les hématoblastes, très nets, se présentent sous forme de petits corps arrondis, colorés en rouge violacé et disposés par groupes (1).

Étude des hématoblastes a l'aide d'un liquide fixateur. — Georges Hayem a exposé comment il a procédé à l'étude des hématoblastes par dilution du sang dans un liquide fixateur, en ayant recours notamment à son liquide A. Il a exposé également le procédé de Luzet.

De nombreuses formules de liquides de dilution ont été proposées par les auteurs. C'est ainsi que *Mondino* et *Sala* (1888) ont proposé de recueillir le sang qui sort du vaisseau dans du sérum provenant du sang même de l'animal étudié, sérum additionné d'une petite quantité d'acide osmique et coloré avec le violet de méthyle.

Fusari (1886) emploie le liquide de dilution suivant :

Acide osmique à 1 0/0	1 partie
Eau salée à 0,75 0/0	1 partie
Violet de méthyle	Traces

Prus (1887) :

Acide chromique à 0,1 0/0	10 vol.
Acide osmique à 1 0/0	10 —
Acide acétique	1 —

---

(1) Voir pour les détails techniques : *Guiart et Grimbert.* Diagnostic chimique, microscopique et parasitol., 4e Edition, Paris 1922 (Lamarre, édit.), p. 152 et suiv.

Brodie et *Russel* (1897) proposent la formule suivante :

```
Glycérine  ...........................................    25
Alcool  .............................................    12,50
Eau  ...............................................    62,50
Oxalate d'ammoniaque  ..............................     1.
Chlorure de sodium  ...............................     1.50
```

Kemp (1900) emploie l'eau salée formolée, teintée de violet ou de vert de méthyle.

Deetjen (1900) utilise le liquide suivant :

```
Métaphosphate de soude ...........................    2 gr.
Chlorure de sodium ...............................    0 gr. 9
Eau ..............................................  100 gr.
```

Tschistowitch (1907) préconise l'emploi d'une solution de NaCl additionnée de peptone et de violet de méthyle.

Quels que soient les liquides employés, une cause d'erreur provient de l'action sur les hématoblastes du contact des tissus, lorsqu'on s recours à l'étude du sang cutané, par piqûre du doigt. Déjà, pour réduire cette cause d'erreur, divers auteurs, comme Pizzini (1894), Determann (1898) conseillaient, après Georges Hayem, de piquer le doigt à travers une goutte du liquide de dilution. Aynaud (1) conseille de s'adresser au sang prélevé directement dans le vaisseau, stabilisé par le citrate ou l'oxalate, et fixé par un liquide de dilution à base d'acide osmique ou de formol, pour lequel il adopte la formule suivante :

```
Citrate de soude ............................    10 grammes
Chlorure de sodium .........................     5 grammes
Eau dist. q. s. pour.........................   500 c.c.
Ajouter : 10 c.c. de formol du commerce.
```

J.-H. Wright et Kinnicut (1911) ont préconisé un liquide préparé extemporanément et constitué par une solution de cyanure de potassium à 1/1400 (3 parties) et par une solution aqueuse de crésyl brillant (2 parties).

Pagniez et Mouzon (1921) ont conseillé le liquide de Marcano.

Nous ne pouvons citer ici tous les liquides variés de dilution qui ont été proposés, et qui pour la plupart sont plus ou moins défectueux. Les solutions salines, celles d'acide osmique, de formol, etc.,

---

(1) *C.R. de la Soc. de Biol.*, 18 juin 1910, T. LXVIII, p. 1.062.

sont susceptibles de produire des corpuscules d'exsudation ou des
achromacytes, d'où des causes d'erreur dans l'étude des hématoblastes (Georges Hayem).

NUMÉRATION DES HÉMATOBLASTES. — Les procédés de numération
les plus utilisés aujourd'hui découlent de la technique indiquée par
Laker (1889), qui proposa de faire cette numération en deux temps :
1° numération des globules rouges par la technique ordinaire; 2° détermination du nombre des hématoblastes par rapport aux globules
rouges sur une goutte de sang mélangée directement au liquide de
dilution sans intermédiaire de mélangeur. Il est dès lors facile d'obtenir par une simple règle de trois le chiffre des hématoblastes par
millimètre cube.

Les auteurs se sont efforcés, dans l'application de cette méthode,
d'éviter les causes d'erreur résultant de l'adhésivité et de l'agglutinabilité des plaquettes, en supprimant le contact du sang avec la plaie
des tissus, ainsi que le contact du verre, et notamment de la pipette.

C'est ainsi qu'*Aynaud* fait tomber une goutte de sang veineux
citraté dans un godet paraffiné contenant une solution de citrate de
soude et y ajoute 2 cc. de sa solution de formol : il fait la numération
en déposant une goutte du mélange dans la cellule de l'appareil de
Thoma-Zeiss (1).

Pagniez et Mouzon (2) ont cherché à réaliser un procédé qui
n'exige pas la prise de sang dans la veine et qui, d'autre part, n'expose pas aux erreurs si fréquentes avec la piqûre du doigt. Dans le
liquide de Marcano, en effet, disent ces auteurs, les hématoblastes
sont faciles à distinguer et ne subissent aucune agglutination. C'est
ce qui les a amenés à adopter la technique suivante, ainsi décrite par
Mouzon dans sa thèse :

« On verse 3 cc environ de liquide de Marcano au fond d'un verre
à expérience de petites dimensions.

« On fait une première piqûre, avec dilution du sang au mélangeur Potain, selon la technique habituelle pour la numération des
globules rouges.

« Aussitôt après la dilution du sang dans la pipette, on pratique,
sur un autre doigt, une seconde piqûre, au vaccinostyle, un peu plus

---

(1) Voir M. AYNAUD. Méthode de numération des globulins chez l'homme.
Soc. de Biol., 18 juin 1910, T. LXVIII, p. 1.062.
(2) Ph. PAGNIEZ et J. MOUZON. Soc. de Biol., 25 juin 1921, p. 157.

profonde, latéralement à l'ongle, non loin de son extrémité, et de préférence vers son bord cubital, afin de réduire au minimum la gêne consécutive. Il est bon, au moment de pratiquer cette piqûre, de placer le doigt au-dessus du verre qui contient la solution de Marcano. Immédiatement après la piqûre, sans pression préalable du doigt ou de l'ongle, l'extrémité du doigt est plongée dans la solution. C'est alors seulement, en général, que la petite hémorragie se produit. Si elle tarde, on peut, à ce moment, exercer une légère pression sur la base du doigt. On agite légèrement le verre dès que le saignement s'ébauche, de manière à assurer une diffusion rapide et uniforme du sang. Lorsque la coloration du liquide permet de penser qu'il contient environ 15.000 à 20.000 globules rouges par millimètre cube, c'est-à-dire au bout de quelques secondes, on retire le doigt, sur lequel on exerce un peu de compression. On brasse soigneusement et longuement à la pipette, et l'on fait une numération à l'hématimètre. Au bout de quelques minutes, on compte les globules rouges dans 5 à 10 rectangles du Malassez; puis, au bout de 20 minutes, les plaquettes dans 10 à 20 rectangles. Un plus grand nombre de rectangles doit être compté si les chiffres obtenus présentent de trop grands écarts.

« Il est, naturellement, très important que le doigt du patient, le verre à expérience et la chambre humide de l'hématimètre soient d'une propreté parfaite.

« En établissant le rapport entre la moyenne des globules rouges et la moyenne des plaquettes par rectangle, on obtient un rapport R/P d'où il est facile de déduire, connaissant le chiffre des globules rouges par mmc., le chiffre des plaquettes. »

Quel que soit le procédé employé, l'essentiel, dit Georges Hayem, pour bien faire la numération des éléments du sang, est d'être très exercé et *d'aller vite.*

Thomsen a proposé un procédé de numération directe des « plaquettes », qui consiste à laisser déposer pendant six heures du sang citraté : on compte ensuite les « plaquettes » dans le liquide pris à la partie supérieure; d'après l'auteur, il n'y a pas de sédimentation appréciable des « plaquettes » à cette période, alors que, par contre, les globules rouges et blancs sont pratiquement sédimentés. Chez les sujets normaux, il a ainsi trouvé pour les « plaquettes » des chiffres allant de 206.000 à 413.000 (1).

------

(1) THOMSEN. Acta Medica Scandinavica. Stockholm, 31 août 1920.

Signalons enfin le procédé de numération proposé par *Vallet* (1) :
le sang est recueilli à travers une goutte d'acide osmique à 1 p. 100;
une gouttelette du mélange est étalée sur lame et colorée au Giemsa.
Les hématoblastes sont numérés par rapport aux leucocytes, qui eux-
mêmes ont été dénombrés simultanément par le procédé usuel. Ce
procédé ne paraît pas à recommander (Georges Hayem).

Isolement des hématoblastes. — Dès 1893, Mosen (2) avait proposé d'utiliser dans ce but la centrifugation de sang rendu incoagulable par l'oxalate d'ammoniaque. Il recueillait du sang artériel de
chien ou de lapin directement dans un cylindre contenant une solution à 2 p. 100 d'oxalate d'ammoniaque et 0,7 p. 100 de NaCl, en
quantité telle que le sang contienne 0,2 p. 100 d'oxalate. Après centrifugation, entre le plasma et les globules, existe une couche intermédiaire contenant les leucocytes dans sa portion inférieure, les hématoblastes dans sa portion supérieure : on peut recueillir la zone des
hématoblastes à la pipette, les examiner dans le plasma ou les isoler
par lavage au sérum artificiel et décantation. Ces expériences furent
reprises par S. Druebin (Leipzig, 1893), puis par Lœb, Marino, et
plus récemment par *L. Le Sourd et Pagniez* (3), qui conseillent la
technique suivante :

Le sang est recueilli à sa sortie du vaisseau dans une solution
d'oxalate de potasse, de telle sorte que le sang contienne 2 p. 1000
environ d'oxalate. On centrifuge quelques minutes jusqu'à séparation grossière en deux couches, l'une inférieure de globules rouges,
l'autre supérieure constituée par un plasma trouble. Ce plasma est
décanté, centrifugé dans un tube à extrémité longue et effilée pendant un temps suffisant (deux heures en moyenne pour une quantité
de 8 à 10 cc.). On trouve alors dans le tube, superposées de bas en
haut, les couches suivantes : hématies, leucocytes et hématoblastes
mélangés, hématoblastes purs, stromas (quand il y a eu un peu d'hémolyse), plasma limpide. Les hématoblastes, parfaitement isolés,
peuvent alors être repris, lavés, etc.

En opérant ainsi sur des quantités de sang égales et des tubes

---

(1) *C. R. Soc. de Biol.*, 23 mars 1907, p. 540.
(2) R. Mosen. *Arch. für Physiol.*, 1893, p. 353.
(3) L. Le Sourd et Pagniez. Acad. des Sc., 25 juin 1906 ; *Journal de Physiol.
et de Path. gén.*, n° 4, juillet 1907 ; Pagniez, *Arch. des mal. du cœur, des vais
seaux et du sang*, n° 1, janvier 1909.

identiques, on peut apprécier assez exactement la teneur du sang en hématoblastes.

Chez l'animal, on peut prélever le sang par ponction du cœur, en aspirant le sang dans une seringue chargée de la quantité voulue de substance anticoagulante.

Dans les tubes de centrifugation, la couche des plaquettes apparaît absolument blanche, d'aspect comme velouté (Le Sourd et Pagniez). En émulsionnant ces plaquettes dans l'eau salée, après les avoir débarrassées du plasma, on obtient des émulsions parfaitement homogènes, qu'on peut utiliser pour des recherches physiologiques.

ETUDE DU CAILLOT ET DU SÉRUM. — Georges Hayem a exposé les deux procédés courants permettant d'étudier la *coagulation* du sang, le caillot et le sérum, en faisant appel soit au sang obtenu par piqûre du doigt, soit au sang recueilli par ponction veineuse.

Son élève *Lenoble*, dans sa thèse (Paris, 1898), a bien précisé ces techniques, en insistant notamment sur ce fait que, lorsqu'on prélève le sang par ponction veineuse, il ne faut pas l'aspirer à la seringue, sous peine de s'exposer à de graves erreurs, notamment dans l'étude de la rétractilité du caillot. R. Bensaude a exposé ces diverses techniques dans un article didactique sur l'examen clinique du sang (1).

De nombreux procédés ont été proposés pour apprécier la *coagulabilité* du sang par la vitesse qu'il met à se prendre en masse. Ils ont été bien exposés dans la thèse de Marcel Bloch (2). Citons notamment les procédés réalisés par l'hémogélomètre de Biffi (1904), le coagulomètre de Schultz, les procédés de A. Petrone, de Brodie et Russel (1897), le coagulomètre de Wright (1894), celui de Sabrazès (1904), ces deux derniers étant d'un usage assez répandu (3).

Ces procédés font appel au sang obtenu par piqûre du doigt. *Milian* (4) fit ressortir que le sang ainsi obtenu subit l'action des sucs tissulaires de la peau, action manifestement favorisante de la coagulation. Il conseilla le procédé dit *des lames* qui a l'avantage de la simplicité. Il consiste à recueillir le sang par gouttes isolées sur des lames de verre bien propres, lavées à l'alcool et bien sèches, et à étudier le temps nécessaire pour que la goutte ne se déforme plus quand la

---

(1) Manuel de Diagnostic Médical, Paris 1900 (Rueff).
(2) Marcel BLOCH. La coagulabilité sanguine. Mesure clinique. — *Th. de Paris*, 1914 (Steinheil).
(3) Voir Léon BINET. Différents procédés d'étude de la coagulation du sang. *La Presse Médicale*, n° 25, 3 mai 1917.
(4) Soc. de Biol., 1904, p. 556 et 576 et *Presse Méd.*, 1904, n° 26.

lame est placée verticalement. Par ce procédé, le temps de coagulation normal est de 15 minutes : c'est du reste la moyenne obtenue
par Georges Hayem.

Si Georges Hayem adoptait la prise du sang par piqûre du doigt,
c'était uniquement parce qu'il trouvait le procédé plus simple en clinique que la ponction veineuse. Aujourd'hui, depuis les travaux de
Widal, de Bensaude, de P.-E. Weil, la méthode de la *ponction veineuse* s'est vulgarisée au point d'être considérée par tous comme
absolument inoffensive. Aussi est-elle couramment employée pour recueillir le sang destiné à l'étude de la coagulation. Elle permet d'éviter le contact thromboplastique des téguments et de donner rapidement la quantité de sang voulue.

Oct. Claude (1), élève de P.-E. Weil, conseille de recueillir directement le sang par ponction de la veine à l'aide d'une aiguille munic
d'un seul cylindre creux de seringue de Lüer, paraffinée intérieure-
ment.

Qu'on procède par piqûre du doigt ou par ponction veineuse, on
obtient par ces divers procédés du sang pur dont on étudie ensuite
la coagulation dans l'éprouvette, avec ses divers caractères (durée,
sédimentation, rétraction, redissolution du caillot, etc.).

Toutefois, l'expression de *coagulabilité* sert à désigner à la fois
la propriété du sang de se prendre en masse dans un vase où il est
reçu, et celle de se coaguler *in situ* au niveau d'une plaie. Celle-ci
peut être étudiée en pratique par la recherche du *temps de saignement* ou *épreuve de Duke* (2). Cette épreuve consiste à pratiquer une
piqûre au niveau du lobule de l'oreille : on aspire les gouttes sans
essuyer ni tamponner, sur une feuille de papier buvard, de demi-
minute en demi-minute, jusqu'au tarissement de l'hémorragie (de
2 min. 1/2 à 3 min. 1/2 à l'état normal).

A côté de ces procédés essentiellement cliniques, il faut signaler
quelques techniques de laboratoire plus délicates : méthode de Marcel
Bloch, méthode d'Et. Brissaud, procédé d'Achard et Binet.

La *méthode de Marcel Bloch* (3) se pose comme buts d'éviter les
causes d'erreur dues à la recherche du temps de coagulation in vitro,
et d'apprécier la coagulabilité du sang tel qu'il circule dans les vais-

---

(1) O. CLAUDE. Recherches sur la coagulation du sang. Coagulation plasmatique et sédimentation spontanée. *Th. de Paris*, 1908.
(2) DUKE. *The Arch. Int. Med.*, février 1912.
(3) Marcel BLOCH. *Th. de Paris*, 1914 ; *Arch. des Mal. du cœur, des vaisseaux et du sang*, août 1915, n° 8 ; *The Lancet*, 7 août 1920.

seaux. Dans ce but, le sang est rendu incoagulable aussitôt au sortir des vaisseaux, à l'aide du citrate de soude : on ajoute ensuite dans un certain nombre de tubes de ce sang citraté des doses croissantes de chlorure de calcium chimiquement pur jusqu'à voir apparaître le seuil de la coagulation. Avec des doses suffisantes, la coagulation est complète. La série des tubes permet, en se conformant méthodiquement à la technique précise de Bloch, d'étaler pour ainsi dire la coagulation et ses phénomènes consécutifs, d'objectiver des différences de coagulabilité qui échapperaient à d'autres méthodes, et de les exprimer numériquement (indices de coagulabilité).

La *méthode d'Et. Brissaud* (1) consiste à étudier la coagulabilité du sang recueilli par ponction veineuse et dilué dans une solution de chlorure de sodium : après centrifugation, on obtient du plasma salé et l'on étudie dans quelles limites de concentration saline ce plasma se coagule. Ch. Laubry et Ed. Doumer (2) ont également étudié l'influence de la dilution du sang dans de l'eau physiologique sur sa coagulabilité.

Dans le procédé d'*Achard et L. Binet* (3), les auteurs visent à se mettre à l'abri des causes d'erreur dues au contact des téguments, des récipients et de la température. La peau du doigt est enduite d'huile de vaseline; la piqûre est faite au vaccinostyle et le doigt plongé dans le dispositif qui recueillera la goutte de sang. Ce dispositif consiste en deux boîtes de Petri, l'une centrale, contenant de l'huile de vaseline, plongeant dans l'autre, plus grande, périphérique, contenant de l'eau à 15°. On note exactement le moment où la goutte de sang tombe dans l'huile de vaseline. Puis, toutes les minutes, on met au contact de ce sang, à travers l'huile, un tube capillaire effilé. Tant que le sang est liquide, une colonne rouge s'élève dans le tube capillaire : on la brise avant l'exploration suivante. Quand le sang est coagulé, la colonne rouge ne se produit plus. On obtient par ce procédé une coagulation normale en 10 à 14 minutes chez l'adulte, en 2 à 3 minutes chez le nouveau-né (Lesné et Binet, 1921).

Quelle que soit la méthode employée, on devra, dit Marcel Bloch, compléter l'étude de la coagulabilité par la numération des éléments figurés et en particulier des hématoblastes (4).

---

(1) Et. Brissaud. La coagulation du sang mesurée dans le plasma salé. *Th. de Paris*, 1911.
(2) Ch. Laubry et Ed. Doumer. *Ann. de Méd.*, T. X, n° 5, novembre 1921.
(3) Ch. Achard et L. Binet. *C.R. Soc. de Biologie*, 10 novembre 1917, p. 815.
(4) Marcel Bloch. Mesure clinique de la coagulabilité sanguine. *Le Journal Médical Français*, tome XI, n° 1, janvier 1922.

II. — CARACTÈRES ANATOMIQUES

DES HÉMATOBLASTES

Caractères des hématoblastes dans le sang circulant. — Les constatations faites par Georges Hayem sur le mésentère de la grenouille (1879) ont été confirmées par divers auteurs, et notamment par Eberth et Schimmelbusch (1885). Laker, au contraire (1889), étudiant la circulation dans l'aile de la chauve-souris, place les hématoblastes dans la zone périphérique.

Bizzozero (1882) confirme la description de Georges Hayem en étudiant la circulation dans le mésentère de petits mammifères anesthésiés, puis dans l'aile de la chauve-souris. Peu après, Georges Hayem vérifie la présence d'hématoblastes dans le sang circulant des mammifères, en examinant le mésentère de petits chats nouveau-nés.

Aynaud a repris cette étude dans les capillaires de l'épiploon de jeunes lapereaux, où il a vu, au milieu des autres éléments du sang, circuler des globulins, pâles et allongés; il les a également étudiés sur des fragments d'épiploon immédiatement après la mort d'animaux qu'il venait de sacrifier, en examinant ces fragments dans de l'eau salée physiologique tiède, à la platine chauffante (thèse de Paris, 1909).

Caractères des hématoblastes dans le sang frais. — Georges Hayem a étudié soigneusement les caractères des hématoblastes dans le sang humide pur, chez les mammaliens et les amammaliens.

Les auteurs récents ont fait appel à des méthodes plus compliquées, et ont envisagé surtout ces éléments chez les mammifères.

C'est ainsi qu'Achard et Aynaud, en goutte pendante, décrivent leurs globulins comme de petits bâtonnets, un peu ovalaires, fortement réfringents, d'une longueur de 2 à 3 μ, ces caractères étant surtout faciles à mettre en évidence dans le sang de l'âne, en raison de sa tendance à la sédimentation spontanée.

D'autre part, Pagniez et Mouzon, les étudiant dans le sang citraté dilué dans le liquide de Marcano, les décrivent comme des bâtonnets rectilignes très minces, entourés d'un halo très brillant, animés de mouvements d'oscillation et de balancement assez rapides, et de mouvements plus lents de translation en masse; au bout d'une demi-heure, ils tombent au fond de la cellule, et prennent alors une forme arrondie, sans halo; si alors on exerce une légère pression sur la lamelle qui recouvre la chambre humide, on voit beaucoup des petits disques couchés se redresser et reprendre leur aspect mobile en bâtonnets. Il s'agit donc d'aspects différents suivant l'incidence du rayon visuel. Ils en concluent que, dans les milieux fixateurs ou *citratés*, ces éléments ont l'aspect de petits disques à plans parallèles. Mais cette description ne contredit en rien celle donnée par Georges Hayem pour les hématoblastes observés dans le *sang pur* à 0°, conditions dans lesquelles ils ressemblent plutôt à des grains de riz.

A l'*ultra-microscope*, dit Aynaud, dès le début de l'examen, les « globulins » apparaissent, sur fond noir, comme des rubans scintillants.

D'autre part, on s'est attaché récemment à étudier les hématoblastes dans le sang liquide survivant, après *coloration vitale*, notamment par le brillant crésylblau, qui fait apparaître à leur intérieur de quatre à six granulations de teinte bleu-violet.

Rosin et Bibergeil (1904), par coloration vitale avec l'éosine-bleu de méthylène, décrivent aux hématoblastes une substance fondamentale bleue au centre de laquelle se montrent des granulations rouges.

Avec le rouge neutre, Achard et Aynaud ont étudié les « globulins » de l'âne : ils décrivent 2 à 3 grosses granulations rouges à l'intérieur des éléments normaux; ces granulations ont à peu près la taille des granulations éosinophiles des leucocytes. Aynaud a retrouvé ce caractère chez le chien, le lapin, le mouton, le chat.

CARACTÈRES DES HÉMATOBLASTES DANS LE SANG DESSÉCHÉ. — Chez *les mammaliens*, les descriptions de la plupart des auteurs ont, dans l'ensemble, confirmé celles de Georges Hayem. On peut étudier les lames de sang sans coloration, en recherchant les hématoblastes essentiellement au point où la goutte a pris contact avec la lame, là où elle a laissé généralement une petite trace circulaire, en deçà de l'origine du frottis (Mouzon), ainsi que l'a conseillé Georges Hayem : les hématoblastes, en effet, ont presque tous adhéré aussitôt à la surface du verre, si bien que la lamelle n'a pu les entraîner au cours de l'étalement.

L'étude des lames de sang sec colorées par le Giemsa ou le Romanowsky a permis de confirmer la structure des hématoblastes indiquée par Hayem, avec leur portion périphérique engaînant une partie centrale fixe, munie d'une granulation. A propos de cette formation centrale (*Innenkörper*), ont été émises de nombreuses hypothèses, les uns la considérant comme un véritable noyau (Deetjen, Dekhuyzen, Arguntinsky), d'autres mettant en doute sa nature nucléaire (Ebner, Puchberger), d'autres, comme Grawitz, Arnold, Schwalbe, Weidenreich, admettant sa nature nucléaire sans la considérer comme un véritable noyau. Histologiquement, dit Pagniez, ce sont donc des éléments protoplasmiques avec formations centrales à réactions nucléaires (1).

PART PRISE PAR LES HÉMATOBLASTES A LA CONSTITUTION DU SANG. — Etant donnée la grande altérabilité des hématoblastes, il n'est guère étonnant que les auteurs qui se sont livrés à la numération de ces éléments aient trouvé des chiffres assez différents, subordonnés surtout à la technique employée.

Afanassiew, Helber (1905) ont trouvé chez l'homme des chiffres comparables à ceux de Georges Hayem. Fusari (1886) indique le chiffre de 200.000; Brodie et Russel (1897), 600.000 ; Van Emden (1898), de 218.000 à 250.000. Puis les auteurs indiquèrent des chiffres plus élevés : 778.000 (Kemp, 1900); 469.000 (Pratt, 1906). Aynaud rapporte dans sa thèse (1909). chez divers animaux, des chiffres de ce genre : 566.835 chez un lapin, 612.903 chez une brebis pleine, 570.000 chez un cobaye, etc., avec de très grosses variations au cours de diverses infections et intoxications; toutefois, chez l'homme (2), il a trouvé sur 8 sujets normaux un chiffre moyen de 216.000, donc un peu inférieur aux chiffres de Georges Hayem. Mouzon, dans sa thèse, n'envisageant que le sang humain, a pratiqué la numération sur 10 sujets sains, qui lui ont donné un chiffre moyen de 238.600, avec des chiffres extrêmes de 211.000 et de 257.000; dans 4 cas, il a fait

---

(1) PAGNIEZ. *Arch. des Mal. du Cœur, des vaisseaux et du sang*, janvier 1909.
(2) AYNAUD. *Le Progrès Médical*, n° 16, 22 avril 1911.

la numération comparée dans le sang de la veine et le sang du doigt, et il n'a trouvé entre ces sangs qu'une différence moyenne de la teneur en hématoblastes de 10.000; l'influence de l'âge ne lui a pas paru appréciable. Les recherches les plus récentes semblent donc revenir sensiblement aux chiffres trouvés par Georges Hayem.

D'une façon générale, on peut dire que dans les mauvais liquides de dilution, les numérations donnent des chiffres d'hématoblastes exagérés, parce qu'on compte comme hématoblastes des corpuscules d'exsudation ou des hématies altérées.

ELÉMENTS INTERMÉDIAIRES. — La question de l'existence des hématoblastes de transition, hémoglobinifères, intermédiaires entre les hématoblastes ordinaires et les hématies, paraissait résolue par les constatations de Georges Hayem. Récemment encore, Schwalbe (1904) admettait l'existence de ces éléments, pouvant être munis d'un Innenkôrper et se différenciant des hématoblastes ordinaires par leur teneur en hémoglobine; cet auteur rapporte l'opinion identique de Ziegler.

Georges Hayem fait remarquer que, dès que les hématoblastes des mammifères renferment de l'hémoglobine, ils deviennent fixes et perdent leur biconvexité : ils se comportent comme des hématies. Chez les amammaliens, au cours des réparations sanguines, on voit les éléments intermédiaires se charger. peu à peu de quantités plus grandes d'hémoglobine, les premières formes, les moins riches en hémoglobine, participant encore un peu au processus de coagulation. Cette étude est moins facile chez les mammaliens. Cependant, chez l'homme comme dans la série animale, on voit après des saignées multipliées les éléments intermédiaires devenir très nombreux, participant aux caractères des hématoblastes par la taille, la forme ou plutôt les déformations, etc., ainsi qu'on le voit bien sur les figures données par Georges Hayem. Ce sont ces éléments qui constituent la poïkilocytose, qui serait absolument inexplicable si les globules jeunes étaient d'origine normoblastique (Georges Hayem).

En face de cette opinion, se place celle de Bizzozero, qui décrit ses plaquettes comme privées d'hémoglobine. Pagniez, étudiant les plaquettes extraites du sang par centrifugation, trouve leur masse absolument blanche et dénuée de toute trace d'hémoglobine : il en conclut que s'il existe des plaquettes hémoglobinifères, elles doivent être bien peu nombreuses par rapport aux autres. Achard et Aynaud, d'autre part, disent n'avoir pu trouver de formes de transition. Nous avons vu plus haut comment pour Georges Hayem les hématoblastes, une fois chargés d'hémoglobine, ne sont plus des hématoblastes, mais de jeunes globules rouges.

LES HÉMATOBLASTES DES AMAMMALIENS. — Georges Hayem a bien montré l'identité anatomo-physiologique des hématoblastes anucléés des mammaliens et des hématoblastes nucléés des amammaliens. Le fait fut admis jusqu'à ces dernières années par nombre d'auteurs.

Achard et Aynaud le nient, et, pour eux, les thrombocytes nucléés des ovipares ne sont pas les homologues des hématoblastes des vivipares. Ils décrivent, en effet, dans le sang des ovipares des éléments absolument analogues aux hématoblastes des vivipares. Ces éléments, observés par eux dans le plasma centrifugé de divers ovipares (oie, pigeon, tortue, grenouille, triton, etc.) seraient toutefois plus petits que ceux des mammifères, dépourvus d'hémoglobine, facilement agglutinables, mais si altérables qu'ils n'ont pu les observer qu'à l'état frais et n'ont pas réussi à en obtenir des préparations séches (1). Aynaud et Aug. Pettit ont récemment encore décrit des éléments de ce genre dans le plasma de poule, observé en goutte pendante (2).

Une telle constatation, qui ferait sérieusement échec à la conception de Georges Hayem, appelle, on le comprend, de sérieuses recherches confirmatives. Pour sa part, Georges Hayem n'a jamais vu d'éléments de ce genre dans le sang des ovipares, dont l'étude est facile avec le liquide A.

Il faut rappeler à ce sujet les travaux de Deetjen et Dekhuysen (1901-1909) sur les rapports des plaquettes et de la coagulation. La coagulation chez les ovipares et les vivipares est liée à des éléments qu'ils appellent des *thrombocytes* : chez les vivipares, ce sont les hématoblastes, chez les ovipares, ce sont des éléments nucléés qu'ils rapprochent des leucocytes, et qui sont les hématoblastes nucléés de Georges Hayem. J.-H. Wright, il est vrai, tout en admettant que les cellules fusiformes nucléées des ovipares ne sont pas l'homologue des hématoblastes, les rapproche par une similitude d'origine mégacaryocytaire (1906-1910). ·

Schitting, fixant instantanément le sang par un dispositif spécial,

_____

(1) Voir notamment : ACHARD et AYNAUD. Le Globulin, *La Semaine Médicale,* nᵒ 15, 14 avril 1909.
(2) Marcel AYNAUD et Aug. PETTIT. Sur les globulins de la poule., Soc. de Biol., 22 février 1913.

dit avoir démontré l'homologie des cellules fusiformes du sang.des animaux à hématies nucléées et des « plaquettes » (1).

CONSTITUTION CHIMIQUE DES HÉMATOBLASTES. — Les hématoblastes seraient, d'après Kossel et Lilienfeld, formés d'une combinaison de nucléine et d'albumine. Ces éléments dédoublent la glycyl-l-tyrosine encore plus énergiquement que ne le font les globules rouges : ils contiennent donc une diastase peptolytique (2).

(1) SCHITTING. Deutsche mediz. Wochenschr (Berlin), T. XLVII, n° 27, juillet 1921.
(2) E. LAMBLING. Précis de Biochimie, p. 240. Paris 1911 (Masson, édit.).

III. — PHYSIOLOGIE DES HÉMATOBLASTES

A. LES HÉMATOBLASTES DANS LA COAGULATION DU SANG ET LA RÉTRACTION DU CAILLOT

Rôle des hématoblastes dans la coagulation du sang. — Depuis les recherches fondamentales de Georges Hayem, le problème de la coagulation du sang a donné lieu à d'innombrables travaux, envisageant la question à divers points de vue.

Il nous est impossible de passer en revue ici les principaux travaux récents et les principales théories émises sur la coagulation du sang, travaux à propos desquels il importe de citer spécialement les noms de Maurice Arthus (1890), d'Hammarsten (1896), de Delezenne (1896-1897), de Morawitz (1906), d'Iscovesco (1906), et, plus récemment, ceux de Nolf et Herry, d'Achard et Aynaud, de Le Sourd et Pagniez, de P.-E. Weil, de Bordet et de leurs élèves. On trouvera des études de la coagulation notamment dans les rapports de P. Carnot et de P. Nolf au XIII° Congrès français de Médecine (Paris, 1912). Aussi bien n'avons-nous à envisager ici que les principaux travaux. visant uniquement la coagulation et la coagulabilité du sang dans leurs rapports avec les hématoblastes.

Georges Hayem a exposé comment il comprenait ces rapports, dont le point de départ est dans deux propriétés essentielles des hématoblastes : l'*altérabilité* et l'*agglutinabilité*. Les substances qui diminuent la coagulabilité agissent précisément en rendant les hématoblastes moins altérables et moins agglutinables. C'est la conclusion à laquelle est arrivé également Bürker (1903), et les recherches des auteurs récents n'ont fait que confirmer ces données. Aynaud, dans

sa thèse, consacre à l'agglutination des « globulins » de longs développements.

Si l'apparition d'altérations des hématoblastes et de leur agglutination au cours de la coagulation est un fait indiscuté, cependant
il faut signaler que, pour Achard et Aynaud, ces phénomènes n'interviendraient pas dans la production du caillot. Ces auteurs se basent
sur l'étude en goutte pendante de la coagulation du plasma d'âne sé-
dimenté : une fois la coagulation apparue, on voit que les filaments
de fibrine sont indépendants des globulins, qui restent parfaitement
isolés dans les mailles du réseau fibrineux. Ils se basent également
sur l'étude de divers agents anticoagulants, que nous retrouverons
plus tard. Et ils concluent, comme Eberth et Schimmelbusch, que
les « globulins » ne sont pas les agents de la coagulation du sang.

Georges Hayem expose comment il a démontré expérimentalement
que les hématoblastes ne sont pas indispensables à la coagulation :
la lymphe, les sérosités hydro-phlegmasiques se coagulent sans hématoblastes; la coagulation du plasma sanguin filtré, donc privé d'hématoblastes, est simplement retardée; mais le caillot du plasma non
filtré est rétractile, tandis que celui du caillot filtré ne l'est pas.

En d'autres termes, l'hématoblaste, bien que jouant un rôle dans
la production du caillot, n'est pas indispensable. Ce rôle est néanmoins important, ainsi que l'établit notamment Georges Hayem dans
ses études sur les concrétions sanguines, et il est incomparablement
plus important que celui des leucocytes, sur lequel insistait l'école
d'A. Schmidt. Les vues de Georges Hayem ont été notamment confirmées par J. Salvioli : celui-ci a constaté, en effet, qu'en cas de
coagulation dans les vaisseaux, les leucocytes sont intacts, alors que
les « plaquettes » s'altèrent et se détruisent, ce qui démontre, dit-il,
que les leucocytes ne prennent aucune part à la coagulation du
sang (1).

COMMENT INTERVIENNENT LES HÉMATOBLASTES DANS LA COAGULATION ?
— Vraisemblablement, dit Georges Hayem, en exsudant un ferment,
au même titre, sinon plus que les globules blancs. C'est l'opinion
qu'ont admise après lui la plupart des auteurs, en donnant toutefois à
cet agent des noms variés suivant la terminologie adoptée par eux.

C'est ainsi que, pour *Nolf* (loc. cit.), les hématoblastes agissent
d'abord mécaniquement, à la façon de la fine poudre de verre qui

____

(1) J. SALVIOLI. Giorn. dell. Accad. di. Med. di Torino, LV, 1892.

provoque la gélification du plasma de poisson; et à côté de cette action thromboplastique d'ordre mécanique, qui appelle l'accumulation de fibrine à leur contact, ils exsudent en se désagrégeant le thrombozyme qu'ils contiennent, et qui intervient chimiquement en présence du thrombogène et des sels de chaux.

Pour *Morawitz* (1904-1905), les hématoblastes, au début de la coagulation, s'altèrent et libèrent du thrombogène, alors que la thrombokinase provient du suc des tissus.

Pour *Bordet et Delange* (1), la *thrombine*, qui intervient activement dans la transformation du fibrinogène en fibrine, est constituée par l'union de deux éléments : le sérozyme, substance thermolabile détruite à 56°, qui existe dans le plasma, et le cytozyme, qui se trouve notamment dans les leucocytes et surtout dans les hématoblastes, et également dans le suc des tissus. L'union des deux éléments peut être totalement empêchée par les citrates ou les oxalates. Le cytozyme extrait des hématoblastes est infiniment plus puissant que celui des leucocytes. Le sérozyme existe dans le plasma sous forme de prosérozyme inactif, qui se transforme en sérozyme sous l'influence des sels de calcium et du contact avec le verre (2). Depuis longtemps, Arthus et Pagès avaient montré la nécessité pour la coagulation de la présence d'ions de calcium.

L'équilibre de ces divers éléments dans le sang circulant serait dû à divers facteurs stabilisants, et notamment à l'*antithrombine,* sécrétée par le foie.

D'autres vues différentes ont été émises sur le phénomène de la coagulation.

H. Iscovesco (3) considère la coagulation du sang comme la *précipitation d'un complexe colloïdal* du plasma provoquée par différents agents physiques ou chimiques. Pour lui, il n'y a entre le fibrinogène et la fibrine que la différence qui existe entre le précipité formé dans une solution sursaturée et la substance qui reste en solution : Dastre a en effet montré avec quelle facilité la fibrine précipitée se redissout. La fibrine préexiste dans le plasma, à l'état dissous, sous lequel on la désigne du nom de fibrinogène : c'est un complexe formé par une

---

(1) V. notamment : *Bull. de l'Acad. roy. de Méd. de Belgique*, 24 juin 1911. *Ann. de l'Inst. Pasteur*, sept. et oct. 1912, et mai 1913.

(2) BORDET. *Bull. of the Johns Hopkins Hospital (Baltimore)*, T. XXXII, n° 365, juillet 1921 ; voir également : BORDET. XIV° Congrès franc. de Méd., Bruxelles, 1921, p. 79.

(3) H. ISCOVESCO. Soc. de Biol., T. LX, 5, 12 et 26 mai 1906.

globuline positive qui coagule à 72° et une globuline négative, qui coagule à 55°. La coagulation du sang n'est donc que la précipitation d'un complexe préexistant, comparable à ce qui se passe dans une solution sursaturée.

Dans un travail récent, *E. Liebreich* (1), rappelant que, pour Normet, les cellules éosinophiles seraient des globulins transformés, attribue la coagulation du sang à des substances abondamment sécrétées par ces leucocytes, après l'extravasation, et notamment à une substance cristallisable, la substance α. Schimmelbusch (1885), Ranvier (1875) faisaient déjà de la coagulation un phénomène de cristallisation.

Il est inutile de faire ressortir combien large est la part de l'hypothèse dans toutes ces conceptions plus ou moins ingénieuses. Trop souvent, en pareille matière, dit *J. Duclaux* (2), l'étude de phénomènes complexes est à la phase purement verbale, et le physiologiste contemporain, un peu comme le médecin de Molière, explique trop facilement les choses en imaginant l'existence de quelque diastase nouvelle, décorée d'un nom nouveau, qui vient enrichir une nomenclature déjà trop chargée, et souvent obscurcir un peu plus la question. Aussi n'entrerons-nous pas davantage dans l'exposé des théories de la coagulation, et nous contenterons-nous de rappeler maintenant quelques travaux récents sur les rapports de la coagulation et des hématoblastes.

Les auteurs contemporains, avec Dastre, Arthus, Le Sourd et Pagniez, etc., ont bien mis en lumière la différence dans la coagulation entre les hématoblastes qui s'altèrent profondément et les leucocytes qui restent absolument intacts, et ils ont sur ce point important complètement confirmé les constatations de Georges Hayem et infirmé la façon de voir d'A. Schmidt.

Pagniez fait ressortir que beaucoup d'auteurs qui ont expérimenté avec des leucocytes opéraient avec des leucocytes inévitablement mélangés d'hématoblastes. Pour sa part, expérimentant avec Le Sourd sur le liquide d'hydrocèle avec des leucocytes du sang aussi parfaitement débarrassés de « plaquettes » qu'il était possible, par centrifugation, il a vu que ces leucocytes n'avaient qu'une action coagulante médiocre ou nulle; au contraire, en ajoutant à du liquide d'hy-

---

(1) Emile LIEBREICH. *Le sang in vitro*. Paris, 1921 (Masson, éditeur).
(2) J. DUCLAUX. Les Colloïdes. Actualités scientifiques, Paris 1920, (Gauthier-Villars et Cie, éditeurs.)

drocèle des « plaquettes » extraites du sang incoagulable (oxalaté ou citraté) lavées et déplasmatisées, on provoque, de façon absolument constante, la coagulation de ce liquide (Le Sourd et Pagniez). Les « plaquettes » extraites du sang fluoré peuvent faire coaguler le plasma citraté.

Pagniez (1) rappelle enfin qu'une expérience déjà ancienne de Mosen (1893) montre que la teneur en fibrine du caillot obtenu en recalcifiant du plasma oxalaté est plus considérable avec le plasma contenant des « plaquettes » qu'avec celui qui en est dépourvu.

Le Sourd et Pagniez (2) ont vu que la propriété coagulante des hématoblastes vis-à-vis du liquide d'hydrocèle est thermolabile et disparaît par chauffage à 58°,5 pendant 10 minutes, caractère qui appartient au fibrin-ferment.

Les expériences de Le Sourd et Pagniez ont été reproduites par divers auteurs. Récemment encore, Dmmel, Levinson et Fisch (3), étudiant la coagulation du sang de porc embryonnaire, ont vu que cette coagulation se fait en 23 minutes environ, soit un temps 6 à 8 fois plus grand que la coagulation chez l'adulte : or, l'addition de « plaquettes » provenant de l'adulte réduit la durée de la coagulation à 8 minutes, soit une réduction de 75 p. 100.

Bordet et Delange (4) ont constaté également que les leucocytes sont nettement inférieurs aux hématoblastes en ce qui concerne la production de thrombine. Comme beaucoup d'autres cellules, des leucocytes lavés libèrent de la thrombine au contact du sérum, mais les suspensions d'hématoblastes sont à cet égard beaucoup plus actives : elles agissent encore puissamment à des dilutions extrêmes, ce qui n'est pas le cas pour l'émulsion leucocytaire.

De la Coagulabilité.

a) *Variations de la coagulabilité suivant l'espèce animale.* — Georges Hayem a montré que la coagulabilité est plus grande chez les animaux de laboratoire que chez l'homme.

---

(1) Pagniez. Du rôle et de l'importance des plaquettes dans la coagulation du sang. *La Presse Médicale*, 15 janvier 1913, n° 5.

(2) *C.R. de la Soc. de Biol.*, 25 mai 1907.

(3) Dmmel, Levinson et Fisch, *Journ. of experim. Medicine*, T. XXXI, n° 2, p. 178, février 1920.

(4) Bordet et Delange. *Ann. de l'Inst. Pasteur*, 1912, XXVI, p. 737.

Ces faits ont été confirmés par nombre d'auteurs. Aynaud (1), étudiant l'action comparée des principaux anticoagulants sur le sang de l'homme et de quelques espèces animales, constate la plus grande stabilité du sang humain.

Enfin rappelons que les travaux de Delezenne (1896-97) ont montré la grande stabilité du plasma pur des vertébrés ovipares, stabilité infiniment plus grande que celle du plasma des mammifères. Pour ces derniers, la stabilité peut d'ailleurs être augmentée à l'aide de substances anticoagulantes, et notamment, comme nous le verrons plus loin, par injection intraveineuse rapide de peptone.

Le *sang des poissons* recueilli pur se coagule de façon particulièrement lente et difficile. Le plasma séparé par centrifugation est stable : le sérum de poisson n'a pas d'action sur lui; les extraits d'organe en provoquent la coagulation immédiate. La stabilité de ce plasma est due à un léger excédent d'hépatothrombine, elle est analogue à celle du plasma propeptoné faible du chien (Nolf) (2).

b) *Effets de la température.* — Le Sourd et Pagniez ont vérifié les recherches de Georges Hayem sur l'effet des températures élevées, en utilisant leurs émulsions d'hématoblastes, qui, après un chauffage à 58°,5, prolongé pendant 10 minutes au moins, sont devenues inactives et ne provoquent plus aucune coagulation du liquide d'hydrocèle.

Quant à l'influence du froid, bien établie par Georges Hayem, elle est devenue un fait classique.

c) *Effets des substances anticoagulantes.* — Les auteurs ont particulièrement étudié l'effet de la *peptone*, et il faut surtout mentionner sur ce point les recherches d'Achard et Aynaud. Ces auteurs ont examiné d'abord l'effet de la peptone *in vitro* : si l'on prépare, disent-ils, suivant leur technique, du sang de chien oxalaté à 2 p. 100 et peptoné dans la proportion de 1 cc. de solution de peptone à 5 p. 100 dans l'eau salée physiologique pour 9 cc. de sang, et si l'on sépare le plasma par centrifugation, ou encore par simple sédimentation, on voit, en abandonnant ce plasma dans l'étuve à 37°, les globulins (hématoblastes) s'agglutiner au bout d'un quart d'heure en paquets d'ai-

---

(1) Aynaud. Le Globulin de l'homme. *Ann. de l'Inst. Pasteur*, 25ᵉ année, nᵒ 1, janvier 1911.

(2) Nolf. La coagulation du sang des poissons. *Arch. int. Phys.*, 1906, vol. IV, fasc. II, p. 216.

guilles, entourant un certain nombre de leucocytes, et, au bout d'une heure, tous les globulins (hématoblastes) sont agglutinés en énormes amas. A 0°, au contraire, il n'y a pas d'agglutination. Achard et Aynaud ont vu que, par contre, le citrate de soude protège les globulins (hématoblastes) contre l'agglutination, qui ne se produit pas dans le plasma citraté à 1 p. 100 et peptoné dans les proportions sus-indiquées; elle apparaît toutefois si l'on augmente le taux de la peptone.

In vivo, les effets des injections intraveineuses de peptone sont connus depuis longtemps : ces injections, chez le chien, rendent le sang incoagulable, par suite de production abondante par le foie d'antithrombine : par centrifugation, ce sang donne un plasma stable et anticoagulant, le *plasma de peptone,* riche en antithrombine hépatique. Le même phénomène peut s'observer au cours du choc anaphylactique (colloïdoclasie), à la suite de l'injection déchaînante d'un antigène vis-à-vis duquel l'animal est sensibilisé. Il en est de même avec l'hirudine (1).

Georges Hayem a montré qu'à la suite des injections de peptone les hématoblastes sont moins nombreux et surtout moins altérables.

Achard et Aynaud (2) ont vu que, après l'injection de peptone, les globulins (hématoblastes) disparaissent de la circulation ou tombent à un chiffre infime, ainsi que l'avait déjà constaté J.-H. Pratt : cette disparition se fait très rapidement, en une minute et demie à deux minutes, mais n'est que passagère. Au bout de 15 à 20 minutes environ, ils reparaissent, et avec eux les globules blancs. Pas plus pour les leucocytes que pour les hématoblastes, il ne saurait s'agir d'une destruction, mais d'une accumulation de ces éléments dans les réseaux capillaires, tout au moins dans ceux du foie, par formation dans les réseaux capillaires d'agglutinats de globulins (hématoblastes) englobant des leucocytes sans arrêter la circulation des globules rouges. Nous entrons ici dans les phénomènes de *choc.*

Le même phénomène de la disparition temporaire des globulins (hématoblastes) et des leucocytes peut s'observer avec d'autres substances : gélatine, gomme arabique, ovalbumine, lécithine du jaune d'œuf, graisses animales et végétales, sérum d'anguille, extrait de

---

(1) Voir André GRATIA. Recherches sur le mécanisme des actions anticoagulantes. *Ann. de l'Institut Pasteur.* T. XXXV, août 1921, n° 8.

(2) ACHARD et AYNAUD. Soc. de Biol., 23 mai 1908, et *Sem. Méd.,* 1908, p. 261 et 14 avril 1909, n° 15.

muscles d'écrevisses, extrait de sangsue (1), toutes substances qui provoquent *in vitro* l'agglutination des globulins.

Achard et Aynaud ont également étudié *in vitro* l'influence des colloïdes inorganiques : l'argent colloïdal électrique agglutine les « globulins », alors que l'argent colloïdal ordinaire les altère sans les agglutiner. Cette action des colloïdes sur les « globulins » explique peut-être, disent-ils, celle des sucs de tissus et des humeurs de l'organisme : les extraits de tissus, et notamment de muscles, altèrent et agglutinent ces éléments. Le sérum d'un animal de même espèce, lorsqu'il provient de sang recueilli directement dans les vaisseaux, sans contact avec les tissus, est dépourvu de propriétés agglutinantes pour les globulins, alors que celui d'espèces différentes en possède.

Parallèlement à la raréfaction ou à la disparition temporaire des hématoblastes et des leucocytes, on constate que le sang de peptone est incoagulable. Il semble y avoir là une sorte d'hémophilie passagère que Nolf (2) interprète comme une accumulation d'antithrombine hépatique dans le plasma : le sang de peptone, en effet, est non seulement incoagulable, mais anticoagulant.

L'étude des injections de peptone et de ses effets sur les hématoblastes et la coagulabilité du sang nous entraîne donc directement dans la question du *choc anaphylactique*, à laquelle les travaux de Ch. Richet, de Widal et de leurs élèves ont donné un si grand intérêt d'actualité.

Sur ce point, comme sur tant d'autres, Georges Hayem a été un véritable précurseur, puisque c'est lui qui a découvert l'agglutination des leucocytes aux concrétions hématoblastiques par précipitation grumeleuse sous l'influence de diverses injections, notamment des sérums hétérogènes et de divers anticoagulants. Il suffit de se reporter à son chapitre sur les concrétions sanguines pour voir combien il avait vu juste sur ces questions présentées de nos jours sous une forme et avec une terminologie nouvelles.

Tout récemment, on a ajouté aux divers anticoagulants classiques les arsénobenzènes en injections intra-veineuses (3) : vis-à-vis

---

(1) La question de l'hémophilie hirudinique a donné lieu à de nombreux travaux. On en trouvera l'exposé notamment dans la thèse de G. Boyé (Paris, 1909, J. Rousset, éditeur).

(2) P. Nolf. *Arch. di Fisiologia*, vol. VII, 1909.

(3) Ch. Flandin et A. Tzanck. Soc. de Biol., 22 janvier 1921, et 12 novembre 1921.

des hématoblastes, les arsénobenzènes, disent Flandin et Tzanck, agissent comme le citrate de soude et non par précipitation ou agglutination comme la peptone.

Nous n'entrerons pas dans le détail de l'action comparée à l'égard des hématoblastes des principaux anticoagulants, qui a été étudiée sur le sang de l'homme et de quelques espèces animales par Aynaud (1).

d) *Influence du vase, du mouvement, etc.* — Les faits exposés par Georges Hayem sont maintenant classiques. Achard et Aynaud ont bien insisté récemment encore sur la nécessité de recueillir le sang dans la veine à l'aide d'un trocart paraffiné, dans des éprouvettes paraffinées (2).

Et tous les médecins qui ont l'habitude de pratiquer des saignées à l'aide du trocart emploient un trocart paraffiné, non mouillable, afin d'éviter la précipitation d'hématoblastes, point de départ d'une coagulation qui arrêterait l'écoulement du sang.

LES HÉMATOBLASTES ENVISAGÉS AU POINT DE VUE DE LA RÉTRACTION ET DE LA RÉTRACTILITÉ DU CAILLOT. — A Georges Hayem revient entièrement l'honneur d'avoir décrit le rôle des hématoblastes dans la rétractilité du caillot et d'avoir rattaché à ce phénomène la double lésion hématique qu'il a décrite seul ou avec son élève Bensaude dans le purpura hémorragique et divers états hémorragipares.

On sait que Gley a constaté également l'irrétractilité du caillot après injection de toxine diphtérique (3).

L. Le Sourd et Ph. Pagniez ont repris la question dans une série de travaux fort intéressants (4), en utilisant les émulsions d'hématoblastes obtenues par leur procédé indiqué d'autre part. Prenant des plasmas non spontanément coagulables (plasma oxalaté, plasma fluoré, plasma salé, liquide d'hydrocèle), ils en déterminent la coagulation en additionnant par exemple le plasma oxalaté de chlorure de calcium en proportion déterminée, en ajoutant au liquide d'hydrocèle du sérum, c'est-à-dire du fibrin-ferment. Ces différents liquides,

---

(1) M. AYNAUD. Le globulin de l'homme. *Ann. de l'Inst. Pasteur*, janvier 1911, n° 1, p. 56.

(2) Ch. ACHARD et M. AYNAUD. Le globulin. *La Semaine Médicale*, n° 15, 14 avril 1909.

(3) GLEY. *C.R. de la Soc. de Biol.*, 19 déc. 1896.

(4) Voir notamment : *Journ. de Physiol. et de Path. gén.*, n° 4, juillet 1907, et th. de MOUZON (Paris 1921).

s'ils ont été préalablement débarrassés d'éléments cellulaires par centrifugation, donnent des caillots qui restent parfaitement et indéfiniment irrétractiles. Cette irrétractilité tient à l'absence d'hématoblastes, et, pour rendre ces différents caillots rétractiles, il suffit d'ajouter des hématoblastes aux liquides avant la coagulation, ainsi que les auteurs l'ont mis en évidence dans maintes expériences.

Cette propriété rétractante semble fonction de la présence de l'hématoblaste lui-même, ayant conservé une intégrité presque complète.

Il s'agit d'une propriété très fragile des hématoblastes. En effet, si leur propriété coagulante, dans les conditions observées par les auteurs, ne disparaît que par le chauffage à 58° 5, le chauffage à 45° modifie déjà leur action rétractante, et les auteurs ont vu des hématoblastes chauffés 10 minutes à 50° perdre complètement leur propriété rétractante, alors qu'ils ont encore leur propriété coagulante, et qu'ils ne semblent pas morphologiquement très altérés.

La même propriété peut disparaître sous l'influence de solutions salées non isotoniques, de nombreux agents chimiques, des sérums étrangers, des toxines, sous l'influence également du vieillissement, qui toutefois se fait moins sentir à l'obscurité et dans la glace.

Le Sourd et Pagniez ont reproduit expérimentalement l'irrétractilité du caillot à l'aide de leur *sérum anti-hématoblastique* (ou sérum anti-plaquette). Ils préparent ce sérum suivant le mode habituel de production des cyto-toxines, en injectant à un cobaye dans le péritoine des émulsions d'hématoblastes isolés du sang d'un lapin; ils pratiquent de 3 à 5 injections à 8 jours d'intervalle et saignent l'animal 8 à 10 jours après la dernière injection.

Le sérum ainsi obtenu, essayé *in vitro* sur les hématoblastes de lapin les détruit, et, en les soumettant pendant peu de temps à de faibles doses de sérum, on peut, *in vitro*, faire perdre aux hématoblastes leur propriété rétractante, ainsi qu'on peut s'en rendre compte en les transportant ensuite dans du plasma oxalaté recalcifié.

In vitro, le sérum anti-hématoblastique supprime la rétractilité du caillot, et l'irrétractilité est proportionnelle à la quantité de sérum employée; au contraire, l'addition de sérum normal augmente plutôt la rétractilité.

In vivo, l'injection au lapin de doses faibles de ce sérum anti-hématoblastique rend le caillot irrétractile, partiellement ou totalement suivant les doses. En même temps, on constate la disparition ou la diminution extrêmement considérable des hématoblastes du sang circulant. On peut retrouver ces caractères à des saignées faites jusqu'à 24 et 36 heures après l'injection. Or, l'injection comparative au lapin de sérum de cobaye normal ne donne ni irrétractilité, ni chute du nombre des hématoblastes. L'injection de sérum hémolytique ne donne pas non plus d'irrétractilité permanente et n'entraîne que des modifications numériques tout à fait transitoires des hématoblastes.

Irrétractilité équivaut donc à absence ou à modification profonde des hématoblastes. Et ce fait, bien établi par Georges Hayem, se trouve ainsi démontré expérimentalement à nouveau par les élégantes recherches de Le Sourd et Pagniez.

D'autre part, *M. Arthus et Mlle Chapiro* (1) admettent un parallélisme entre la rétractilité du caillot et l'intégrité des hématoblastes, qui, pour eux, interviennent dans le phénomène en tant qu'éléments vivants. C'est ainsi que le fluorure de sodium, l'eau distillée, le froid, qui sont nuisibles aux hématoblastes, entravent la rétraction, tandis que le citrate et l'oxalate de soude, conservateurs de ces éléments, permettent la rétraction. Enfin, ils notent que la rétraction du caillot ne se fait pas en vases paraffinés, comme si les hématoblastes, ou les produits qui en dérivent, avaient besoin, pour manifester leur activité, de l'excitation due au contact d'une paroi étrangère. Mais, en vases paraffinés, on peut provoquer la rétraction par addition d'une macération d'organes, comme si les éléments de cette macération exerçaient sur les hématoblastes une excitation chimique, suppléant à l'excitation mécanique absente. (M. Arthus et T. Chapiro.)

B. PARTICIPATION DES HÉMATOBLASTES
A LA FORMATION ET A LA RÉGÉNÉRATION DU SANG

Georges Hayem a exposé sa conception du rôle des hématoblastes dans la régénération du sang. Elle repose sur deux arguments fondamentaux : l'étude des crises hématoblastiques dans la régénération du sang après hémorragie, d'une part, et d'autre part, la constatation d'éléments intermédiaires entre l'hématoblaste et l'hématie.

La *crise hématoblastique*, qu'elle s'observe à la suite de pertes de sang ou d'anémies quelconques d'ordre expérimental ou pathologique, est un fait considérable et constant dans la régénération du sang, chez tous les vertébrés, ainsi que l'ont montré les recherches

---

(1) M. ARTHUS et T. CHAPIRO. Arch. internat. de physiol., mai 1908, p. 298.

de Georges Hayem, qui ont porté sur les mammaléens et les amammaléens. Il importe d'en préciser les caractères, tels qu'ils ont été établis par Georges Hayem.

C'est d'abord la production brusque, surtout dans les affections aiguës, d'un nombre considérable d'hématoblastes à un moment où les hématies ont atteint leur chiffre le plus bas. Cette poussée hématoblastique est suivie d'augmentation dans le nombre des hématies. Les hématies jeunes sont petites, d'où résulte une diminution dans le diamètre moyen des globules rouges, un abaissement de la valeur globulaire et une transformation facile en globules nains vésiculeux. Les très belles courbes établies par Georges Hayem dans tous les cas de réparation sanguine sont très démonstratives et complétées par l'étude des variations du rapport $\dfrac{\text{hématies}}{\text{hématoblastes}}$. Quand les pertes de sang sont multiples, répétées, quand l'usure du sang suit une marche chronique et parfois progressive, les globules formés restent en grande partie petits et déformés, à la façon des hématoblastes. Ce sont là, dit Georges Hayem, les éléments intermédiaires : ils constituent des formes caractéristiques, qui seraient incompréhensibles si l'on n'admettait pas leur origine hématoblastique. Ces éléments ont les mêmes caractères généraux chez les grenouilles et les oiseaux saignés que chez les mammaliens.

Dès que les hématoblastes ont acquis de l'hémoglobine (on ne sait pas où, peut-être simplement dans le courant sanguin), ils sont devenus des hématies jeunes, se comportant, au point de vue des processus de coagulation, comme des hématies, et non plus comme des hématoblastes.

La théorie de Georges Hayem fut d'abord l'objet de nombreux travaux confirmatifs, parmi lesquels il faut citer notamment ceux de son élève *Ch. Luzet*. Ces derniers ont essentiellement porté sur la régénération du sang chez les oiseaux.

Dans son important travail des *Archives de Physiologie* (1), cet auteur montre que, chez les *mammifères*, aucun fait ne prouve la transformation de la cellule rouge en globule rouge. Les cellules rouges sont produites dans les organes hématopoiétiques par les grandes cellules à noyau polymorphe ou hématoblastes de Foa et Salvioli, dont le noyau se segmente par bourgeonnement. La cellule rouge,

____

(1) Ch. Luzet. Arch. de Physiologie, 1891.

dans le sang circulant, peut se multiplier par karyokinèse, puis devient inapte à la multiplication, mais son noyau ne disparaît jamais complètement, elle ne se transforme pas en globule rouge.

Chez les *amammaliens*, dont, pendant toute la vie, les globules rouges sont nucléés, il semble simple d'admettre que les éléments médullaires se transforment en globules rouges. Et, de fait, J. Denys (1887) émit l'opinion que les globules rouges du sang circulant naissent directement des érythroblastes de la moelle des os. Cependant, on sait que Vulpian a observé chez la grenouille la multiplication énorme après saignée d'éléments qu'il croyait intermédiaires entre les globules blancs et les hématies, et que Georges Hayem a reconnu que ces éléments étaient des hématoblastes sans rapport avec les cellules de la moelle osseuse. Dans des recherches méthodiques sur le pigeon jeune ou adulte, Luzet vit qu'il y avait, comme chez les mammifères, deux modes d'hématopoïèse : l'un, capital, aux dépens des hématoblastes, l'autre aux dépens des organes hématopoïétiques et surtout de la moelle des os. Or, ce dernier est très accessoire : il n'apparaît que dans des conditions spéciales et donne des éléments différents de ceux qui naissent des hématoblastes.

Luzet a vu les éléments intermédiaires entre l'hématoblaste et le globule rouge apparaître à la suite d'une seule saignée. D'autre part, les érythrocytes ou cellules rouges provenant de la moelle des os sont extrêmement rares et très différents morphologiquement des globules rouges. Ces éléments hémoglobinifères de la moelle peuvent se multiplier par karyokinèse et passer dans le sang après saignée. Mais il faut opposer la rareté de ces éléments à l'extrême abondance des hématoblastes et de leurs formes intermédiaires avec les hématies.

Les saignées multiplient rapidement les hématoblastes. Au contraire, des saignées répétées ne font apparaître que très tardivement de très rares éléments d'origine médullaire. L'hématopoïèse médullaire ne se manifeste qu'après des saignées abondantes d'un animal dont la moelle n'a pas perdu ses caractères fœtaux. Luzet conclut que les organes hématopoïétiques n'ont chez les ovipares, comme chez les mammifères, qu'un rôle secondaire. La présence de cellules rouges dans le sang indique le retour à l'activité des organes hématopoïétiques, elle traduit une tentative de l'organisme visant à réparer le sang par tous ses moyens. Dans les mêmes conditions, Georges Hayem avait vu apparaître des éléments médullaire dans le sang de grenouilles fortement saignées.

Après Mondino, V. Acquisto (Palerme) a étudié également la divi-

sion des « plaquettes nucléées » des ovipares et leur rôle dans l'hématopoïèse : il figure dès « plaquettes nucléées » en voie de division (1).

E. Laguesse (2) admettait que l'hématoblaste des ovipares dérive
d'une cellule incolore, l'érythroblaste de Löwit, et qu'il est une des
formes intermédiaires entre l'érythroblaste et l'hématie. Les noyaux
d'origine, susceptibles d'évoluer dans le sens d'hématie ou de leucocyte, sont, dit-il, très nombreux dans la rate.

Après ces travaux, qui furent confirmés de divers côtés, la théorie
de la régénération hématoblastique du sang semblait solidement établie, à l'encontre de la théorie de l'origine des hématies aux dépens
des érythrocytes. C'est cependant la partie de l'œuvre de G. Hayem
qui a été le plus battue en brèche. Voyons ce qu'en disent les hématologistes contemporains.

Si l'on ouvre l'excellent traité d'Hématologie de *F. Bezançon et
M. Labbé* (3), on voit, au chapitre consacré à l'origine des globules
rouges, que ces auteurs exposent successivement, et très impartialement les trois théories suivantes : théorie de l'origine des globules
rouges dans les organes hématopoïétiques aux dépens des hématies
nucléées; théorie de l'origine des globules rouges dans les cellules
vaso-formatives (Hayem, Ranvier) ;   théorie hématoblastique   de
Hayem. A propos de cette dernière théorie, ils rappellent que Malassez n'a pas observé les formes de passage décrites par Georges
Hayem, et que les hématoblastes paraissent toujours dépourvus d'hémoglobine.

J. Rieux (4), après un rapide exposé de la théorie hématoblastique,
relate les critiques formulées contre elle par *Jolly*, pour lequel « cette
théorie repose sur des erreurs de fait (la ressemblance des hématoblastes et des hématies, la rareté des hématies nucléées dans les organes de l'adulte) et des erreurs de raisonnement (les formes intermédiaires, l'augmentation de nombre à la suite des hémorragies,
l'homologation aux cellules profondes). » Aussi écarte-t-il la théorie
hématoblastique.

Ch. Aubertin (5), qui admet la théorie médullaire (hématopoïèse

____

(1) Vincenzo Acquisto. Giornale di Scienze Nat. ed Econ. Vol. XXI. 1894.
(2) E. Laguesse. Recherches sur le développement de la rate chez les poissons. Th. de doct. ès sciences, Paris, 1890.
(3) T. Bezançon et M. Labbé, *Traité d'Hématologie*, Paris 1904 (Steinheil).
(4) J. Rieux. Précis d'Hématologie et de Cytologie, Paris 1911 (Doin).
(5) Ch. Aubertin. Les réactions sanguines dans les anémies graves. Th. de
Paris, 1905 (Rousset).

aux dépens des hématies nucléées), relate à l'encontre de la théorie hématoblastique que les hématoblastes ne contiennent pas d'hémoglobine. Cet argument, à vrai dire, a peu de valeur : dès qu'un hématoblaste s'est chargé d'hémoglobine, il n'est plus un hématoblaste, il est devenu une hématie jeune; et Georges Hayem, chez les grenouilles saignées, a vu ces jeunes hématies déformées, dont certaines sont encore agglutinées au pourtour d'amas hématoblastiques.

En ce qui concerne la poussée hématoblastique qui suit les hémorragies et marque la rénovation sanguine, les faits découverts par Georges Hayem gardent, dit Aubertin, toute leur valeur : la poussée hématoblastique est en effet un phénomène constant au cours de la réparation normale du sang, quelle que soit l'interprétation qu'on en fournisse. De même, Dominici, tout en considérant que la poussée hématoblastique est fréquente au cours des anémies avec tendance à la réparation du sang, n'admet pas la théorie de Georges Hayem.

Achard et Aynaud repoussent la théorie hématoblastique : ils n'ont en effet, disent-ils, jamais observé de formes de passage et n'ont jamais vu dans les « globulins » de teinte hémoglobique. Ils contestent les déductions tirées des observations faites sur les ovipares, parce que, d'après eux, les hématoblastes nucléés des ovipares ne sont pas l'homologue des hématoblastes sans noyau des vivipares. Enfin, contrairement aux autres observateurs, Aynaud, dans sa thèse, relate qu'il n'a pas observé d'augmentation numérique des « globulins » à la suite des saignées : toutefois, à la suite de saignées répétées, les « globulins » lui ont paru se régénérer plus vite que les globules rouges.

Pagniez dit également n'avoir pu constater sur les hématoblastes de l'homme et des vivipares ni formes de transition, ni coloration hémoglobinique. Reste, dit-il, le gros fait de la poussée hématoblastique survenant au début de la réparaion sanguine, dont l'interprétation n'est pas encore fournie d'une façon satisfaisante, — en dehors, pourrait-on ajouter, de la conception de Georges Hayem.

En somme, des deux arguments fondamentaux fournis par Georges Hayem, l'un, la poussée hématoblastique au cours de la réparation sanguine, vérifié par de nombreux observateurs, est presque universellement admis. L'autre, l'existence de formes de transition, est repoussé par la plupart des auteurs contemporains.

Georges Hayem, il est vrai, fait remarquer que la plupart de ces auteurs semblent bien ne pas avoir compris ce qu'il désigne sous le nom de formes de transition : il s'agit, dit-il, des petits globules jeunes provenant de l'imprégnation hémoglobique des hématoblastes. Or ces formes sont très nombreuses et constantes, alors qu'on ne constate pas un seul normoblaste, dans les sangs qui se régénèrent normalement après des pertes de sang et d'une façon générale, dans les anémies légères (poïkilocytose, polychromatophilie). De plus, la plupart des auteurs n'ont étudié que les hématoblastes des mammifères. Chez les ovipares, Achard et Aynaud affirment qu'il existe des hématoblastes anucléés semblables à ceux des mammifères, et que leur hématoblaste nucléé n'est pas un hématoblaste, mais un thrombocyte : la première de ces affirmations demanderait confirmation sérieuse; quant à la seconde, elle est bien singulière, et l'on se demande pourquoi le sang des ovipares serait ainsi doté d'un élément spécial, possédant toutes les propriétés de l'hématoblaste anucléé des mammifères, et cependant sans homologie avec lui.

La question ne peut être basée que sur des recherches de physiologie comparée, et elle suppose la similitude des deux éléments : hématoblaste anucléé des mammaliens, hématoblaste nucléé des amammaliens. C'est un point capital, que Georges Hayem s'est attaché à établir dans cet ouvrage et le lecteur fera bien de lire avec grande attention le tableau qu'il a dressé des preuves anatomo-physiologiques de l'identité des deux variétés d'hématoblastes.

Au reste, les auteurs qui critiquent et rejettent la théorie hématoblastique adoptent à peu près tous la théorie de la formation des globules rouges aux dépens des hématies nucléées de la moelle. Dans les chapitres qu'il a consacrés dans cet ouvrage aux organes hématopoïétiques et en particulier à la moelle des os, Georges Hayem fait de cette théorie une critique très serrée et montre combien elle est hypothétique et insuffisante à expliquer la régénération sanguine.

C. AUTRES PROPRIÉTÉS DES HÉMATOBLASTES

Il est probable, écrivait Pagniez en 1909, que l'étude des plaquettes (hématoblastes) réalisée avec ces éléments isolés révélera nombre de propriétés nouvelles et que, parmi celles-ci figureront quelques-unes des fonctions attribuées aujourd'hui exclusivement aux leucocytes. Dans cette voie, on peut déjà citer quelques acquisitions récentes.

1° AGGLUTINATION DES HÉMATOBLASTES ET PHÉNOMÈNES DE CHOC ANAPHYLACTIQUE. — Nous avons déjà très succinctement indiqué ce phénomène à propos des modifications de la coagulabilité, sous l'influence notamment des injections de peptone. Il a été mis en évidence par Achard et Aynaud à l'aide d'injections intraveineuses de peptone de Witte chez le chien. Toutes les substances qui, en injection intraveineuse, provoquent la disparition brusque des hématoblastes du sang périphérique sont des substances colloïdales, qui ont, *in vitro*, la propriété d'agglutiner les hématoblastes.

Le même phénomène s'observe avec les sérums hétérogènes, avec des doses d'autant plus faibles que les animaux ont été au préalable sensibilisés par des injections de ces sérums. Il s'agit alors de phénomènes de l'ordre de l'anaphylaxie, suivant les descriptions de Ch. Richet et Portier. L'injection déchaînante (peptone, sérums hétérogènes à haute dose, ou réinjection de sérum) réalise la rupture de l'équilibre physico-chimique du plasma, une intoxication colloïdale, dans laquelle l'agglutination des hématoblastes, entraînant la leucopénie paraît jouer un rôle important (von Behring).

Nous n'entrerons pas ici dans le détail des phénomènes de *choc hémoclasique*, question à laquelle les travaux de Widal et de son école ont donné l'ampleur que l'on sait (1).

2° HÉMATOBLASTES ET TENSION ARTÉRIELLE. — En général, l'extrait aqueux de plaquettes, isotonisé, exerce sur la carotide de mouton (Zucker et Stewart, 1913) ou sur celle de chien (Le Sourd et Pagniez) la même action vaso-constrictive que le sérum. D'autre part, Le Sourd et Pagniez ont montré que l'extrait aqueux de plaquettes (hématoblastes) de lapin, réinjecté dans la veine de l'oreille du même animal, exerçait, à dose minime, une puissante action hypotensive. Enfin, lors des numérations d'hématoblastes faites en série chez l'homme, les mêmes auteurs ont trouvé des chiffres supérieurs chez les hypotendus, des chiffres inférieurs chez les hypertendus, et des constatations de même ordre ont été faites par Tomasinelli et Frondini.

3° HÉMATOBLASTES ET IMMUNITÉ. — Abderhalden et Deetjen (1907), étudiant le dédoublement des polypeptides sous l'influence des hématoblastes, attribuent à ces éléments une diastase protéolytique quatre

---

(1) WIDAL, ABRAMI et BRISSAUD. *Sem. Méd.*, 24 déc. 1913 ; *La Presse Méd.*, n° 19, 3 avril 1920. — WIDAL, ABRAMI et PASTEUR VALLERY-RADOT. L'antianaphylaxie, Rapp. au XV° Congrès fr. de Méd., Strasbourg, 3-5 oct. 1921 (*La Presse Méd.*, n° 79, 1er oct. 1921).

fois plus active que celle des hématies. D'autre part, Gruber et Futaki (1907) décrivent au sérum frais de lapin ou de rat des propriétés bactéricides contre la bactéridie charbonneuse, et les attribuent à une alexine spéciale secrétée par les hématoblastes, principe qu'a étudié Schneider (1907).

En face de ce rôle d'ordre chimique, le rôle des hématoblastes dans l'immunité est généralement envisagé aujourd'hui comme étant *d'ordre purement mécanique*, l'agglutination paraissant, ici encore, être le phénomène essentiel. Les hématoblastes se comporteraient vis-à-vis d'émulsions microbiennes introduites dans le sang en les englobant dans leurs amas, à la façon de thigmocytes.

Cette agglutinabilité des hématoblastes autour des microbes dans les septicémies expérimentales a été étudiée par Aynaud, par Caroll Bull (1914-1916), par Delrez et Govaerts (1918). Ces éléments interviendraient donc dans l'immunité naturelle. L'agglutination des hématoblastes et l'englobement des microbes paraissent correspondre au premier temps de la phagocytose, c'est-à-dire à la phase de simple accolement des microbes aux leucocytes (Levaditi et Müttermilch. 1910). Govaerts (1) a observé également cette agglutinabilité vis-à-vis de particules minérales inertes (certaines encres de Chine) et pour les globules rouges étrangers (2).

L'agglutination des hématoblastes, observée dans le choc colloïdal ou anaphylactique, retrouvée dans le mécanisme de l'immunité et de la lutte contre les septicémies, il y a là un ensemble de faits bien curieux, une voie de recherches intéressantes pour l'interprétation des résultats thérapeutiques obtenus par la protéinothérapie (Widal, Abrami et Brissaud).

Nous ne faisons qu'indiquer ici ces recherches d'actualité qui sortent du cadre des travaux de Georges Hayem, bien que reposant en grande partie sur ses recherches, en ce qui concerne notamment l'agglutinabilité et l'étude des effets des injections de peptone.

---

(1) P. Govaerts (de Bruxelles). La fonction antixénique des plaquettes sanguines. Arch. intern. de Physiol., XVI, f. 1, février 1921.
(2) Voir à ce sujet : H. Godlewski. Rapports de coagulants et d'anticoagulants du sang. *Le Journal Médical Français*, T. XI, n° 1, janvier 1922.

IV. — ORIGINE DES HÉMATOBLASTES

Le problème de l'origine des hématoblastes est encore plein d'obscurité. Georges Hayem a mis en évidence, aussi bien chez les petits mammifères que chez les oiseaux, une origine de ces éléments, dans les *cellules vaso-formatives*. Au cours des développements qu'il donne dans cet ouvrage aux organes hématopoïétiques, il parle de diverses autres origines possibles. De fait, un certain nombre d'auteurs ont émis sur ces points des hypothèses plus ou moins vraisemblables, que nous nous contenterons de mentionner très rapidement ici.

Théoriquement, dit Pagniez (1), les hématoblastes peuvent naître les uns des autres par multiplication directe, ou provenir des autres éléments du sang, ou encore tirer leur origine des organes hématopoïétiques ou des parois vasculaires.

a) MULTIPLICATION DIRECTE. — Ce mode de production a été décrit par Spadaro (1907), mais il est généralement repoussé : on ne constate en effet jamais dans le sang de figures nettes de mitose (Schwalbe), et ceci concorde d'ailleurs bien avec l'absence de noyau véritable. Les figures de bipartition qui ont été décrites par divers auteurs (Foa et Carbone, Spandaro) paraissent bien n'être que des formes d'altération.

Parmi les auteurs qui ont admis des mitoses pour les hématoblastes nucléés, il faut citer notamment C. Mondino et Luigi Sala

---

(1) PAGNIEZ. *Arch. des Mal. du Cœur, des vaisseaux et du sang*, janvier 1909, n° 1.

(Arch. it. de biol., XII, f. III), qui ont décrit la multiplication caryo-cinétique des plaquettes chez les ovipares, particulièrement chez les grenouilles saignées; Fusari (Riforma medica, 13 août 1889) exprime la même opinion. Par contre, Luzet, dans ses études sur le sang du pigeon, n'a pas trouvé de cinèse. Georges Hayem n'en a pas observé davantage et estime que les faits rapportés par les auteurs ne sont nullement probants.

b) ORIGINE AUX DÉPENS DE L'ENDOTHÉLIUM DES PAROIS VASCULAIRES. — Cette hypothèse a été émise par divers auteurs, comme Mosen, Löwit, Aynaud, Le Sourd et Pagniez. Elle est basée notamment sur ce fait que le sang dont on provoque la stase artificielle dans un vais-seau paraît s'enrichir en hématoblastes (Löwit); ce fait a été contredit par Preisich et Heim (1904). Il faudrait d'ailleurs admettre que cette propriété est limitée aux endothéliums des vaisseaux sanguins, puis-que la lymphe est dépourvue d'hématoblastes.

c) ORIGINE AUX DÉPENS DES LEUCOCYTES (Schulze, Riess, Hlava, Löwit, Schmidt, Lilienfeld, Grawitz, Hirschfeld, Schwalbe, Domi-nici, Müller). Les auteurs qui admettent cette origine se basent notam-ment sur la forme, la réfringence, les affinités tinctoriales qui rap-prochent les hématoblastes des leucocytes plus que des hématies ; sur leur poids spécifique, qui est également plus proche de celui des leucocytes; sur leur teneur en nucléo-albumine (Lilienfeld). J. Wer-nicki (Lemberg, 1895) les faisait naître des granulations des cellules éosinophiles.

Toutefois, il faut faire remarquer que la lymphe n'a pas d'héma-toblastes. D'autre part, il n'y a pas proportionnalité entre le nombre des leucocytes et celui des hématoblastes. Cette origine, invoquée par déductions, n'a jamais été démontrée. Aynaud, qui la repousse, fait observer que les « globulins » sont nombreux dans le sang du fœtus, où les leucocytes sont extrêmement rares (thèse, p. 209).

d) ORIGINE AUX DÉPENS DES GLOBULES ROUGES (Klebs, Neumann, Mosso, Ponfick, Maragliano et Castellino, Arnold, Hirschfeld, Pé-trone, Engel, Fr. Müller, Maximow, Schwalbe, Preisich et Heim, Schwalbe, Spadaro, etc.). — La plaquette serait un produit d'expul-sion des globules rouges (Hirschfeld).

Pour Engel (1902), l'hématoblaste dériverait du noyau des hé-maties nucléées. Et Pappenheim admet également cette origine. Pour

Weidenreich (1906), les hématoblastes dériveraient de l'endosoma du globule rouge.

Toutefois, Schwalbe admet plusieurs variétés de plaquettes, pouvant naître les unes des hématies, les autres des leucocytes.

Schitting considère les « plaquettes comme représentant les restes nucléaires des globules rouges. Il se base sur des recherches faites par fixation instantanée du sang (1).

Le Sourd et Pagniez, injectant au lapin du sérum « anti-plaquette », n'ont vu qu'une diminution transitoire du chiffre des hématies et une leucocytose modérée. Inversement, l'injection au lapin de sérum hémolytique (obtenu en injectant au cobaye des hématies dépourvues de plaquettes) provoque une destruction d'hématies, qui ne s'accompagne que d'une chute éphémère du chiffre des plaquettes. Ils en concluent à l'origine autonome de ces organites, indépendante des hématies comme des leucocytes.

Achard et Aynaud estiment également qu'il est impossible d'établir la genèse du « globulin » aux dépens des autres éléments du sang. Par leur morphologie et leurs réactions colorantes, dit Aynaud, les restes nucléaires intra-globulaires se différencient profondément du « globulin » et il est impossible d'établir un rapport entre les deux.

e) ORIGINE AUX DÉPENS DES ORGANES HÉMATOPOÏÉTIQUES. — Suivant les auteurs, on a décrit l'origine des hématoblastes dans les divers organes hématopoïétiques.

1° *Dans les formations lymphoïdes* (Czermak 1893, G. Vassale 1901, Dominici 1900). — Dominici a décrit dans le tissu lymphoïde et dans les follicules de la rate des cellules-mères de globulins. Cette conception a été combattue par Foa, Aynaud.

2° *Dans la rate.* Dans cet organe, il existe en effet de nombreux hématoblastes, et c'est même, semble-t-il, le seul organe où l'on puisse facilement les mettre en évidence, aussi bien chez l'homme que chez les animaux (Foà et Carbone, Aschoff, Pappenheim, Aynaud, Le Sourd et Pagniez, etc.). Pour les observer, Le Sourd et

____

(1) SCHITTING. Deutsche Mediz. Wochenschr. (Berlin). T. XLVII, n° 27, juillet 1921.

Pagniez, qui ont surtout étudié à ce point de vue la rate du lapin, conseillent la fixation dans le liquide de Dominici pendant 12 à 15 heures ; il importe ensuite de ne colorer que des coupes très minces, en employant le Giemsa en deux temps : d'abord 12 à 15 heures dans la dilution à 1/60, puis 4 à 5 heures dans la dilution à 1/20; pour le montage, n'employer ni eau ni alcool, mais passer les coupes au sortir du Giemsa par une série de mélanges d'acétone et de xylol versés goutte à goutte jusqu'à déshydratation et différenciation (Le Sourd et Pagniez) (1).

Aynaud a étudié les « globulins » dans la rate en utilisant la méthode par impression ou l'émulsion de pulpe en milieu citraté.

Les « plaquettes » de la rate ainsi étudiées ne se rencontrent pas dans les corpuscules de Malpighi, mais surtout dans les sinus et quelquefois dans les cordons de Billroth. Elles s'y présentent souvent en lignes ou en amas.

Certains auteurs, se basant notamment sur la constatation d'images macrophagiques, ont pensé que la rate était un lieu de destruction des hématoblastes. Ces figures de macrophagie ont été retrouvées chez l'homme dans des rates infectieuses, notamment dans des rates typhiques.

Le Sourd et Pagniez (2), injectant au lapin des quantités considérables de « plaquettes » et sacrifiant l'animal quelques heures après, n'ont pas constaté d'augmentation du nombre de ces éléments dans la rate, où ils ne semblent donc pas se détruire. Par contre, après des saignées, ils ont vu une augmentation considérable du nombre des « plaquettes » dans le tissu splénique, en dehors des corpuscules de Malpighi : certains sinus sont remplis d'amas de plusieurs centaines de « plaquettes » et il y en a en files dans les cordons : la rate, concluent-ils, semble donc être un organe formateur de « plaquettes ».

Toutefois, la splénectonie n'abaisse pas le chiffre des hématoblastes dans le sang (Hayem, Fusari, Foa et Carbone, Aynaud), et cliniquement divers auteurs ont vu même une augmentation des hématoblastes dans le sang après splénectomie au cours de certains états pathologiques. Néanmoins, il semble très plausible que la rate soit l'un des lieux d'origine des hématoblastes.

---

(1) L. Le Sourd et Ph. Pagniez. Etude sur les plaquettes de la rate. *Ann. de Méd.*, tome III, n° 1, janvier 1916.
(2) Le Sourd et Pagniez. Soc. de Biol., 20 avril 1912.

3° DANS LA MOELLE OSSEUSE. — Cette origine a surtout été mise en avant par *J.-H. Wright* en 1906 (1), à la suite de constatations faites sur le jeune chat : il voit l'origine des hématoblastes dans les *mégacaryocytes*. Ses constatations ont été confirmées par Ogata chez le lapin et le rat (1911), par Le Sourd et Pagniez chez le cobaye et le lapin (1913), par Naegeli (1914), par Ferrata et Negreiros-Rinaldi (1915), par Gazetti, et chez l'homme par Kaznelson (1917). Pour Cesaris-Demel (1919), cette origine mégacaryocytaire n'est d'ailleurs pas limitée à la moelle osseuse.

On a cherché à démontrer expérimentalement cette origine mégacaryocytaire des hématoblastes. Pour exciter la moelle osseuse, C.-H. Bunting (1909-1911-1920) s'adresse d'une part à des spoliations sanguines répétées, d'autre part, à des injections de substances irritantes (térébenthine) ou hémolysantes (saponine). Au moment où l'on voit les hématoblastes se multiplier dans le sang, l'examen de la moelle osseuse montre une augmentation du nombre des mégacaryocytes, s'entourant de nombreux fragments pseudopodiques, et dont un grand nombre sont déjà réduits à des noyaux nus. D'autre part, les expériences de Le Sourd et Pagniez avec le sérum antiplaquette, celles de Ferrata et Negreiros-Rinaldi (2), de Guglielmo chez des animaux intoxiqués par des sels de plomb ou par la pyronine, celles de Foa ont toujours montré la prolifération et l'hyperactivité des mégacaryocytes coïncidant avec la multiplication des hématoblastes dans le sang.

Dans les syndromes hémorragiques expérimentaux déterminés par le benzol, il y a diminution rapide du chiffre des hématoblastes dans le sang : or, en pareil cas, l'atteinte des mégacaryocytes paraît très précoce (Selling).

Le Sourd et Pagniez enfin, étudiant l'action de différentes pulpes d'organes sur la rétractilité du caillot, ont vu que deux seulement activent la rétractilité : la pulpe splénique, riche en hématoblastes, et la pulpe de moelle osseuse. Or, si on laisse sédimenter ces pulpes, on voit que, pour la pulpe de rate, le pouvoir rétractile se localise dans les couches supérieures de l'émulsion, qui contiennent les hématoblastes, alors que, pour la moelle osseuse, cette propriété appartient à la couche profonde où, du fait de leur poids, se sédimentent

---

(1) J.-H. WRIGHT. The origine and nature of Bloodplates. *Boston Med. and Surgic. Journ.*, 1906, p. 643.

(2) A. FERRATA et NEGREIROS-RINALDI. *Folia Medica*, 1915, n° 30-33, Naples.

les mégacaryocytes (1). Cette analogie dans leurs propriétés vient donc rapprocher hématoblastes et mégacaryocytes.

Ces arguments d'ordre expérimental, joints à d'autres tirés de la pathologie, viennent à l'appui de la conception de J.-H. Wright, pour laquelle « les géants de la moelle osseuse engendrent les nains du sang » (E. Frank). Nous n'insisterons pas davantage sur cette origine, que Georges Hayem considère comme possible, et qui permettrait de rapprocher les deux théories sur la formation des globules rouges de l'adulte en une conception uniciste, ainsi qu'il l'a exposé dans cet ouvrage.

---

(1) Les expériences de C.-K et K.-R. DRINKER, démontrant la richesse en prothrombine des liquides de lavage de la moelle osseuse, sont interprétées dans le même sens (*Amer. Journ. of Physiol.*, 1er juillet 1916, vol. XLI, n° 1). — Voir M. ROMME, *La Presse Médicale*, n° 64, 19 novembre 1917.

V. — PATHOLOGIE.

En ce qui concerne les variations numériques, les modifications dans le diamètre des hématoblastes et leurs modifications qualitatives, les recherches contemporaines ont ajouté ou modifié peu de chose aux descriptions de Georges Hayem. Nous verrons d'ailleurs ces diverses acquisitions nouvelles sur les altérations des hématoblastes à propos de chacun des processus et maladies envisagés.

A. PROCESSUS PAR MODIFICATIONS
DE LA COAGULABILITÉ DU SANG

1° Les concrétions sanguines.

Le chapitre consacré par Georges Hayem à l'étude expérimentale et anatomo-pathologique des concrétions sanguines, est à coup sûr l'un des moins discutés de son œuvre. On y retrouvera des données devenues classiques sur la formation des caillots par battage ou par stase, sur le mécanisme de l'oblitération des plaies vasculaires par le « clou hématoblastique ». Mais on y trouvera également des développements d'intérêt capital sur la formation des concrétions dans le sang circulant, sans stase, par le mécanisme trop peu connu de la *précipitation grumeleuse*. On verra combien Georges Hayem, longtemps avant les auteurs contemporains, avait poussé loin l'étude de l'action des sérums hétérogènes, et combien l'on sent dans ses travaux la description de phénomènes d'anaphylaxie, avant que le mot n'eût été inventé. Ici encore, on peut dire que Georges Hayem a été un précurseur et a ouvert la voie aux découvertes récentes des physiologistes.

En ce qui concerne la formation des caillots par battage ou hématoblastiques et des caillots par stase dans les diverses conditions pathologiques, les descriptions de Georges Hayem sont reproduites par le plus grand nombre des pathologistes contemporains, qui se sont surtout attachés à déterminer la cause, microbienne ou autre, qui provoque la lésion pariétale, point d'appel des précipitations hématoblastiques. C'est dire que les vues générales de Georges Hayem ont été simplement complétées par des adaptations à des cas particuliers.

Citons notamment à ce point de vue les thèses classiques de F. Widal (1), sur la pathogénie de la phlegmatia puerpérale, et de H. Vaquez (2), sur les thromboses marastiques. Toutes ces recherches ont été fort bien exposées dans divers traités, et notamment dans l'excellent article de *A. Mayor* (3). Elles concordent pleinement, dans leur ensemble, avec les descriptions de Georges Hayem, qui ont été complétées, en ce qui concerne l'organisation ultérieure des caillots phlébitiques, par les travaux de Cornil et R. Marie, dont l'exposé nous ferait sortir du cadre de ce travail.

2° Processus phlegmasique.

Si les auteurs ont peu étudié le rôle des hématoblastes dans les processus inflammatoires locaux, par contre, les altérations du sang général ont donné lieu à de nombreuses recherches concernant les hématoblastes.

Georges Hayem a soigneusement étudié les altérations quantitatives et qualitatives de ces éléments dans le sang phlegmasique, ainsi que les modifications corrélatives des processus de coagulation, en faisant appel notamment à l'étude du sang pur dans la cellule à rigole (réticulo-diagnostic).

D'une façon générale, les divers auteurs qui se sont occupés de la question (Afanassiew, Fusari, Pizzini, Kemp, Türk, Tschistowitch, Aynaud, Wright et Kinnicut, etc.) n'ont fait que confirmer ses descriptions, notamment en ce qui concerne la crise hématoblastique de la convalescence, à laquelle certains auteurs ont donné le nom de « plaquettose post-infectieuse ».

---

(1) F. Widal. Etude sur l'infection puerpérale, la phlegmatia alba dolens et l'érysipèle. *Th. de Paris*, 1889.

(2) H. Vaquez. De la thrombose cachectique. *Th. de Paris*, 1890.

(3) A. Mayor. Thrombose et embolie. Traité de Path. gén. de Bouchard, T. III, Paris 1900.

A côté des maladies infectieuses aiguës, on a signalé une augmentation du chiffre des hématoblastes dans certaines infections prolongées, telles que les suppurations chroniques, alors que dans la tuberculose, la syphilis, il ne semble pas y avoir de modifications importantes.

Les parasites : trichine (Schleip), tœnia (Aynaud) donnent une augmentation du chiffre des hématoblastes, et Aynaud voit dans ce fait l'explication de la diversité des chiffres trouvés chez les animaux fréquemment parasités.

Dans une intoxication novarsenicale, Mouzon a trouvé des chiffres forts. On a noté également l'augmentation dans le cancer.

L'étude du réticulum fibrineux en clinique (fibrino-diagnostic), préconisée par Georges Hayem, est devenue classique et figure en bonne place dans tous les traités didactiques, notamment dans l'article de R. Bensaude consacré à l'examen clinique du sang (1), dans le traité d'Hématologie de F. Bezançon et M. Labbé (Paris, 1904, p. 65 et suiv.). Georges Hayem nous a fait connaître avec le fibrino-diagnostic un procédé d'investigation extrêmement simple et précieux, notamment pour le diagnostic des états infectieux. Il donne des indications particulièrement utiles dans le diagnostic de la fièvre typhoïde, et tout récemment encore, Georges Hayem insistait sur son importance pour le diagnostic de la grippe, qui donne un réticulum minime (2).

Personnellement, nous avons très fréquemment fait appel à ce moyen de diagnostic, que nous n'avons jamais trouvé en défaut. Aussi estimons-nous qu'il est trop peu connu et trop peu employé dans la pratique journalière.

3° Hémorragies dyscrasiques, par altération du sang.

Phénomènes relatifs à la prise du sang. — Georges Hayem a essentiellement étudié la prise du sang par piqûre de la pulpe du doigt. Il a vu que le mode d'écoulement n'a pas de rapport avec la coagulabilité, fait confirmé par Duke, qui a recours à la piqûre superficielle du lobule de l'oreille.

Lorsqu'on recueille le sang par *ponction de la veine,* on doit également noter les caractères de l'écoulement du sang (en jet, en gouttes pressées, en bavant).

----

(1) Manuel de Diagnostic Médical, Paris 1900 (Rueff).
(2) G. HAYEM. Académie de Médecine, 31 janvier 1922.

Troubles de la coagulabilité. — Les phénomènes décrits par Georges Hayem dans ce chapitre ont été partout confirmés.

Caractères du caillot. — La description donnée depuis longtemps par Georges Hayem des modifications de la rétractilité, de la forme du caillot, de sa coloration, de sa consistance, n'a nullement été modifiée par les recherches récentes.

La description faite par Georges Hayem de la coagulation retardée avec sédimentation du caillot a été reprise par Gilbert et P.-Emile Weil, sous le nom de *coagulation plasmatique*, phénomène qu'a étudié O. Claude, dans sa thèse (1).

Tous les auteurs se sont également attachés, comme Georges Hayem, à préciser les lésions des éléments du sang, et surtout des hématoblastes, au cours des diverses maladies hémorragipares.

Récemment, P.-Emile Weil, Bocage et Isch-Wall (2) ont décrit chez les hépatiques l'émiettement et la redissolution aseptique du caillot, et montré que, chez ces sujets, en dehors de toute hémorragie, on observe, parallèlement à la prolongation du temps de saignement et à l'irrétractilité du caillot, une diminution notable du chiffre des hématoblastes.

Description du sang dans les principales maladies hémorragipares.

a) **Purpura hémorragique.** — Georges Hayem a exposé plus haut les lésions sanguines du purpura hémorragique, telles qu'il les a décrites dès 1895 et dont, peu après, son élève R. Bensaude a confirmé la valeur (3). La double lésion hématique de Hayem : diminution du nombre des hématoblastes et irrétractilité du caillot, est aujourd'hui classique.

Elle se voit dans toutes les formes cliniques du purpura hémorragique, aussi bien dans la maladie de Werlhof que dans les purpuras hémorragiques récidivants, en période hémorragique. Elle se voit également dans les formes graves toxi-infectieuses, et récemment

---

(1) O. CLAUDE. Recherches sur la coagulation du sang, coagulation plasmatique et sédimentation spontanée. *Th. de Paris*, 1908.
(2) P.-Emile WEIL, BOCAGE et ISCH-WALL. Soc. de Biol., 17 juin 1922.
(3) R. BENSAUDE. *Bull. et Mém. de la Soc. Méd. des Hôp. de Paris*, 15 janvier 1897.

encore nous pouvions la constater avec la plus grande netteté, avec J. Lévesque, dans un purpura hémorragique gangréneux survenu à la suite d'une diphtérie (1).

A ces caractères hématiques, on peut ajouter que, d'après Duke, confirmant un fait antérieurement observé par Georges Hayem, la piqûre superficielle du lobule de l'oreille ou du doigt montre la *prolongation du temps de saignement*, malgré la brièveté du temps de coagulation *in vitro*. Mentionnons enfin le *signe du lacet* (Grocco, Weill, de Lyon), consistant dans l'apparition d'un purpura provoqué par l'application d'un lien sur le membre.

Outre la double lésion hématique de Hayem, E. Lenoble a signalé l'existence d'une *réaction myéloïde* normoblastique et de rares myélocytes neutrophiles, caractérisant le purpura dit myéloïde, dont l'origine serait dans la moelle des os, ce qui permet de le rapprocher des anémies pernicieuses (2). Lenoble a trouvé les mêmes lésions hématiques avec réaction myéloïde dans la maladie de Barlow (3).

Denys (de Louvain), qui considérait déjà le purpura comme une maladie des « plaquettes », signalait qu'après guérison le chiffre de ces éléments était redevenu normal (4). Millard put également affirmer la guérison d'un purpura hémorragique rebelle par la disparition des lésions hématiques (5). Ces lésions constituent de véritables test physiologiques permettant d'apprécier l'action des traitements sur la diathèse hémorragique (P.-E. Weil) (6).

Depuis les travaux de Marfan (1895) et Nanu (th. de Paris, 1900), et le travail de Bensaude et Rivet (7) sur les purpuras hémorragiques chroniques, nombre d'auteurs se sont attachés à l'étude de ces cas, que Georges Hayem rattachait à sa diathèse hémorragique (1891), et dont les caractères hématologiques permettent une différenciation très nette avec l'hémophilie, cette dernière étant essentiellement caractérisée par le retard de la coagulation qui se fait suivant le type plasmatique et donne un caillot rétractile.

---

(1) L. RIVET et J. LÉVESQUE. Purpura hémorragique gangréneux au cours de la diphtérie maligne. *Revue Médicale Française*, avril 1922.

(2) E. LENOBLE. *Ann. de Dermatol. et de Syphiligr.*, déc. 1902 ; *Arch. de Méd. exp. et d'ana. path.*, nᵒˢ 2 et 3, mars et mai 1903 ; ibidem, nᵒ 5, sept. 1905.

(3) E. LENOBLE. *Bull. de la Soc. Anat.*, janvier 1904.

(4) DENYS (de Louvain). *La Cellule*, T. III, 3ᵉ fasc., 1887.

(5) MILLIARD. Soc. Méd. des Hôp. de Paris, 12 février 1897.

(6) P.-Emile WEIL. Remarques physiologiques sur les médicaments hémostatiques. Acad. de Méd., 1ᵉʳ mars 1921.

(7) R. BENSAUDE et RIVET. Les formes chroniques du purpura hémorragique. *Arch. gén. de Méd.*, 24 janvier 1905.

Toutefois, M. Labbé et Laignel-Lavastine ont relaté un cas où existait un syndrome hématique complexe fait de purpura, d'hémophilie et d'anémie pernicieuse; les deux syndromes hématiques du purpura et de l'hémophilie ont été maintes fois trouvés associés (M. Labbé, P.-E. Weil). Rappelons également les manifestations des syndromes hémorragiques familiaux chez la femme (de Bovis), la petite hémophilie familiale de P.-E. Weil, qui n'est autre que la diathèse hémorragique de Georges Hayem.

Récemment, P.-Emile Weil a repris l'étude de ces purpuras chroniques, sous le nom de dyscrasie endothélio-plasmatique chronique hémorragique (1) ou hémogénie (2). Comme Hayem, Bensaude, Le Sourd et Pagniez, il constate, aussi bien dans le sang veineux que dans le sang de la pulpe du doigt, l'absence ou l'extrême rareté des hématoblastes, et l'irrétractilité du caillot. Il note également la prolongation du temps de saignement, une coagulation qui se fait en un temps normal et sans sédimentation, l'existence du signe du lacet, qui montre le défaut de résistance des capillaires; il note également l'existence de tares vasculaires, de varicosités qui se rompent facilement.

La prolongation du temps de saignement est essentiellement en rapport, d'après Duke (3), avec l'absence d'hématoblastes, ou leur rareté, d'où résulte la non formation du clou hématoblastique de Georges Hayem, qui assure l'hémostase locale. Aussi ce signe manque-t-il dans l'hémophilie, où le chiffre des hématoblastes est normal. Tous les auteurs récents attribuent une grande importance à cette épreuve de Duke, qui établit un rapport existant entre le temps de saignement et la teneur du sang en hématoblastes (4). Morawitz (5) explique également le phénomène par l'absence d'hématoblastes empêchant la formation du clou hémostatique.

Georges Hayem a exposé la physiologie pathologique du purpura : toxémie analogue à celle qu'on peut réaliser avec certaines injections de sérums hétérogènes et réalisant la précipitation grumeleuse des hématoblastes. Il a d'autre part décrit des lésions vascu-

---

(1) P.-E. WEIL. *Revue de Médecine*, 1920, n° 2.
(2) P.-E. WEIL. Les états hémorragipares chroniques. *Le Journal Médical Français*. T. XI, n° 1, janvier 1922.
(3) DUKE. *Journ. of the Amer. Méd. Ass.* 1910, t. LV, p. 1.185-1.192. — *John Hopkins hospit. Bull.* 1912, t. XXIII, p. 143-146.
(4) V. P.-E. WEIL, BOCAGE et COSTE. Etats hémorragiques, temps de saignement et hématoblastes. Soc. de Biol., 7 janv. 1922.
(5) MORAWITZ. Medizin. Klin. (Berlin). T. XVI, n° 50, 12 déc. 1920.

laires dans le purpura. Les obstructions vasculaires, dit Nolf (1), peuvent être la conséquence de lésions primitives de la paroi endothéliale au contact de laquelle les hématoblastes se sont accumulés pour former un thrombus; elle peuvent être aussi la conséquence de l'arrêt dans les capillaires de petits embolus constitués par des amas d'hématoblastes précipités dans le sang circulant. Nolf croit à des lésions endothéliales des capillaires appelant la précipitation des hématoblastes. Il y aurait donc à la fois des lésions plasmatiques et endothéliales (dyscrasie endothélio-plasmatique chronique hémorragique de P.-E. Weil). Dans les cas chroniques du purpura hémorragique, l'épuisement des fonctions endothéliales se traduirait par une diminution de la sécrétion de la thrombozyme, d'où une plus grande stabilité du sang. Nolf établit d'autre part un lien entre l'activité de l'endothélium extra-hépatique et les lésions du foie, dont H. Grenet a montré l'importance dans la pathogénie du purpura (2).

Glanzmann (de Berne) a également étudié une forme familiale de diathèse hémorragique, sous le nom de *thrombasthénie hémorragique héréditaire* (3) : il envisage des faits du même ordre, dans lesquels l'irrétractilité est due à une altération *qualitative* des hématoblastes, confirmant ainsi la conception de Georges Hayem, pour lequel l'irrétractilité est due à la déficience des hématoblastes, soit en quantité, soit en qualité.

Signalons enfin deux hypothèses intéressantes récemment émises, celle de la *thrombopénie essentielle* de E. Frank, et celle du *purpura thrombolytique* de Kaznelson.

E. Franck (4) pense que l'insuffisance des mégacaryocytes de la moelle osseuse est en jeu aussi bien dans le purpura chronique que dans les syndromes hémorragiques de l'anémie aplastique, de la leucémie aiguë et de l'intoxication par le benzol. Tant que la fonction des mégacaryocytes est seulement insuffisante (*thrombopénie essentielle*), on observe la diathèse hémorragique chronique, à manifestations continues ou intermittentes. Si l'insuffisance médullaire s'aggrave, alors elle peut se traduire par des manifestations de la série

---

(1) P. Nolf. Physiopathologie de la coagulation du sang. XIII⁰ Congrès fr. de Méd., Paris 1912.

(2) H. Grenet. Pathogénie du purpura. Recherches cliniques et expérimentales. *Th. de Paris* 1905 (Rousset).

(3) Glanzmann. Jahrbuch f. Kinderheilk., 1916, bd. 83 — 1918, bd. 88 — 1920, bd. 91.

(4) E. Franck. Berlin. Klin. Woch., 3 et 10 mai 1915 ; ibid., 13 sept. et 11 oct. 1915 et 25 mai 1916.

rouge et de la série blanche, conduisant à l'anémie aplastique (pan-myélophtisie). Franck incrimine dans la pathogénie du purpura hémorragique une action myélotoxique exercée par la rate, sorte d'action modératrice vis-à-vis des mégacaryocytes de la moelle osseuse.

Dans un cas de purpura hémorragique chronique, Hermann Full (1) vit, 3 jours après une irradiation de la rate, le chiffre des plaquettes monter au-dessus de un million, comme si l'action modératrice de la rate vis-à-vis des mégacaryocytes avait été supprimée.

Kaznelson (2), se basant sur des cas de purpura hémorragique chronique guéris après splénectomie, pense, contrairement à Franck, qu'en pareil cas l'action nocive de la rate est une action thrombolytique ou *thrombocytolytique*, par excès de destruction des hématoblastes. Il y aurait plutôt excès d'activité médullaire, notamment en ce qui concerne la production d'hématoblastes par les mégacaryocytes, mais ces éléments seraient précipités dans les capillaires pulmonaires et en grand nombre dans la rate. Ceci rappelle la précipitation grumeleuse de Georges Hayem. Kaznelson a observé après splénectomie l'apparition d'une crise hématoblastique suivie de guérison (3).

En somme, en ce qui concerne les lésions hématiques du purpura hémorragique, toutes les recherches récentes n'ont fait que confirmer les descriptions de Georges Hayem, qui mettent à sa base des lésions hématoblastiques (en nombre ou qualité), commandant l'irrétractilité du caillot. Les recherches expérimentales de Le Sourd et Pagniez ont toutefois établi ce lien de façon aussi élégante qu'irréfutable. Au point de vue physio-pathologique, on n'a guère fait qu'adapter la conception de Georges Hayem et les faits observés par lui aux théories actuelles. Les auteurs récents ont parlé de manifestations anaphylactiques (P.-E. Weil); n'est-ce pas la traduction des vues de Georges Hayem sur la précipitation grumeleuse des hématoblastes après des injections de sérums hétérogènes ?

b) **Scorbut.** — Georges Hayem n'a trouvé dans cette affection aucune lésion sanguine particulière, spécialement en ce qui concerne les hématoblastes. Les recherches récentes, notamment celles qui ont été

---

(1) Hermann Full. Medizinische Klinik, Tome XVIII, n° 2, 8 janvier 1922.
(2) Kaznelson. Wien. kl. Woch., 16 nov. 1916 ; Zeischr. f. klin. Med., 1919.
(3) Voir J. Mouzon. De quelques travaux récents sur les purpuras hémorragiques. *La Presse Médicale*, 10 sept. 1921, n° 73.

faites sur les nombreux cas de scorbut observés au cours de la guerre, n'ont apporté aucun élément nouveau.

c) **Hémophilie.** — Georges Hayem a bien indiqué les caractères hématiques de l'hémophilie et bien distingué la forme constitutionnelle, héréditaire, des états hémophiliques accidentels, acquis.

Depuis ses travaux fondamentaux, l'hémophilie a été l'objet de nombreuses recherches, qui ont visé surtout à établir la pathogénie de l'affection, mais ont apporté peu de faits nouveaux importants. Parmi celles-ci, il faut citer surtout celles de P.-E. Weil (1) et de ses élèves, notamment O. Claude (th. de Paris, 1905) et G. Boyé (th. de Paris, 1909), les remarquables rapports de Carrière (2) et de Marcel Labbé (3), et d'intéressants mémoires de Nolf et Herry (4).

Coagulation retardée, à type plasmatique, précédée par la sédimentation, caillot rétractile, aucune modification numérique des hématoblastes, tels sont les caractères hématiques de l'hémophilie, établis par Georges Hayem, et confirmés depuis par tous les auteurs.

P.-Emile Weil s'est attaché à individualiser deux types essentiels d'hémophilie :

1° HÉMOPHILIE SPORADIQUE ET SPONTANÉE : sang très fluide ; sédimentation rapide, se faisant en un quart d'heure; la durée de la coagulation, très augmentée, atteint 45 à 75 minutes. Dans cette forme, d'après P.-E. Weil, le retard de la coagulation tient uniquement à l'insuffisance de la substance coagulante, ou plasmase. Aussi, si, à 3 cc. de ce sang, on ajoute de 1 à 3 gouttes de sérum humain frais ou de sérum frais d'animal normal, la coagulation se produit en un temps normal et sous une forme normale. Ce sang ne contient pas de substances anticoagulantes, car son addition à du sang normal ne retarde pas la coagulation de ce dernier.

2° HÉMOPHILIE FAMILIALE OU HÉRÉDITAIRE. — Sang visqueux ; sédimentation lente, qui souvent n'est achevée qu'au bout d'une heure ou

---

(1) P.-E. WEIL. L'hémophilie, patogénie et sérothérapie. *Presse Médicale,* 17 oct. 1905, et nombreux travaux ultérieurs.

(2) CARRIÈRE. Rapp. au Congrès fr. de Méd., Paris 1907.

(3) M. LABBÉ. L'hémophilie, pathogénie et traitement, ibidem et *Revue de Médecine.* 10 février 1908.

(4) P. NOLF et A. HERRY. De l'hémophilie ; pathogénie et traitement. *Revue de Médecine,* 10 déc. 1909, 10 janvier et 10 février 1910.

deux. La durée de la coagulation varie entre deux et quatre à neuf heures, surtout élevée chez les enfants. On note une certaine leucopénie. Chez ces malades, il faut faire intervenir deux facteurs :

a) Insuffisance de plasmase, car l'addition de sérum frais ou de chlorure de calcium abaisse la durée de la coagulation, sans cependant la rendre normale ;

β) Présence de substances anticoagulantes, car l'addition de 4 gouttes de sérum d'hémophile à 3 cc. de sang normal retarde la coagulation de ce dernier. D'où la gravité beaucoup plus grande de cette deuxième forme.

3° A côté de ces deux grands types, on a décrit la PETITE HÉMOPHILIE FAMILIALE (P.-E. Weil et Boyé, 1908), et des états hémophiliques, pouvant s'observer au cours de la néphrite chronique (P.-E Weil et Claude, 1907). Ce sont ces états que Georges Hayem a plusieurs fois observés, soit à la suite d'hémorragies abondantes, soit au cours d'affections hépatiques diverses. Marcel Labbé a observé le même syndrome hémophilique au cours de certains purpuras chroniques, de l'anémie pernicieuse; on l'a signalé dans la cholémie, au cours de certaines maladies infectieuses (variole, scarlatine, fièvre typhoïde, fièvre jaune), au cours d'intoxications par des venins, par la peptone.

La PATHOGÉNIE de l'hémophilie est toujours l'objet de discussions. Contrairement à P.-E. Weil, Morawitz et Lossen ont vu dans un sérum d'hémophile moins de substance anticoagulante que dans le sérum normal. D'autre part, Nolf et Herry n'ont jamais constaté d'influence anticoagulante du sérum hémophilique.

Sahli (1904) incrimine une insuffisance des sécrétions coagulantes de la paroi vasculaire (1) : insuffisance congénitale des cellules endothéliales et des cellules blanches du sang, à laquelle est associée une friabilité congénitale des vaisseaux. Comme P.-E. Weil, il avait vu que l'adjonction de faibles quantités de sérum frais détermine la coagulation rapide du sang de l'hémophile.

Pour Nolf et Herry, la coagulation du sang se ramène à la coagulation du plasma, et celle-ci représente l'insolubilisation de trois substances colloïdales qui y sont contenues : le fibrinogène qui est

______

(1) Voir R. ROMME. Une nouvelle théorie de l'hémophilie. *La Presse Médicale*, n° 45, 7 juin 1905.

d'origine hépatique, le thrombogène qui procède vraisemblablement de la même origine, et la thrombozyme, qui dérive exclusivement des leucocytes, des hématoblastes et des endothéliums vasculaires. L'agglutination et la désagrégation des hématoblastes ne sont pas le primum movens de la coagulation, mais leur conséquence : la fibrine commence à se former dans le plasma avant d'être visible au microscope et se dépose d'abord autour des leucocytes et des hématoblastes, qu'elle désorganise. Ceux-ci libèrent alors leur thrombozyme, qui détermine une véritable explosion de la coagulation. Chez l'hémophile, le plasma est stable, comme les plasmas d'oiseau ou de poisson, ou le plasma propeptoné : ceci tient à ce qu'il y a insuffisance de thrombozyme, et par conséquent il faut faire remonter la cause de la dyscrasie aux éléments qui la produisent : c'est une insuffisance des endothéliums vasculaires, des leucocytes et des hématoblastes, et, dans l'hémophilie congénitale, il faut faire remonter cette tare à l'ébauche embryonnaire d'où dérivent ces éléments, les cordons de l'aire vasculaire.

Nous n'insisterons pas davantage : les auteurs contemporains, on le voit, ont confirmé les faits mis en valeur par Georges Hayem, et se sont efforcés de les expliquer par des théories plus ou moins ingénieuses et plus ou moins vraisemblables, où la part de l'hypothèse est en tous cas toujours très grande.

d) **Hémoglobinurie.** — Georges Hayem a rappelé dans cet ouvrage les caractères hématiques qu'il a observés dans l'hémoglobinurie. Il s'agit d'une maladie qui se prête aux recherches expérimentales et qui a donné lieu, en ces dernières années, à de très nombreux travaux du plus haut intérêt (1), mais qui n'ont pas mis en cause l'hématoblaste. Ils sortent donc pour la plupart du cadre de ce travail.

Toutefois, les travaux de F. Widal et de ses élèves (2) ont fait intervenir dans l'accès hémoglobinurique le phénomène décrit par eux sous le nom de *choc hémoclasique.* Nous avons vu antérieurement à quel titre y figurent les hématoblastes. Nous n'y reviendrons

---

(1) Voir notamment : J. Camus. Les hémoglobinuries (étude pathogénique). *Thèse de Paris* 1903 (Naud).

(2) Widal, Abrami et Brissaud. *Sem. Méd.*, 24 déc. 1913. — *La Presse Médicale*, n° 19, 3 avril 1920. — Widal, Abrami et Pasteur Vallery-Radot. L'antianaphylaxie (étude générale ; pathogénie). Rapport au XVe Congrès fr. de Méd. (Strasbourg, 3-5 oct. 1921). *La Presse Méd.*, n° 79, 1er oct. 1921.

pas ici. L'intervention du choc n'écarte d'ailleurs pas un facteur dys-crasique, qui est essentiel.

B. PROCESSUS COMPORTANT DES TROUBLES
DE FORMATION ET D'ÉVOLUTION DES HÉMATOBLASTES

Sous ce titre, Georges Hayem a groupé les divers types d'anémie, dont les unes s'accompagnent de conservation de la fonction hémato-blastique, tandis que dans les autres cette fonction est supprimée. C'est sa division en anémies avec ou sans suppression de l'hémato-poïèse. Nous allons voir que cette division fondamentale est celle admise par tous les auteurs, mais que ceux-ci, repoussant pour la plupart le rôle des hématoblastes dans l'hématopoïèse, ont cherché d'autres critériums pour leur classification, tout en reconnaissant et confirmant l'exactitude des faits observés par Georges Hayem concernant les hématoblastes et la rétractilité du caillot.

1ʳᵉ Section. — **Pertes et usures du sang**
avec conservation
de la fonction hématoblastique

a) **Anémies par pertes de sang.** — La « crise hématoblastique » de Georges Hayem après les soustractions sanguines est, dit Mouzon (1), un fait bien établi, de par les constatations cliniques et expérimentales de Georges Hayem. Et il rappelle à ce sujet les recherches confirma-tives de Ch. Luzet sur les oiseaux, ainsi que les mêmes courbes com-parables figurées dans le mémoire de Fusari (2).

L'interprétation qu'en fournit Georges Hayem fut d'abord géné-ralement admise quoique avec des variantes par certains auteurs (Pouchet, Lenoble, Cantacuzène). C'est ainsi que Dominici l'inter-prétait comme le témoin de la réaction du tissu lymphoïde, la crise normoblastique et la crise polynucléaire traduisant, dans les mêmes circonstances, la réaction du tissu myéloïde.

---

(1) Mouzon. *Th. de Paris*, 1921, p. 116.
(2) Fusari (R.). Contrib. allo studio delle piastrine del sangue allo stato normale e pathol., *Arch. per le sc. med.*, 1886, t. 10, p. 235-274.

Toutefois, au cours de ces dernières années, on s'écarta généralement de cette opinion, la presque totalité des auteurs admettant l'origine exclusive des hématies aux dépens des globules rouges nucléés, du moins pour les mammifères (Jolly). Mouzon fait observer que, lors des crises hématoblastiques les plus intenses, on n'a pu retrouver de formes de transition entre les hématoblastes et les hématies (Jolly, Le Sourd et Pagniez), et que, d'autre part, l'injection de sérum antiplaquette, qui empêche la « plaquettose », ne gêne en rien la réparation globulaire, après saignées répétées ou même après splénectomie, chez le lapin (Le Sourd et Pagniez), ni chez le chien (Sacerdoti). Le premier argument, à vrai dire, n'est que la négation d'une constatation faite par Georges Hayem et d'autres auteurs, une constatation négative opposée à une constatation positive; d'autre part, nous avons rappelé plus haut ce que Georges Hayem entend par formes intermédiaires. Quant au second, il est susceptible d'une autre interprétation : le sérum antiplaquette ou antihématoblastique peut agir à la façon d'un sérum hétérogène, en déterminant une précipitation des hématoblastes, qui seraient ainsi simplement dissimulés.

Quoi qu'il en soit, le phénomène capital de la crise hématoblastique au début de la réparation sanguine après pertes de sang est un fait indéniable, et dont, en dehors de la conception de Georges Hayem, aucune interprétation satisfaisante n'a été proposée, ainsi que le conclut sagement Pagniez (1). Dominici écrivait également que, dans les états anémiques, l'augmentation de nombre des hématoblastes est un symptôme excellent au point de vue du pronostic, qu'on admette ou non la conception de Georges Hayem sur la transformation de ces organites en globules rouges (2). De même, Schitting (3), pour qui les « plaquettes » sont des restes nucléaires de globules rouges, estime que leur nombre est en corrélation avec l'hématopoïèse : aussi, dans les anémies simples, cliniques et expérimentales, le nombre absolu et relatif des « plaquettes » est-il accru tant que la perte de sang n'est pas réparée par l'hématopoïèse.

b) **Réparation du sang après les anémies aigües.** — Ici encore, Georges Hayem a bien établi l'existence de crises hématoblastiques de

---

(1) Ph. Pagniez. *Arch. des Mal. du Cœur, des vaisseaux et du sang,* 2e année, n° 1, janvier 1909.

(2) Dominici. Le sang et la moelle osseuse. Manuel d'histol. path. de Cornil et Ranvier, 3e éd., T. II, p. 656, Paris 1902 (Alcan).

(3) Schitting. Deutsche mediz. Wochenschr. (Berlin). T. XLVIII, n° 27, juillet 1921.

la convalescence, suivies de formation de nouveaux globules rouges. Cette crise fait suite à une diminution des hématoblastes au début de la maladie.

Ces deux phases ont été retrouvées dans toutes les maladies infectieuses aiguës où elles ont été recherchées, notamment au cours de la fièvre typhoïde (Aynaud, Arch. mal. du cœur, 1911), dans les septicémies expérimentales à trypanosomes ou à piroplasmes chez le chien (Achard et Aynaud). La même observation a été faite à la suite de l'injection de toxine diphtérique au lapin (Mme Sawchenko-Matzenko). L'augmentation du chiffre des hématoblastes de la convalescence peut faire place à une nouvelle diminution s'il survient une complication (Tschistowitch).

Ainsi donc, ce phénomène décrit par Georges Hayem a reçu confirmation de tous côtés. Ici encore, les auteurs pour la plupart refusent l'interprétation qu'il en donne, sans en proposer qui soit satisfaisante.

c) **Anémie chlorotique.** — Nous abordons ici un type spécial d'anémie qui a été magistralement décrit par Georges Hayem, et qui est le type de l'anémie sans anhématopoïèse.

Les auteurs n'y ont rien ajouté, mais ils se refusent, ici encore, à admettre une filiation quelconque entre les hématoblastes et les globules rouges.

Signalons toutefois un chapitre nouveau introduit par les pédiâtres : l'anémie à type chlorotique de la première enfance de Hallé et Jolly, Pétrone, ou anémie par oligosidérémie de Rist et Guillemot (1), Leenhardt (2), dans laquelle nous retrouvons les mêmes caractères hématiques : anémie portant essentiellement sur la charge hémoglobinique des hématies, déformations globulaires, chiffre normal ou un peu augmenté des hématoblastes, curabilité rapide par le protoxalate de fer, etc.

d) **Anémies symptomatiques.** — Dans ces anémies, qui peuvent être d'intensité très variable, suivant la classification de Georges Hayem, la fonction hématoblastique est conservée.

Au 4° degré, des hématies nucléées apparaissent dans le sang,

---

(1) Rist et Guillemot. L'oligosidérémie. Soc. Méd. des Hôp. de Paris, 9 nov. 1906.

(2) Leenhardt. *Thèse de Paris*, 1906 (Steinheil).

mais la présence d'hématoblastes plus ou moins nombreux et la rétractilité du caillot distinguent ces anémies pernicieuses symptomatiques de l'anémie pernicieuse progressive vraie ou protopathique, qui, d'emblée, est une anémie pernicieuse par anhématopoïèse. Aussi ces formes sont-elles susceptibles d'améliorations, de rémissions plus ou moins longues, et même de guérison, éventualités que Georges Hayem n'a jamais vues dans l'anémie pernicieuse vraie.

On reconnaît dans ces formes les anémies pernicieuses dites plastiques de la plupart des auteurs. Toutefois, Georges Hayem place le critérium de cette variété d'anémies non pas dans la présence d'hématies nucléées, mais dans la présence d'hématoblastes et dans la rétractilité corrélative du caillot.

Si les hématologistes récents se sont attachés surtout à baser leurs classifications sur l'existence ou l'absence de réaction médullaire (hématies nucléées, myélocytes), cependant, certains ont étudié les hématoblastes, et, dans leur ensemble, ont confirmé les faits observés par Georges Hayem.

Nous citerons seulement les travaux de Ch. Aubertin, dont on connaît la remarquable thèse sur les réactions sanguines dans les anémies graves symptomatiques et cryptogénétiques (1). Dans les anémies graves symptomatiques, dit-il, toutes celles qu'il a étudiées s'accompagnaient de réactions myéloïdes du sang ; or, dans tous les cas, il a trouvé un caillot à rétraction normale et des hématoblastes nombreux. De même, dans toutes les formes plastiques de l'anémie pernicieuse commune, il a rencontré, en même temps que la réaction myéloïde du sang, un caillot rétractile et des hématoblastes en nombre sensiblement normal.

Il rapproche ces constatations de celles qu'il a faites dans la variole hémorragique, dans la leucémie myélogène, affections dans lesquelles la réaction myéloïde est intense et le caillot se rétracte bien.

« La rétractilité du caillot et l'abondance des hématoblastes ont donc un rapport intime avec la rénovation sanguine soit normale (état physiologique), soit pathologique (anémies, leucémies). Ainsi s'explique qu'on ait cru longtemps que les globules rouges provenaient des hématoblastes. Actuellement, on tend à considérer plutôt ces corpuscules comme des débris provenant de la caryolyse du

---

(1) Ch. Aubertin. *Th. de Paris* 1905 (Rousset) ; et : La rétraction du caillot et les hématoblastes dans les anémies. *Tribune Méd.*, 21 janvier 1905.

noyau des globules rouges. Sans vouloir trancher cette question et, tout en les considérant non plus comme les agents essentiels de la rénovation sanguine, mais seulement comme des témoins de cette rénovation, leur valeur séméiologique reste la même, et leur absence, accompagnée de l'irrétractilité du caillot, doit être considérée, comme l'a vu depuis longtemps M. Hayem, comme un signe de pronostic très grave, lié à l'impuissance de la rénovation sanguine. » (Ch. Aubertin.)

Ch. Aubertin confirme donc en tous points la valeur du critérium décrit par Georges Hayem, ne différant de lui que sur un point d'interprétation.

Toutefois, Georges Hayem a signalé que, à un degré avancé, les anémies pernicieuses symptomatiques extrêmes peuvent réaliser en entier la formule sanguine de l'anémie pernicieuse protopathique, tourner à la formule de l'anémie pernicieuse par anhématopoïèse, sans être pour cela absolument incurables si l'on peut encore agir sur la cause (1). Nous-même, dans un cas d'anémie pernicieuse extrême d'origine tuberculeuse, avons noté avec H. Pater (2) une réaction myéloïde infime, avec une disparition presque absolue des hématoblastes et un caillot presque entièrement irrétractile.

2ᵉ Section. — Anémie pernicieuse vraie.

Il s'agit ici de l'anémie pernicieuse progressive vraie, maladie de Biermer, protopathique, par anhématopoïèse, dans laquelle manque toute notion étiologique, et qui est caractérisée cliniquement par son évolution fatalement progressive et hématologiquement par l'absence de signes de régénération : pas d'hématies nucléées, pas d'hématoblastes, caillot irrétractile. On reconnaît l'anémie aplastique des auteurs récents. Toutefois, Georges Hayem a toujours observé des cellules rouges nucléées, généralement de grande taille.

Reprenant la question des hématoblastes et de la rétractilité du caillot, Ch. Aubertin (loc. cit.) rappelle que, depuis Georges Hayem, les hématoblastes ont été peu étudiés dans les cas de ce genre. Les

---

(1) G. Hayem. Sur un cas d'anémie symptomatique extrême. *Gaz. des Hôp.*, 28 mai 1907.

(2) H. Pater et L. Rivet. Un cas d'anémie pernicieuse symptomatique au cours de la tuberculose pulmonaire chronique. *Trib. Méd.*, 23 avril 1905.

seules observations dans lesquelles ces éléments aient été recherchés sont celle de Muir, qui trouva les « plaquettes pratiquement absentes », et celle de Blumer, où ces éléments étaient pour ainsi dire absents. Il est infiniment probable, dit Aubertin, que les résultats eussent été les mêmes dans les autres observations publiées, si les hématoblastes eussent été recherchés. Pour sa part, il a vu que, dans l'anémie pernicieuse aplastique, celle qui ne s'accompagne pas de réaction myéloïde, dans laquelle il n'y a 'dans le sang ni globules à noyau, ni myélocytes, ni poïkilocytose, ni irrégularité de diamètre, ni polychromatophilie, dans laquelle, de plus, il y a leucopénie avec lymphocytémie apparente, le caillot ne se rétracte pas et les hématoblastes sont tellement diminués de nombre qu'on ne peut parfois en trouver sur la lame de sang sec, même à l'endroit où la goutte a été déposée et que toute numération en est impossible. Ch. Aubertin déclare n'avoir fait une telle constatation que dans l'anémie essentielle aplastique à moelle jaune, mais il ne lui paraît pas impossible à priori que ces phénomènes ne puissent exister dans certaines anémies symptomatiques.

Les travaux de Ch. Aubertin confirment donc toute la valeur du critérium indiqué par Georges Hayem, et, si cet auteur n'admet pas que l'hématoblaste soit l'agent de l'hématopoïèse, il estime qu'il traduit la rénovation sanguine et permet de fixer le pronostic dans les anémies pernicieuses, au même titre que le dosage de l'urée sanguine permet de donner le diagnostic et le pronostic des états urémiques. On ne comprend pas dès lors comment tant d'hématologistes ont pu négliger dans leurs travaux des éléments dont l'importance avait d'emblée et de façon si précise été mise en relief par Georges Hayem.

V. Schitting (1) a toujours constaté une augmentation de « plaquettes sanguines » dans les anémies simples, alors que, dans les anémies pernicieuses, elles sont toujours, dit-il, notablement diminuées.

L'anhématoblastie coïncidant avec l'absence ou la rareté des hématies nucléées s'expliquerait bien dans l'anémie pernicieuse aplastique par une insuffisance des mégacaryocytes, s'il est démontré, comme le veut Wright, que ces éléments soient l'origine commune des hématoblastes et des hématies nucléées.

La double lésion hématique de Georges Hayem : absence d'hématoblastes et irrétractilité du caillot, se rencontre donc dans les syn-

---

(1) V. Schitting. Interprétation clinique des constatations faites sur les plaquettes sanguines. Deut. mediz. Woch., 28 juillet 1921.

dromes hémorragipares et dans les anémies pernicieuses extrêmes. Dans le premier cas, l'absence d'hématoblastes dans le sang circulant est due à la précipitation grumeleuse des hématoblastes sous l'influence d'une toxémie. Dans le second cas, l'absence d'hématoblastes traduit une anhématoblastie réelle, elle est en rapport avec la déficience de l'hématopoïèse.

Au cours des anémies symptomatiques, et spécialement de celles qui accompagnent les maladies du sang, les deux types peuvent apparaître. C'est ainsi que dans la leucémie aiguë à type hémorragique, on peut constater l'absence ou la très grande rareté d'hématoblastes et l'irrétractilité du caillot, au même titre qu'on les rencontre dans le purpura hémorragique (Hayem et Bensaude, Jeanselme et Weil, Bensaude et Rivet) (1). D'autre part, dans un cas de leucémie aiguë à forme anémique, s'accompagnant d'anémie extrême (684.000 globules rouges), avec une formule rappelant l'anémie pernicieuse et de très rares hématies nucléées, nous avons trouvé des hématoblastes extrêmement rares et un caillot très peu rétractile, comme si cette anémie extrême liée à une leucémie aiguë était en train de tourner à l'anhématopoïèse (2).

La double lésion hématique n'a donc pas dans les divers états hématologiques la même signification, c'est dire qu'elle demande à être interprétée dans chaque cas particulier, aussi bien au point de vue du diagnostic qu'à celui du pronostic.

Les hématoblastes et la coagulation du sang dans l'érythrémie

Le Sourd et Pagniez, dans un cas d'érythrémie (maladie de Vaquez), avaient observé une augmentation du nombre des hématoblastes.

Ch. Laubry et Ed. Doumer, dans un récent travail (3), ont repris méthodiquement cette étude. Ils ont constaté que la coagulabilité du sang des érythrémiques est, d'une façon générale, plus faible que chez le sujet normal. Le taux des hématoblastes est habituellement

---

(1) R. Bensaude et L. Rivet. *Bull. Méd.*, 21 déc. 1904.
(2) L. Rivet. Sur deux cas de leucémie aiguë. *Gaz. des Hôp.*, 28 novembre 1905.
(3) Ch. Laubry et Ed. Doumer. Les troubles de la coagulation du sang dans l'érythrémie. *Ann. de Méd.*, T. X, n° 5, novembre 1921.

notablement modifié, soit en plus, soit en moins (entre 117.000 et 810.000). Après la coagulation, une notable proportion des hématies s'échappent du caillot, au moment de sa rétraction, ce phénomène étant une conséquence mécanique de la polyglobulie excessive et de l'insuffisance comparative de la fibrine. Cette particularité, qu'on observe dans toutes les polyglobulies, est d'autant plus marquée que le chiffre des globules rouges est plus élevé.

Pour *Schitting* (1921), le chiffre des hématoblastes est toujours augmenté dans la maladie de Vaquez.

VI. — THÉRAPEUTIQUE.

I. MÉDICATION HÉMOSTATIQUE

a) Processus de l'hémostase.

L'oblitération d'une plaie vasculaire par le mécanisme du *clou hémostatique*, décrit par Georges Hayem, a été maintes fois vérifiée. On a depuis étudié le mécanisme de l'organisation du caillot et de la cicatrisation définitive (Cornil, René Marie, P. Carnot, Vermorel).

« Ce travail, si remarquablement actif et si prompt chez des sujets normaux, écrit P. Carnot (1), est manifestement très inférieur lorsque la plaie est infectée; d'où la récidive des hémorragies dans les infections locales. Il est également médiocre dans les cas d'infections ou d'intoxications générales, et, d'une façon plus compréhensive, dans tous les cas où l'organisme est affaibli, malade ou usé. »

« Le processus de la réparation vasculaire est, d'autre part, gêné par l'introduction de certains médicaments coagulants mais caustiques, employés comme hémostatiques : les solutions acides, le perchlorure de fer, s'ils arrêtent les hémorragies, empêchent la cicatrisation ultérieure, et, par là même, aboutissent à leur récidive. Il en est de même pour la plupart des antiseptiques. »

Inversement, certaines substances paraissent particulièrement favorables à la réparation cellulaire de la plaie. Cornil et P. Carnot ont étudié notamment, à cet égard, la gélatine, la fibrine, le sérum, qui

---

(1) P. Carnot. Thérapeutique générale des syndrômes hémorragiques. Rapport présenté au XIII⁰ Congrès français de Médecine, Paris, 13-16 octobre 1912 (Masson, éditeur).

ont une action nettement accélérante sur le processus de la cicatrisation et, notamment, sur la date d'apparition des néo-vaisseaux; or ces substances sont, par ailleurs, de remarquables hémostatiques.

b) **Moyens hémostatiques.**

En principe, l'*hémostase locale* est supérieure, toutes les fois qu'elle est possible, c'est-à-dire si l'hémorragie est localisée, et, surtout, si elle est facilement accessible.

Dans tous les autres cas, il faut avoir recours à l'*hémostase générale*, l'agent hémostatique étant introduit dans la circulation, ce qui ne va pas toujours sans certains dangers, notamment au point de vue des accidents anaphylactiques. Certains agents, du reste, peuvent être à la fois des hémostatiques locaux et des hémostatiques généraux.

Georges Hayem a montré l'*action hémostatique locale* de la chaleur et des corps pulvérulents. A propos du premier de ces agents, P. Carnot rappelle l'action hémostatique si fréquemment recherchée en clinique du chaud et du froid : P. Reclus a notamment vulgarisé l'emploi des irrigations chaudes à 50°, dont chacun connaît l'action hémostatique puissante. D'autre part, la chaleur agit encore, à une température supérieure à celle où l'albumine coagule, en provoquant localement une oblitération vasculaire : telle est l'action hémostatique du thermo-cautère employé au rouge sombre, celle des jets de vapeur, celle de l'électro-coagulation.

Parmi les *médicaments hémostatiques locaux*, il faut citer les solutions acides (eau de Rabel); le perchlorure de fer, souvent dangereux: l'antipyrine; l'eau oxygénée; les vaso-constricteurs (ergot de seigle, adrénaline).

Plus intéressants à étudier sont les *hémostatiques généraux*. Ici, on retrouve l'emploi des *vaso-constricteurs*, qui n'ont qu'une action passagère et ont l'inconvénient d'élever la tension artérielle, ce qui a amené certains praticiens à leur substituer des *vaso-dilatateurs* (nitrite d'amyle, extrait de gui), qui, en abaissant la pression, diminuent le jet de l'hémorragie et rendent plus facile la coagulation au niveau de l'hémorragie.

D'une façon générale, ces médicaments doivent d'ailleurs être associés dans le traitement des syndromes hémorragiques aux hémostatiques coagulants, dont nous dirons rapidement quelques mots, en nous reportant notamment au rapport déjà cité de P. Carnot.

1° **Les solutions salines** ont une action hémostatique qui a été particulièrement mise en lumière par les travaux de Georges Hayem.

Pratiquement, on peut avoir recours, suivant la méthode de Reverdin, à l'ingestion quotidienne d'une dose de 1 à 5 gr. de sel marin, de sulfate de soude, de sulfate de magnésie, par fractions de 0 gr. 10 toutes les deux heures, ou mieux, aux injections sous-cutanées ou intra-veineuses de solutions salines et notamment de sérum de Hayem, dont nous n'avons pas à rappeler ici les multiples avantages.

2° **Le chlorure de calcium** est couramment employé, depuis les recherches d'Arthus et Pagès sur la coagulation du sang : Wright, d'autre part, a constaté que l'ingestion de chlorure de calcium raccourcit le temps de coagulation du sang. Toutefois, ces résultats ont paru moins nets à P. Carnot, Marcel Labbé. Ce médicament se prescrit aux doses moyennes de 2 à 4 grammes, en fragmentant les doses.

3° **La gélatine** a une remarquable action hémostatique, locale et générale (P. Carnot, 1896). Localement, elle agit par sa viscosité et son adhérence. Par voie vasculaire ou sous-cutanée, elle augmente la viscosité du sang, et, par là même, favorise l'hémostase. Dastre et Floresco (1896) ont montré qu'elle a une action coagulante, qui est vraisemblablement due à une action physique entre colloïdes.

« On sait que la gélatine répartit très également et très finement les précipités (propriété utilisée en photographie); elle répartit, de même, les hématoblastes et les îlots d'amorce de la coagulation, multipliant ainsi les centres d'expansion fibrineuse. La gélatine a ainsi l'avantage de donner un caillot rapide, homogène, solide et consistant, ce qui est d'une importance capitale au point de vue de l'hémostase. La gélatine a également l'avantage de n'être ni toxique ni anaphylactisante; elle est même susceptible de servir à la nutrition et à la réparation des tissus, et, par conséquent, à la cicatrisation du vaisseau et de la plaie. » (P. Carnot).

Rappelons qu'afin d'éviter un risque de tétanos, il faut employer des solutions soigneusement stérilisées, et avoir recours de préférence à la gélatine de poisson (Chauffard).

Localement, on emploie une solution à 5 ou 10 p. 100 dans de l'eau salée physiologique; en injections sous-cutanées, des solutions à 2 ou 5 p. 100. En injections intraveineuses, la gélatine a été également employée par divers auteurs sans inconvénients. On peut aussi prescrire la gélatine par voie buccale, avec succès (Capitan).

Les injections sous-cutanées de gélatine ont été notamment employées dans le traitement des anévrysmes (Lancereaux), dans les hémoptysies et dans les syndromes hémorragiques. Toutefois, elles sont peu efficaces dans l'hémophilie. Enfin, la gélatine est contre-indiquée dans les hémorragies liées à un processus infectieux, la gélatine étant un bon milieu de culture pour les microbes.

P. Carnot n'a obtenu des injections de sérum gélatiné que des résultats incertains. Marcel Labbé et G. Froin (1) n'ont observé à la suite de leur emploi aucune action sur les hémorragies ou la coagulabilité du sang. D'autre part, Gley et Camus ont constaté expérimentalement que la gélatine, injectée sous la peau, n'est pas résorbée; Gley et Richaud pensent que la gélatine ne doit ses propriétés coagulantes, si elle en possède, qu'à sa réaction acide et aux sels de chaux qu'elle contient.

4° **La peptone** semble, a priori, d'un emploi paradoxal comme hémostatique. On sait en effet que l'injection de peptone rend le sang incoagulable (Schmidt-Mülheim, Georges Hayem). Mais l'incoagulabilité n'est obtenue qu'après injection intra-veineuse massive (2 gr. par kilo), poussée rapidement. Par contre, les injections sous-cutanées faibles de peptone provoquent, d'après Nolf, un raccourcissement régulier du temps de coagulation, dû, d'après cet auteur, à ce que la peptone stimulerait à la fois les éléments cellulaires du sang, des vaisseaux et du foie, qui contribuent à la coagulation.

Pratiquement, *Nolf et Herry* emploient une solution stérilisée à 5 p. 100 :

Peptone de Witte : 5 gr.
Chlorure de sodium : 0 gr. 50.
Eau distillée : 100 gr.

à stériliser par chauffage à 120° pendant un quart d'heure. On injecte, par voie sous-cutanée ou intramusculaire, de 10 à 20 cc. chez l'adulte, de 3 à 10 cc. chez l'enfant. Dans l'hémophilie, on renouvelle ces injections par séries de 10 à 12, à quelques jours d'intervalle. Ces injections ne sont du reste pas toujours très bien supportées localement.

Des améliorations notables ont été obtenues par cette méthode,

---

(1) M. Labbé et G. Froin. Les injections sous-cutanées de sérum gélatineux dans le traitement des hémorragies. *La Presse Méd.*, 20 mai 1903.

notamment dans l'hémophilie par Nolf et Herry, Nobécourt et Tixier, et par ces mêmes auteurs dans le purpura hémorragique.

Toutefois, « il s'agit là d'un produit mal défini, préparé dans des conditions souvent défectueuses et qui, par voie sous-cutanée, s'est montré expérimentalement toxique toutes les fois qu'il n'est pas transformé par l'intestin ou le foie. D'autre part, Arthus a signalé expérimentalement la pepto-anaphylaxie. Si les accidents toxiques et anaphylactiques semblent peu à redouter par voie sous-cutanée, ils éliminent, en tout cas, l'emploi de la voie veineuse. » (P. Carnot.)

Non moins paradoxale peut sembler a priori l'idée d'utiliser le *citrate de soude* à titre d'agent hémostatique. Cependant, H. Neuhof et S. Hirschfeld (de New-York) (1) ont montré récemment que l'injection intramusculaire de citrate de soude abrège le temps de coagulation du sang et le temps de saignement, le maximum de son action se manifestant au bout d'environ trois quarts d'heure; l'effet se maintient ensuite pendant une à trois heures, la coagulabilité redevenant normale en 24 ou 48 heures. Neuhof et Hirschfeld emploient une solution à 30 p. 100 et pratiquent une injection intramusculaire de 15 centim. cubes dans chaque fesse; par les mêmes aiguilles, ils injectent 3 à 4 minutes auparavant quelques centimètres cubes de solution de novocaïne à 1 p. 100. Ils ont appliqué la méthode dans 200 cas, tant contre des hémorragies internes que contre des hémorragies externes, presque toujours avec succès. Ils y ont même recours préventivement, avant certaines opérations. L'injection de citrate de soude serait contre-indiquée dans les états s'accompagnant d'une déficience des hématoblastes, comme le purpura, dans l'hémophilie. On lira avec fruit le récent article consacré par L. Cheinisse (2) à cette question qui appelle de plus amples recherches.

5° L'emploi des **opothérapies viscérales** dans l'hémostase date des travaux de Gilbert et Carnot (1896). Physiologiquement, l'action favorisante de la plupart des extraits d'organes sur la coagulation est bien connue depuis Foà et Pellacani, Wooldridge, A. Schmidt. Dans certains cas cliniques, comme l'hémophilie, l'incoagulabilité du sang paraît corrigée, *in vitro*, par addition d'extraits d'organes, mais les résultats obtenus par les auteurs sont contradictoires (Nolf, Morawitz, Lossen, P.-E. Weil). Pratiquement, l'opothérapie viscérale

---

(1) H. Neuhof et S. Hirschfeld. *Annals of Surgery*, juillet 1922.
(2) L. Cheinisse. Les injections intramusculaires de citrate de soude comme moyen hémostatique. *La Presse Médicale*, 14 octobre 1922, n° 82.

peut donner de bons résultats dans les diathèses hémorragiques liées
à une insuffisance de l'organe correspondant (opothérapie hépatique
notamment dans l'insuffisance hépatique). On connaît enfin l'emploi
récent des injections de lobe postérieur d'hypophyse dans les hémoptysies (Rist). L'extrait de rate a été préconisé comme hémostatique
local.

6° **Opothérapie hématique.** — Georges Hayem a depuis longtemps
et très méthodiquement étudié à ce point de vue la *transfusion du
sang*, méthode qui a repris, en Amérique avant la guerre, et surtout
grâce à des techniques nouvelles pendant la guerre, un renouveau
d'actualité. D'autre part, Fry (1898) préconisa dans l'hémophilie les
injections de sérum de cheval, et P. Carnot (1902) étudia, pour l'hémostase, le rôle du sérum et de la fibrine comme sources de thrombine; on sait quelle ampleur a donnée depuis lors P.-E. Weil à cet
emploi du sérum. Enfin, on a fait des essais fort intéressants d'opothérapie sanguine dissociée : si l'injection d'extraits leucocytaires
n'a rien donné, semble-t-il (Wright, Carnot), l'injection d'*hématoblastes* (obtenus par centrifugation) donnerait des résultats intéressants
au cas où le manque de ces éléments entraîne le retard de la coagulation et l'irrétractilité du caillot. Enfin, comme hémostatique local,
la poudre de fibrine, séchée aussitôt après récolte et riche en thrombine, a donné à P. Carnot des résultats intéressants.

Pour réaliser l'opothérapie hématique à l'aide de sang humain
normal (iso-hémato-thérapie), on a eu recours à des *injections sous-
cutanées ou intramusculaires de sang frais défibriné ou non*, qui
introduisent dans l'organisme les substances indispensables à la coagulation qui peuvent lui manquer. Cette méthode n'expose pas aux
dangers d'accidents anaphylactiques.

La TRANSFUSION DU SANG, fort bien décrite par Georges Hayem, a
été remise en honneur par Crile, Mayo, Carrel en Amérique, Payr
en Allemagne, Tuffier en France. Elle a donné lieu pendant et depuis
la guerre à d'innombrables travaux, et elle est devenue d'un emploi
très simple depuis la vulgarisation de la méthode dite du sang citraté
(méthodes de Lewisohn (1) et de Jeanbrau) (2).

---

(1) Voir R. LEWISOHN. La transfusion du sang citraté. *La Presse Médicale*,
n° 59, 15 octobre 1919.

(2) JEANBRAU. Soc. de Chir., Paris, 11 juillet 1917.

La transfusion, dit Graham (1), agit efficacement dans les hémorragies graves des hémophiles et des nouveau-nés, alors que l'injection sous-cutanée ou intraveineuse de sérum frais est sans action ; elle donne une amélioration passagère dans les purpuras hémorragiques, et se montre fort utile dans les hémorragies du tube digestif; elle diminue les risques d'hémorragies secondaires dans les plaies infectées. D. Eberle (2) signale les mêmes effets à l'aide d'autotransfusions de sang citraté, en utilisant, suivant la méthode de Thies et Lichtenstein, le sang épanché dans le péritoine à la suite de ruptures de grossesse tubaire.

Toutefois, il faut bien remarquer que tous les procédés chimiques qui permettent au sang de rester fluide altèrent profondément ses éléments, les tuent même, d'où résulte ce fait que les sangs citratés et autres ne constituent pas des greffes sanguines, mais des médicaments plus ou moins opothérapiques. Il en est de même lorsqu'on emploie du sang défibriné mécaniquement par battage : non seulement, en effet, la défibrination prive le sang des hématoblastes, mais elle altère la vitalité des hématies elles-mêmes, au point que, sans être détruites en tant qu'éléments anatomiques, elles sont par ce seul fait frappées à mort et condamnées, après transplantation dans l'organisme, à une destruction hâtive (Georges Hayem).

D'autre part, la transfusion de sang citraté est suivie, plus fréquemment que celle de sang pur, de réactions avec frissons et fièvre (A. L. Garbat) (3). Et, pour expliquer ces réactions, C. K. Drinckler et H.-H. Brittingham (4) incriminent des altérations subies par les plaquettes et par les hématies rendues plus fragiles par le citrate de soude. Aussi B.-M. Bernheim (5) estime-t-il que, si la méthode du sang citraté a pour elle la simplicité de sa technique, elle ne vaut pas la transfusion de sang normal et ne saurait s'appliquer à tous les cas.

Les chirurgiens, pendant la guerre, ont d'ailleurs eu en vue dans

---

(1) GRAHAM. Transfusion du sang dans les hémorragies. *Edinburgh Med. Journ.*, T. XXIV, n° 3, mars 1920.

(2) D. EBERLE. L'auto et l'hétéro-transfusion dans les hémorragies aiguës. Schweitz. med. Woch., T. L., n° 43, oct. 1920.

(3) A.-L. GARBAT. Etude de 100 cas de transfusion à l'aide de sang citraté. *The Journ. of the Amer. Med. Assoc.*, n° 1, 4 janv. 1919.

(4) C.-K. DRINCKLER et H.-H. BRITTINGHAM. *Arch. of intern. Med.*, février 1919.

(5) B.-M. BERNHEIM. *Journ. of the Amer. Assoc.*, 23 juillet 1921. — Voir le Mouvement thérapeutique de M. L. CHEINISSE, in *Presse Médicale*, n° 16, 25 février 1922.

les transfusions le traitement de l'anémie aiguë plus que l'hémostase, Nous ne saurions insister davantage, sous peine de nous écarter du cadre de ce travail (1). Dans les syndromes hémorragiques, la transfusion ne paraît modifier que temporairement les troubles de la coagulation du sang (P. Carnot).

Rappelons qu'avant toute transfusion il est indispensable de s'assurer si les sérums du donneur et du récepteur n'ont pas vis-à-vis des hématies l'un de l'autre une action hémolysante ou agglutinante, la transfusion ne devant être tentée que si le sang du donneur est reconnu inoffensif pour le sang du récepteur. Cette précaution est particulièrement indispensable dans les maladies hémorragipares (Grütz). Jeanbrau (2) a bien insisté sur ces faits et montré à cet égard les avantages de la méthode de Moss-Vincent.

L'HÉTÉRO-HÉMATO-THÉRAPIE (3) est réalisée à l'aide du sérum normal d'animaux. L'action physiologique de ce sérum sur la coagulation diffère d'ailleurs suivant que celui-ci est frais, vieilli ou chauffé.

Le *sérum frais* contient de la thrombine, grâce à laquelle il peut provoquer la coagulation de liquides non spontanément coagulables, mais riches en fibrinogène; il peut également saturer l'antithrombine, et par là même provoquer la coagulation par exemple du sang hirudinique ou de sang rendu incoagulable par addition de liquide de peptone.

Quant au *sérum vieux de plus de deux jours*, c'est-à-dire en réalité le seul qu'on ait pratiquement à sa disposition, ou *chauffé*, il ne contient plus de thrombine. Il possède cependant une certaine action sur la coagulation, et peut corriger le retard de coagulation d'un sang vicié. C'est ainsi que, ajouté à du sang d'hémophile, il en hâte *in vitro* la coagulation (P.-E. Weil), mais ce résultat, dit P. Carnot, ne paraît pas toujours hors de conteste.

Pratiquement, on emploie le plus souvent le sérum de cheval antidiphtérique, qu'on trouve partout aisément. *Localement*, au niveau d'une plaie qui saigne, l'application de quelques gouttes de ce sérum peut produire l'arrêt de l'hémorragie. L'emploi de ces pansements

---

(1) Voir sur la Transfusion du Sang le numéro du *Journal Médical français* consacré à ce sujet (mai 1919).

(2) JEANBRAU. La transfusion du sang. Rapp. au V⁰ Congrès de la Soc. intern. de Chirurgie, Paris, juillet 1920. Voir également : A. BÉCART. La transfusion du sang ; comment on détermine les groupes sanguins. *La Clinique*, février 1922.

(3) V. P.-Emile WEIL et G. BOYÉ. Le traitement des hémorragies par la médication sérique. Le *Journal Médical Français*, T. XI, n° 1, janvier 1922.

locaux au sérum de cheval simple ou antidiphtérique s'est beaucoup répandu.

En *injections sous-cutanées* ou intra-veineuses, le sérum a habituellement aussi une action favorable sur les hémorragies, bien que souvent moins nette. P.-E. Weil conseille de réserver ces injections aux seuls malades qui ont un temps de saignement anormalement prolongé. Dans l'hémophilie, il y a d'ailleurs lieu de distinguer entre l'hémophilie acquise, très favorablement influencée, et l'hémophilie héréditaire, beaucoup plus rebelle (P.-E. Weil). Il faut également savoir que les injections de sérums exposent à une série d'accidents sériques et d'accidents anaphylactiques. Aussi P. Carnot met-il en garde contre la tendance actuelle d'employer la méthode un peu trop à la légère, au lieu de la réserver aux cas d'hémorragics sérieuses.

Léon Binet (1) suivant quotidiennement la coagulabilité sanguine à la suite de la sérothérapie, a constaté une phase d'hypercoagulabilité qui débute dès la première ou la deuxième heure qui suit l'injection sérique et qui dure de 24 à 48 heures; ensuite s'installe une phase d'hypocoagulabilité sanguine, qui débute le 4e ou le 5e jour.

On a cherché à obtenir des sérums doués d'une action hémostatique renforcée, par exemple en sélectionnant des animaux à sérum particulièrement actif. A ce point de vue, le sérum de mouton ou de lapin est supérieur au sérum de cheval, et le sang de l'homme supérieur aux sangs animaux. Du reste, dans une même espèce animale, il y a d'importantes variations d'activité d'un sujet à l'autre. Il y aurait donc lieu, dans les établissements producteurs de sérums, d'étudier, au point de vue coagulation et temps de saignement, les animaux employés, et de réserver, pour l'usage hémostatique, les chevaux dont le sang se montrerait le plus coagulable et le plus rétractile, qui provoquerait d'autre part la plus forte poussée hématopoïétique, qui serait enfin le moins toxique et le moins anaphylactisant (P. Carnot).

On peut d'autre part exalter l'activité de certains sérums, et c'est ainsi que P. Carnot a obtenu des sérums particulièrement actifs, en pratiquant à l'animal des injections répétées de liquide de peptone.

H. Dufour et Le Hello ont eu l'idée d'utiliser l'action hypercoagulante, chez l'homme, du sérum de lapin en période d'anaphylaxie

---

(1) Léon BINET. Soc. de Biol., 7 mai 1921.

(sérum sérique antihémorragique) (1) : le lapin donneur est anaphylactisé activement par plusieurs injections intraveineuses de sérum de cheval; c'est le sérum de cet animal saigné à blanc, 21 jours après la première injection, qui est injecté aux malades, et détermine chez eux une crise sanguine hypercoagulante.

7° **Irradiation de la rate.** — Stéphan (2) a montré que l'irradiation de la rate écourte le temps de coagulation et augmente beaucoup la quantité de ferment coagulant contenu dans le sérum. Partant de ce principe, il pense que la rate est l'organe central qui préside aux phénomènes de coagulation.

A. Szenes (3) montre que l'irradiation de la rate par les rayons X détermine, après une phase initiale de diminution de coagulabilité, une augmentation de coagulabilité, qui est encore augmentée si l'on pratique une injection intraveineuse d'une solution de NaCl à 1 0/0. Aussi A.-T. Jurasz (4) a-t-il conseillé, en cas de retard de coagulation, de pratiquer une irradiation de la rate par les rayons X 15 à 24 heures avant les interventions chirurgicales. D'après Tichy (5), cette accélération, qui atteint 43 p. 100, devient évidente 3 à 4 heures après l'irradiation splénique et persiste 2 à 3 jours; elle serait plus marquée encore après l'irradiation du foie. D'autres auteurs allemands ont observé des résultats du même genre.

En France, Pagniez, Ravina et Solomon (6) ont montré que, si l'on fait porter sur la région splénique, préalablement repérée par la radioscopie, une dose de rayonnement de 500 R, on obtient, dans la règle (13 fois sur 15), un raccourcissement du temps de coagulation considérable, se mesurant par une moyenne de 2 minutes pour un temps de coagulation de 5 min. 30. Parfois très rapide, cette modification s'observe habituellement une heure après l'irradiation, elle peut durer plusieurs jours. Toutefois, une première irradiation peut rendre l'organisme réfractaire à une irradiation ultérieure.

Joltrain et René Bénard (7) ont observé à la suite d'applications

---

(1) H. Dufour et Le Hello. Le sérum sérique antihémorragique. *Presse Médicale*, 12 janvier 1921.
(2) Stephan. Münch. medizin. Woch., 1920, p. 309 et 992. — Splenentherapie, 1920, p. 517.
(3) A. Szenes. Münch. mediz. Woch., 2 juillet 1920, p. 786.
(4) A.-T. Jurasz. Zentralblatt für Chirurgie, 3 juillet 1920, p. 824.
(5) Tichy. Zentralblatt für Chirurgie, 13 nov. 1920, p. 1.389.
(6) Ph. Pagniez, A. Ravina et I. Solomon. Influence de l'irradiation de la rate sur le temps de coagulation du sang. Soc. de Biologie, 1er juillet 1922.
(7) Joltrain et René Bénard. Soc. de Biol., 8 avril 1922.

de rayons pénétrants sur divers organes la production de phénomènes
de choc à déterminations cliniques et sanguines. Dans un travail récent (1), Mlle Marthe Giraud, Gaston Giraud et L. Parès font également intervenir dans cette augmentation de coagulabilité des manifestations du choc hémoclasique, dont l'étude suscite chaque jour de
multiples recherches.

Médication de l'hémophilie. — Dans l'*hémophilie*, la plupart
de ces moyens ont été employés avec des résultats divers. Sicard et
Gutmann ont également, dans un cas d'hémophilie acquise, obtenu
de bons résultats à l'aide d'injections intra-musculaires de nucléinate
de soude (Soc. Méd. Hop., 1912). Les injections intra-veineuses ou
sous-cutanées de sérum frais peuvent corriger le vice hématique dans
l'hémophilie sporadique, mais n'agissent qu'incomplètement dans
l'hémophilie familiale ou héréditaire, dans laquelle, à côté de l'insuffisance de thrombose, il faut incriminer la présence dans le sang de
substances anticoagulantes (P.-E. Weil) (2) : il ne s'agit du reste que
d'une sorte de vaccination passive, aussi son action, nette au bout de
48 heures, diminue-t-elle au bout de huit jours, pour disparaître au
bout de quelques semaines. Il s'agit donc d'opothérapie plutôt que de
sérothérapie. P.-E. Weil a cependant relaté récemment un cas de guérison d'une hémophilie familiale persistante, huit ans après cessation
d'un traitement sérique prolongé (3).

Dans un remarquable travail, P. Nolf et A. Herry (4) discutent
le mode d'action du traitement préconisé par P.-E. Weil : d'une part,
le sérum vieux de quelques jours ne contient plus de thrombine ;
d'autre part, le chauffage à 56° détruit également la thrombine. Dans
l'action du sérum, ne paraît intervenir aucun principe spécifique,
mais il semble bien qu'il faille y voir simplement l'intervention des
sérums hétérogènes. Nolf et Herry préfèrent avoir recours à la propeptone de Witte, qui, d'autre part, n'expose pas à des accidents
anaphylactiques. C'est ce qui a amené Nolf et Herry à préconiser

---

(1) Mlle Marthe GIRAUD, Gaston GIRAUD et L. PARÈS. Recherches expérimentales sur la genèse de la crise hémoclasique des irradiations intensives. La
Presse Médicale, 14 octobre 1922, n° 82.
(2) P.-E. WEIL. L'hémophilie. Pathogénie et sérothérapie. La *Presse Médicale*, n° 84, 18 octobre 1905.
(3) P.-E. WEIL. Soc. Méd. des Hôp. de Paris, 8 juillet 1921, p. 1.048.
(4) P. NOLF et A. HERRY. De l'hémophilie. Pathogénie et traitement. *Revue
de Médecine*, n° 12, 10 décembre 1909, 10 janvier et 10 février 1910. — Voir
également P. NOLF. Physio-pathologie de la coagulation du sang. Rapp. au
XIIIe Congrès français de Médecine, Paris, 13-16 oct. 1912 (Masson, éd.).

dans l'hémophilie la méthode des injections sous-cutanées de propeptone, que nous avons exposée plus haut, et qui a donné d'excellents résultats depuis lors à divers auteurs, comme Nobécourt et L. Tixier (1). Radovici et Iagnov (2), chez un hémophile congénital et familial, n'ont obtenu des injections sous-cutanées de peptone qu'une accélération partielle et passagère de la coagulation.

Le sérum frais trouve également son emploi en applications locales dans les hémorragies des hémophiles (3). Mais Nolf et Herry estiment que les extraits d'organes ont localement une action coagulante beaucoup plus énergique : Nolf (4) a employé avec toute satisfaction l'application d'un petit tampon d'ouate imbibé d'extrait de rate pour arrêter une hémorragie tenace par avulsion dentaire chez un hémophile congénital. Toutes les fois que la surface saignante est accessible, disent Nolf et Herry, il y a avantage à appliquer le traitement local en attendant les effets généraux de l'injection sous-cutanée de propeptone.

Joltrain (5) a employé avec succès la transfusion de sang citraté et attribue l'hypercoagulabilité sanguine consécutive à une manifestation de la colloïdoclasie. Feissly a obtenu des résultats comparables.

Noël Fiessinger et Barbillion (6) ont chez un jeune sujet, hémophile non familial, appliqué avec succès des transfusions du sang citraté de sa mère, dont la durée de coagulation était normale. Joseph Chalier (Rev. de Méd., 1919, n° 5) avait déjà appliqué la sérothérapie maternelle dans le traitement d'un cas d'hémophilie congénitale.

Les résultats disparates observés par les auteurs s'expliquent en partie par la diversité des faits. A l'inverse de l'hémophilie familiale, l'hémophilie acquise (particulièrement à la suite d'hémorragies répétées) est modifiable par de nombreux procédés, parfois même par une simple injection saline intraveineuse (Georges Hayem).

---

(1) Nobécourt et Tixier. Soc. Méd. des Hôp. de Paris, 1910. T. XXX, p. 254-265.

(2) Radovici et Iagnov. *Paris-Médical*, 26 février 1921.

(3) P.-E. Weil. L'hémostate chez les hémophiles. Rapp. par M. Broca à la Soc. de Chir. de Paris. *Revue pratique d'Obst. et de Pédiatrie*, mars 1907.

(4) P. Nolf. La nature et le traitement de l'hémophilie. *Le Scalpel*, 1908.

(5) E. Joltrain. Action curative des transfusions du sang dans un cas d'hémophilie avec hémorragie grave postopératoire. XVe Congrès français de Médecine, Strasbourg, 3-5 octobre 1921.

(6) N. Fiessinger et Barbillion. Soc. Méd. des Hôp. de Paris, 24 février 1922, p. 354.

Médication du purpura. — Dans le *purpura hémorragique*, Georges Hayem estime que le traitement ne repose encore sur aucune base scientifique. Toutefois, l'adrénaline paraît avoir donné certains bons résultats (Marcel Labbé), en déterminant la contractilité des petits vaisseaux ectasiés. D'autre part, tous les moyens hémostatiques décrits plus hauts ont été tentés, surtout dans les formes chroniques, notamment les injections de sérum frais, dont les résultats sont variables (P.-E. Weil) et les injections sous-cutanées de peptone de Witte (Nobécourt et Tixier) Duke dit avoir vu la vraie transfusion de sang diminuer pour assez longtemps un temps de saignement prolongé grâce à un apport momentané d'hématoblastes à un sang qui en était dépourvu. Grütz (1) conseille la transfusion directe par anastomose artério-veineuse, après s'être assuré que le sang du donneur n'est pas hémolysé ou agglutiné par le sang du patient, ce qui semble une bien grande complication. Mais l'hématothérapie sous-cutanée pourrait provoquer des accidents (P.-E. Weil).

P.-E. Weil a fait des essais dans le même sens, c'est-à-dire visant à corriger la dyshématoblastie : il a injecté aux malades du plasma citraté renfermant des hématoblastes; il a tenté divers modes d'opothérapie splénique, se fondant sur la richesse de la rate en hématoblastes (Dominici, Le Sourd et Pagniez) : ces tentatives ont échoué. « Nous ne connaissons donc jusqu'ici, dit-il, aucun moyen approprié d'agir sur les sangs anormaux pour corriger la dyshématoblastie. » (2). Ceci confirme bien l'opinion émise par Georges Hayem, P.-E. Weil relate toutefois diverses tentatives opothérapiques plus ou moins efficaces, basées sur la notion d'insuffisances glandulaires diverses qui peuvent intervenir dans certains cas. C'est ainsi que, dans la forme génitale, il a obtenu, contre les hémorragies des jeunes filles, des succès à l'aide de la médication thyroïdienne, plus souvent de l'hématoéthyroïdine; il est bon aussi de recourir aux extraits surrénaux et mammaires dans la période intermenstruelle ; dans d'autres formes, il faut avoir recours à l'opothérapie hépatique (P.-E. Weil).

Récemment, Kaznelson a pu, par l'ablation de la rate, supprimer

---

(1) O. GRUTZ (de Kiel). Traitement de la maladie de Werlhof par la transfusion de sang. *Berliner klin. Wochenschr.*, T. LVIII, n° 2, 10 janvier 1921.

(2) P.-E. WEIL. La dyscrasie endothélio-plasmatique chronique hémorragique. *Revue de Médecine*, 37ᵉ année, 1920, n° 2, et *Journal Médical Français*, T. XI, n° 1, janvier 1922.

les hémorragies hémogéniques en même temps que disparaissaient
de façon complète les lésions du sang.

Steiger a employé localement avec succès contre des épistaxis re-
belles au cours du purpura hémorragique l'application d'extrait de
plaquettes (coaguline) (1).

c) Applications des études expérimentales
sur les concrétions sanguines.

Georges Hayem a très brièvement exposé une application au traitement des poches anévrysmales.

Mentionnons seulement que les notions sur la coagulation du sang
ont donné naissance à de nombreuses méthodes thérapeutiques visant
soit à prévenir des thromboses (citrate de soude) (2), soit au contraire
à favoriser la formation de caillots (méthode des injections sous-cutanées de gélatine dans le traitement des anévrysmes, de Lancereaux:
traitement des varices par l'injection intra-variqueuse de carbonate de
soude de J.-A. Sicard (3), destinée à provoquer une thrombose à
évolution rapide, etc.).

II. TRAITEMENT DES ANÉMIES

A. Anémies aiguës ad vacuum.

Georges Hayem a très méthodiquement étudié ces anémies, expérimentalement et cliniquement.

Ces recherches ont repris un regain d'actualité avec la guerre qui
a amené un si large usage de la transfusion. Un certain nombre d'auteurs ont cherché dans le degré de l'anémie et l'évaluation de la diminution de la masse du sang une indication à l'opportunité de la
transfusion.

C'est ainsi que P. Brodin et F. Saint-Girons (4) ont montré que
chez les grands blessés l'anémie décelée par la numération est souvent plus apparente que réelle, et en partie subordonnée à une dilu-

(1) O. STEIGER. Wiener klin. Wochensch., 23 octobre 1913.

(2) Cf. L. CHEINISSE. Le citrate de soude dans le traitement des affections
vasculaires. La *Presse Médicale*, n° 24, 25 mars 1922.

(3) J.-A. SICARD. *Marseille Médical*, 23 janvier 1920 ; J.-A. SICARD et J. PARAF.
Soc. Méd. des Hôp. de Paris, 12 novembre 1920.

(4) BRODIN et SAINT-GIRONS. Soc. de Biologie, 7 déc. 1918. Voir également
l'étude expérimentale sur la masse du sang de P. BRODIN, Ch. RICHET et SAINT-
GIRONS. *Journ. de Physiol. et de Path. gén.*, Tome XVIII, n° 1, février 1919.

tion du sang due à l'afflux dans les vaisseaux de liquides interstitiels.

O.-H. Robertson et A.-V. Bock (1) appliquent pour la détermination de la masse du sang chez les blessés de guerre la méthode colorimétrique du rouge vital de Keith et Rowntree, ou font entrer en ligne de compte la pression et le pourcentage d'hémoglobine. Une hémoglobine réduite à 25 p. 100 ou moins impose la transfusion.

La transfusion est la méthode de choix dans le traitement de l'anémie aiguë hémorragique, et cette méthode doit survivre à la chirurgie de guerre (J. Murard et P. Wertheimer) (2).

Ainsi cette méthode, si minutieusement étudiée il y a une quarantaine d'années par Georges Hayem, est-elle, grâce à la guerre, revenue en honneur. Elle est passée aujourd'hui dans la pratique courante.

Toutefois, il faut bien remarquer que, lorsqu'il n'y a qu'anémie forte, sans menace de mort imminente, on peut le plus souvent se passer de la transfusion et recourir à de simples injections salines intraveineuses (Georges Hayem).

B. Anémie chronique.

1° Moyens de perfectionnement des hématies.

a) ANÉMIE PAR HÉMORRAGIES RÉPÉTÉES. — Georges Hayem a depuis longtemps préconisé la transfusion, tant comme hémostatique que comme stimulant de l'hématopoïèse. Tous les auteurs contemporains sont d'accord avec lui.

b) AUTRES ANÉMIES (avec fonction hématoblastique conservée). — Les règles posées par Georges Hayem concernant le traitement de ces anémies, dont le type est la chlorose, par le repos, le régime et le protoxalate de fer, sont universellement admises. Nous avons vu que les pédiâtres ont rapproché de l'anémie chlorotique l'anémie infantile par oligosidérémie, qui relève, comme la chlorose, de la diététique et du protoxalate de fer.

2° Traitement de l'anhématopoïèse.

Georges Hayem a montré qu'en pareil cas un seul médicament semble actif, l'arsenic. Depuis longtemps, M. Hayem a employé dans

---

(1) O.-H. ROBERTSON et A.-V. BOCK. *Jour. of. vep. Med.*, n° 2, 1er février 1919.
(2) J. MURARD et P. WERTHEIMER. *Lyon-Méd.*, n° 4, 25 février 1920.

ce but les injections hypodermiques de liqueur de Fowler, modifiée par la substitution d'eau de laurier-cerise à l'eau de mélisse. A. Chauffard préfère les injections d'arsénite de potasse (1). On a également conseillé les injections d'arsénobenzol.

Quand, sous l'influence du traitement arsenical, on a obtenu une augmentation notable du chiffre des hématies, on peut avoir recours au fer dans le but d'enrichir ces hématies nouvellement formées.

Les rémissions ou guérisons apparentes obtenues par cette méthode concernent des formes plastiques. Dans la plupart des cas, on observe d'ailleurs des rechutes (A. Chauffard, Vaquez, Marcel Labbé) (2), et souvent alors le traitement ne donne aucun résultat, la fonction hématopoïétique étant définitivement anéantie : C'est ainsi que dans un cas d'anémie pernicieuse publié par A. Chauffard (3), nous pûmes, lors de la rechute qui entraîna la mort, constater une réaction myéloïde presque nulle, l'absence d'hématoblastes et l'irrétractilité du caillot.

A côté du traitement médicamenteux, on peut lutter contre l'anhématopoïèse par divers *moyens opothérapiques :* opothérapie médullaire (Stengel, Fabrien, Ménétrier, Aubertin et Bloch, Vaquez. Chauffard et Laederich); opothérapie splénique (Wood); transfusion du sang (Hayem). Cantacuzène a préconisé des injections répétées de sérum hémolytique à faible dose. P. Carnot et Mlle Deflandre ont conseillé d'utiliser la moelle ou le sérum d'animaux saignés, pour stimuler l'hématopoïèse. A défaut de préparations de ce genre, on peut avoir recours au sérum antidiphtérique ou antitétanique frais (Roger et Josué, Rénon et Tixier, P.-E. Weil, Vaquez et Laubry).

A côté de la transfusion, on a employé également les injections intramusculaires de sang humain défibriné (P. Esch, Walter). Walter a employé avec succès des injections intra-musculaires de sang défibriné d'un sujet atteint de polycythémie (4). Les injections sous-cutanées de sérum artificiel peuvent également constituer un bon stimulant de l'hématopoïèse.

Divers auteurs ont tenté de stimuler les réactions médullaires par la *radiothérapie* (Heinecke, Aubertin et Beaujard, Rénon et Tixier,

---

(1) CHAUFFARD et LAEDERICH. *Revue de Méd.*, 10 sept. 1905.
(2) Voir HOULMANN. Anémie pernicieuse à rechutes. *Thèse de Paris*, 1908.
(3) A. CHAUFFARD. Soc. Méd. des Hôp. des Paris, 29 juin 1906.
(4) WALTER. Mediz. Klinik, 7 mars 1911.

Courtois-Suffit et Ferrand) : les résultats de cette méthode ont paru très inconstants.

Enfin, dans les cas où l'on trouve des hémolysines dans le sérum et une fragilité globulaire augmentée, on s'est proposé de lutter contre l'hémolyse par la glycérine et la cholestérine (Iscovesco). Eppinger, Decastello disent avoir obtenu de bons résultats de la splénectomie (1).

En somme, le traitement des anémies et le résultat qu'on peut en attendre restent basés sur la distinction établie par le professeur Georges Hayem en anémies avec ou sans anhématopoïèse, distinction reprise depuis avec une autre terminologie (formes aplastiques ou plastiques). Et il semble bien qu'on n'ait jusqu'ici rien obtenu réellement dans l'anémie pernicieuse vraie, protopathique, par anhématopoïèse, forme aplastique. Nous ne pourrions, sans sortir du cadre de ce travail, entrer dans plus de détails : ces questions ont d'ailleurs été bien exposées dans divers excellents travaux, parmi lesquels nous citerons seulement ceux de Ch. Aubertin (2), Marcel Labbé et Salomon (3).

(1) Voir Ch. LENORMANT. La splenectomie dans l'anémie pernicieuse. *La Presse Médicale*, 15 juillet 1908.

(2) Ch. AUBERTIN. Les anémies par anhématopoïèse. *Semaine Médicale*, 15 juillet 1908.

(3) Marcel LABBÉ et SALOMON. Les anémies pernicieuses. *Revue de Médecine*, avril et mai 1908.

TABLE DES MATIÈRES

Avant-Propos, par le Dᵣ L. Rivet 5
Travaux de Georges Hayem sur les hématoblastes 15

PREMIÈRE PARTIE

HISTORIQUE 19

TECHNIQUE 21
   I. Examen du sang circulant 21
   II. Examen du sang pur 23
   III. Dessiccation rapide 25
   IV. Etude du sang et des membranes vasculaires à l'aide d'un
      liquide fixateur 27
   V. Dénombrement des hématoblastes 29
   VI. Etude du réticulum fibrineux par lavage et coloration 30
   VII. Etude du caillot et du sérum chez l'homme 32
   VIII. Etude des qualités particulières de la fibrine hématoblas-
      tique 33

CARACTÈRES ANATOMIQUES DES HÉMATOBLASTES 35
   I. Dans le sang circulant 35
   II. Dans le sang humide pur 36
   III. Caractères des hématoblastes dans le sang desséché 39
     a) Sang des mammaliens 39
     b) Sang des amammaliens. Grenouilles 41
        Oiseaux 42
        Reptiles 43
   IV. Dimensions des hématoblastes et des hématies chez les
      amammaliens 43
   V. Part prise par les hématoblastes à la constitution du sang. 44
   VI. Eléments intermédiaires 45

PHYSIOLOGIE DES HÉMATOBLASTES.............................. 46

  A. COAGULATION DANS SES RAPPORTS AVEC LES HÉMATOBLASTES.......... 46

    I. *Altérabilité* 47

    II. *Agglutination* 47

    III. *Participation des hématoblastes à la coagulation* 47

      a) Sang des mammaliens 47

      b) Sang des amammaliens 49

    IV. *Défibrination par battage* 54

    V. *Participation des hématoblastes à la production du caillot et du sérum et caractères de la fibrine hématoblastique.* 55

    Matières produites par les hématoblastes 58

    VI. *De la coagulabilité du sang* 60

      a) Variations spécifiques de la coagulabilité.............. 61

      b) Effets de la température....................... 61

        Températures basses 62

        Températures élevées 62

      c) Action de l'eau et des solutions salines 63

      d) Effets des substances inhibitrices................. 65

      e) Influence du vase, du mouvement, etc. 66

      f) Coagulabilité du sang au niveau d'une plaie.......... 68

  B. PARTICIPATION DES HÉMATOBLASTES A LA FORMATION ET A LA RÉGÉNÉRATION DU SANG 68

    I. *Etude des pertes de sang chez le chien* 68

    II. *Pertes de sang chez l'homme* 74

    III. *Pertes de sang chez la grenouille* 77

    IV. *Pertes de sang chez les oiseaux* 81

  C. ORIGINE DES HÉMATOBLASTES 87

    I. *Formation du sang dans les cellules vaso-formatives* 83

      a) Mammifères.. 83

      b) Oiseaux... 85

  D. TABLEAU DES PREUVES DE L'IDENTITÉ DES DEUX VARIÉTÉS D'HÉMATOBLASTES 88

  E. FORMATION ET RÉGÉNÉRATION DU SANG PAR LES ORGANES HÉMOPOIÉTIQUES 89

    1° Période embryonnaire 89

    2° Période embryonnaire et fœtale........................ 90

    3° De la moelle des os à la naissance et à l'âge adulte. Théorie de la formation du sang par la moelle osseuse. 92

RÉSUMÉ 96

  F. EXAMEN CRITIQUE DE LA THÉORIE RELATIVE A LA FORMATION ET A LA RÉGÉNÉRATION DU SANG PAR LA MOELLE OSSEUSE 97

    a) Faits se rapportant au développement des éléments des mammaliens 97

    b) Des hématoblastes des oiseaux 98

    c) Des hématoblastes des mammifères 99

    d) Rapport des modifications du sang et de la moelle des os. 100

Chiens 101
Cobaye 103
Grenouilles 103
Oiseaux 104
Homme 106
Conclusions 107
Tentative de rapprochement entre les deux théories 107

PATHOLOGIE 108
I. Altérations des hématoblastes. 109
  A. *Variations numériques* 109
  B. *Modifications de dimension.* 110
  C. *Modifications qualitatives.* 111
II. Concrétions sanguines. Etude expérimentale. 112
  A. *Action de la paroi. Concrétions hématoblastiques ou par battage.* 113
    Sang arrêté dans les segments veineux 113
    Action des altérations de la paroi sur le sang circulant .. 114
    Conclusion relative à l'action de la paroi 117
  B. *Influence des altérations du sang* 118
    Sang des segments vasculaires 118
    Sang stagnant 119
  a) *Formation des concrétions par stase* 120
    Injections de sérum. 120
    Injections d'eau distillée 121
    Injections de sérum artificiel chloruré sodique 122
    Injections de solution aqueuse de ferment de la fibrine .. 122
    Injections de liquides albumineux coagulables............ 122
    Injections de sang 122
    Injections de liquide d'hydrocèle...................... 122
    Conclusion 123
  b) *Formation des concrétions dans le sang circulant* 123
    1° Concrétions par précipitation grumeleuse.............. 124
    Injections de sérum de bœuf chez le chien 124
    Diverses injections produisant une coagulation par précipitation grumeleuse.................................... 128
    2° Production de caillots massifs........................ 129
    Injections de sang dissous 130
    Injections de ferment et de fibrinogène................. 130
    Injections de sang et de sérums étrangers 131
    Conclusions générales. Mode de production des diverses concrétions par altérations du sang.................... 133
  Anaphylaxie 136
III. Anatomie pathologique des concrétions sanguines............. 139
  Concrétions par battage ou hématoblastiques 139
    Conditions pathologiques 139
    Caractères anatomiques............................... 140

Concrétions ou caillots par stase 141
    Conditions pathologiques 141
    Caractères anatomiques 143

IV. Processus phlegmasique............................. 143
    Rôle du sang dans le processus local 143
    Modifications du sang général pendant le cours de l'inflamma-
        tion 146
    Modifications des hématoblastes. Variations numériques.... 146
    Altérations qualitatives 147
    Modifications du processus de coagulation................ 148
    Type n° 1, fibrineux franc 150
    Type n° 2, fibrineux atténué 152
    Type n° 3 à fibrilles grêles 152

V. Hémorragies par altérations du sang............................. 152
    A. *Phénomènes relatifs à la prise du sang*................ 154
    Mode d'écoulement 154
    Mode d'arrêt 154
    B. *Troubles de la coagulabilité*............................. 154
    Caractères du caillot 155
    Modifications de la rétractilité............................. 155
    Forme 156
    Coloration 157
    Consistance 158
    C. *Altérations des éléments*............................. 158
    Globules rouges 158
    Globules blancs 159
    Hématoblastes 159
    Réaction médullaire............................. 160
    D. *Description de l'état du sang dans les principales maladies*
        hémorragiques............................. 160
    Purpura 160
    Modifications des éléments 161
        a) globules rouges 161
        b) globules blancs 162
        c) hématoblastes 162
    Réaction médullaire............................. 163
    Coagulation, coagulabilité, etc. 163
    Conclusions............................. 164
    Scorbut 164
    Hémophilie 165
    Hémoglobinurie 165
    E. *Pathogénie des hémorragies dyscrasiques*................ 167
    Purpura 167
    Scorbut 168
    Hémophilie 169
    Hémoglobinurie 169

VI. Processus comportant des troubles de formation et d'évolution
    des hématoblastes.. 169
  A. *Première section. Pertes et usures du sang avec conservation
     de la fonction hématoblastique* 170
    a) Anémies par pertes de sang 170
    b) Réparation du sang après les maladies aiguës.......... 173
    c) Anémie chlorotique 184
       Réparations du sang dans la chlorose 187
       1° Multiplication des hématies 187
       2° Perfectionnement des hématies 188
    d) Anémies symptomatiques 188
  B. *Deuxième section. Anémie pernicieuse vraie*.............. 190
  Conclusions générales 192

THÉRAPEUTIQUE.. 195
  I. *Médication hémostatique* 195
  A. Processus de l'hémostase 195
  B. Moyens hémostatiques 197
    a) Hémorragies par lésions vasculaires................ 198
    b) Maladies hémorragipares 199
  C. Application de l'étude expérimentale de la formation des
    Concrétions sanguines au traitement des poches ané-
    crysmales 201
  II. *Traitement des anémies* 202
  A. Anémie aiguë 202
  B. Anémie chronique 206
    a) Moyens de perfectionnement des hématies.......... 206
    b) Traitement de l'anhématopoièse................... 207

DEUXIÈME PARTIE

Annotations par le Dr L. Rivet...................................... 210

TECHNIQUE... 211
  Examen dans le sang circulant 211
  Examen dans le plasma.................................... 211
    1° Technique visant à préserver le sang du contact de corps
    mouillables 211
    2° Méthodes anticoagulantes 212
    3° Etude des hématoblastes dans le sang liquide à l'aide
    des colorants dits vitaux................................ 213
  Etude des hématoblastes sur lames à l'état sec, après coloration 213

Etude des hématoblastes à l'aide d'un liquide fixateur 214
Numération des hématoblastes 216
Volume des hématoblastes 218
Etude du caillot et du sérum............................... 219

CARACTÈRES ANATOMIQUES DES HÉMATOBLASTES............ 222
Dans le sang circulant 222
Dans le sang frais 222
Dans le sang desséché 223
Part prise par les hématoblastes à la constitution du sang 224
Eléments intermédiaires 225
Les hématoblastes des amammaliens 226
Constitution chimique des hématoblastes 227

PHYSIOLOGIE DES HÉMATOBLASTES.......................... 228
A. Les hématoblastes dans la coagulation du sang et la rétraction
    du caillot 228
Rôle des hématoblastes dans la coagulation du sang 228
Comment interviennent les hématoblastes dans la coagulation. 229
De la coagulabilité 232
    a) Variations de la coagulabilité suivant l'espèce animale 232
    b) Effets de la température 233
    c) Effets des substances anticoagulantes 233
    d) Influence du vase, du mouvement, etc. 236
*Les hématoblastes envisagés au point de vue de la rétraction
    et de la rétractilité du caillot*........................... 236

B. Participation des hématoblastes a la formation et a la régé-
    nération du sang 238

C. Autres propriétés des hématoblastes 243
    1° *Agglutination des hématoblastes et phénomènes du choc ana-
    phylactique*.. 243
    2° *Hématoblastes et tension artérielle* 244
    3° *Hématoblastes et immunité* 244

ORIGINES DES HÉMATOBLASTES.............................. 246
    a) Multiplication directe 246
    b) Origine aux dépens de l'endothélium des parois vascu-
    laires 247
    c) Origine aux dépens des leucocytes 247
    d) Origine aux dépens des globules rouges 247
    e) Origine aux dépens des organes hématopoïétiques..... 248
        1° Dans les formations lymphoïdes 248
        2° Dans la rate 248
        3° Dans la moelle osseuse 250

PATHOLOGIE 252
A. Processus par modifications de la coagulabilité du sang 252
    1° *Les concrétions sanguines* 252
    2° *Processus phlegmasique*............................... 253

3° *Hémorragies dyscrasiques* 254
    Description du sang dans les principales maladies hémor-
    ragiques 251
       a) Purpura hémorragique 255
       b) Scorbut 259
       c) Hémophilie 260
       1° Hémophilie sporadique et spontanée 260
       2° Hémophilie familiale ou héréditaire 260
       3° Petite hémophilie familiale 261
       Pathogénie de l'hémophilie 261
       d) Hémoglobinurie 262

B. Processus comportant des troubles de formation et d'évolution
    des hématoblastes 263
    1ʳᵉ Section. *Pertes et usures du sang avec conservation de la
    fonction hématoblastique* 263
       a) Anémies par pertes de sang 263
       b) Réparation du sang après les anémies aiguës 264
       c) Anémie chlorotique 265
       d) Anémies symptomatiques 265
    2ᵉ Section. *Anémie pernicieuse vraie* 267
    Les hématoblastes et la coagulation du sang dans l'érythrémie 269

THÉRAPEUTIQUE 271
    I. Médication hémostatique 271
    a) Processus de l'hémostase 271
    b) Moyens hémostatiques 272
       1° Les solutions salines 273
       2° Le chlorure de calcium 273
       3° La gélatine 273
       4° La peptone 274
       5° Opothérapie viscérale 275
       6° Opothérapie hématique 276
       Transfusion du sang 276
       7° Irradiation de la rate 280
       Médication de l'hémophilie 281
    *c) Application des études expérimentales sur les concrétions san-
    guines* 284

II. Traitement des anémies 284
    A. *Anémies aiguës ad vacuum* 284
    B. *Anémies chroniques* 285
    1° Moyens de perfectionnement des hématies 285
       a) Anémie par hémorragies répétées 285
       b) Autres anémies 285
    2° *Traitement de l'anhématopoièse* 285